走出书斋探本草 ③

中振话纲目

赵中振 著

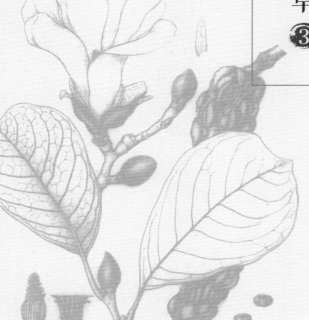

中国人口出版社
China Population Publishing House
全国百佳出版单位

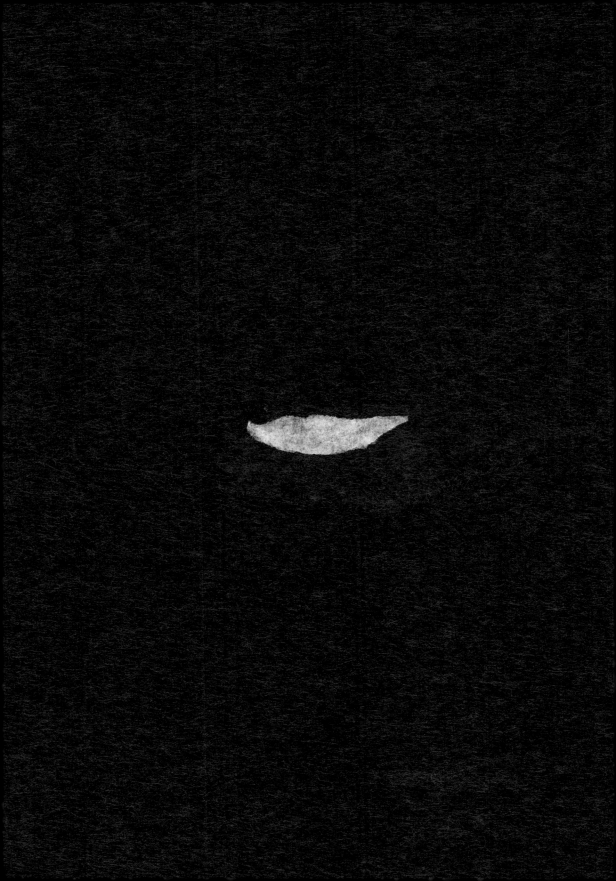

目 录

酒
——琼浆玉液盛千秋

酒的分类

李时珍在《本草纲目》第25卷记录了酒、烧酒、葡萄酒三条项目，后两项是第一次被记载入本草书籍中的。

现代市场上的酒大致可以分为发酵酒和蒸馏酒两种。在此基础上，还有配制酒和各种药酒。

发酵酒，也称为酿造酒，是将谷物、水果作为原材料发酵后直接提取，或者压榨获取的酒。黄酒、米酒、日本清酒、啤酒、葡萄酒等都属于发酵酒，常做小吃配料的醪糟也属于发酵酒。

蒸馏酒是将谷物、水果等原材料进行发酵后，将发酵液进行多次蒸馏而形成的酒。蒸馏酒较晚才出现，历史相对较短。人们形容古人吃喝的"大块吃肉，大碗喝酒"，其实喝的不是现代人印象中的白酒、蒸馏酒。《水浒传》中的梁山好汉一次就能喝

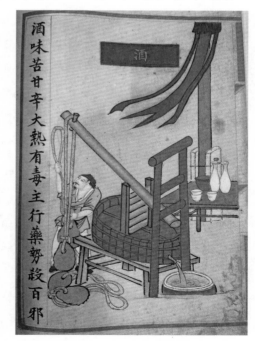

酒（摘自《补遗雷公炮制便览》）

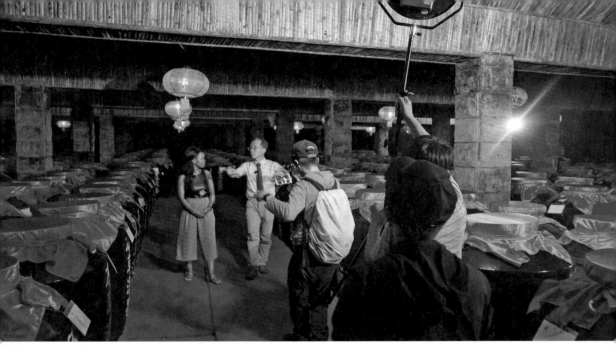

笔者参与中央电视台国际频道《非常中国》节目，向海外朋友介绍中国酒文化

八大碗，其实那些酒的度数都不高。

唐代边塞诗人王翰留下了《凉州词》中的千古佳句："葡萄美酒夜光杯，欲饮琵琶马上催。"古时候的西域人早已有了酿造果酒的技术，汉武帝时张骞出使西域，葡萄和酿造葡萄果酒的技术被引入中原。

随着葡萄进入中原，用葡萄酿酒的技术也逐步得到了发展。我国许多少数民族地区都有用水果酿酒的传统，有些地方更是家家户户都会酿造果酒。

《本草纲目》正式记载了元代出现的蒸馏酒，称为"烧酒"，元以后才渐渐多了起来。我国现在流行的白酒，基本上都属于蒸馏酒。有人说中国从东汉时已有原始的蒸馏技术，但目前还缺乏史料的印证。

在蒸酒时用的冷却器叫作锡锅，通常需要三个锅，第一锅和第三锅冷却的酒味比较杂，因为里面有很多种低沸点的成分，所以酒厂掐头去尾，只要第二锅，味道醇厚，故起名为"二锅头"。北京人爱喝的"小二"，就是指小瓶包装的二锅头酒。

2011 年，我曾去贵州茅台镇考察，实地感受了浓郁的酒香。茅台酒产

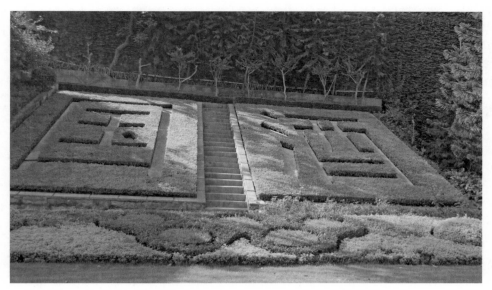

茅台镇随处可见"国酒"的样式

自贵州遵义茅台镇,整个镇子里都是酒厂、酒作坊,把车窗打开,一路上酒香扑鼻。茅台酒被称为"国酒",它最与众不同的地方在于用水。茅台镇坐落在赤水河边,就是"四渡赤水出奇兵"的赤水河,当地酿酒就地取用赤水河的河水。赤水河的水质、生态环境赋予了茅台地区酒独特的味道。

国外一般有六大蒸馏酒,即杜松子酒(金酒)(Gin)、威士忌(Whisky)、白兰地(Brandy)、伏特加(Vodka)、朗姆酒(Rum)和龙舌兰酒(Tequila)。若论喝酒给人的感受,中国白酒绝不逊于这六大蒸馏酒。

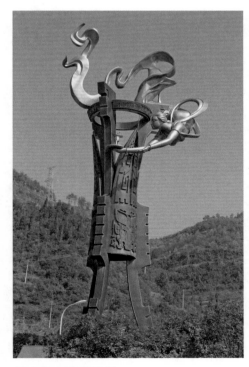

茅台镇内爵形雕塑

酒与医药

酒与医药的关系特别密切，药酒用于治病、保健，在我国由来已久。早在西周时，已经成立专门管理酿酒的部门及官员，并有食医负责饮食养生，酒已被列入保健的范畴。

在长沙马王堆汉墓出土的《五十二病方》中，记载了内、外用药酒方30多首。《黄帝内经》中的《汤液醪醴论篇》所载也是药酒。

唐代孙思邈《千金翼方·诸酒》是我国现存医学著作当中最早的药酒专题综述，孙思邈还对药酒的服用方法提出了具体、明确的要求。

孙思邈说："凡服药酒，欲使酒气相接，不得断绝，绝则不达药力。多少皆以和为度，不可令醉及吐，则大损人也。"服用药酒要适度，以现代临床应用角度看待药王的理念也是相通的，既要维持一定的血药浓度，达到药效，又不可贪杯过量，切记不能醉酒。

李时珍在《本草纲目》中记载了200多首药酒方，比如，五加皮酒、仙灵脾酒（淫羊藿酒）、人参酒、当归酒、枸杞酒、地黄酒、蝮蛇酒还有鹿茸酒。明代颇为流行养生保健药酒。李时珍记载的药酒多以烧酒为基础，这一点同前人用黄酒作基酒，已经有了明显区别。

在民间，也逐渐形成了自酿药酒的风俗。新年的屠苏酒、端午的雄黄酒、中秋的桂花酒、重阳的菊花酒，都是传统节令的药酒。

古代人们在新年伊始、欢庆新春之际，要喝屠苏酒。

王安石有诗《元日》：

爆竹声中一岁除，

春风送暖入屠苏。

千门万户曈曈日，

总把新桃换旧符。

屠苏酒是一种含有中药的药酒。《本草纲目》里详细记录了屠苏酒的制法。用桂心、防风、菝葜、蜀椒、桔梗、大黄、乌头、赤小豆共同制成，并且清楚地标示了各味药的剂量。过年之前将这些药材放入囊中，浸入水井里，等到大年初一拿出来，加入酒中，再煮开几次，即可饮用。药渣还能再放回井中，以后饮用井水也能起到保健作用。

端午节的酒有菖蒲酒、雄黄酒，有的是给人喝的，有的是驱虫的。端午节时，人们用菖蒲蘸上酒，洒在屋内外的墙壁、角落，起到避蚊虫、驱五毒的作用。

《本草纲目》所载的酒以药用为主要目的。酒精是良好的溶媒，但浸泡后浓度会下降。配制药酒时，不能随意将药材加入酒品中，最好不要盲目自制药酒。药酒因人而异，需要征询中医师的意见选择配制或服用。

酒与炮制

在中药炮制方面，酒是重要的辅料之一，许多常用药都需要用酒炮制。比如，酒大黄、酒黄连、酒川芎等。

炮制用酒，一般使用黄酒。《本草纲目》指出，东阳酒，无毒，用制诸药良。东阳酒即指黄酒。东阳酒是浙江东阳的老字号。黄酒是我国的特产酒类，以大米、黍米为原料，呈褐色或棕色，属于酿造酒，乙醇的含量为14%～20%，英文为Rice Wine。

酒的药性纯阳，辛甘大热，能升能散，可以宣散药力，通行经络。一些药物在用酒炮制后，会改变其苦寒之性，并使其药性上行，如大黄、黄柏等。当归、桑枝等用酒炮制后，活血通络作用会增强。

动物药一般都有腥膻气味，通过酒制可把异味除去，如炮制蕲蛇等。主要原因是酒中含有酯类等醇香物质。

酒作为溶媒，可以将药物中部分水溶性和脂溶性的有效成分提取出来，酒还可以防止药物腐烂。药酒容易保存，可以随时饮用，功效显著。药酒葫芦也成了药铺与行医者的符号之一。

酒文化渗透到了人类生活的各个层面。千百年来，从帝王将相到平民百姓，无论是文人墨客，还是贩夫走卒，各行各业都能与酒搭上关系。

　　酒从出现那天起，便是有争议的一味药。关于酒的功与过，李时珍也有过精辟的论述："酒，天之美禄也。面曲之酒，少饮则和血行气，壮神御寒，消愁遣兴。痛饮则伤神耗血，损胃亡精，生痰动火。"

　　有的人滴酒不沾，说酒有百害无一利。有的健康长寿之人，终身与酒为伴。有的人见酒就晕，有的人喝上八两一斤都不醉，中医强调因人而异，我想酒就是最好的例证。

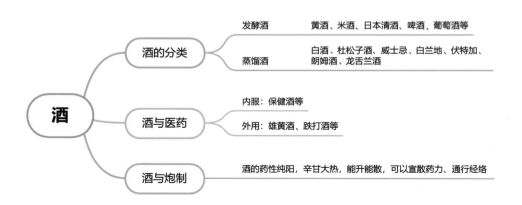

酒
- 酒的分类
  - 发酵酒：黄酒、米酒、日本清酒、啤酒、葡萄酒等
  - 蒸馏酒：白酒、杜松子酒、威士忌、白兰地、伏特加、朗姆酒、龙舌兰酒
- 酒与医药
  - 内服：保健酒等
  - 外用：雄黄酒、跌打酒等
- 酒与炮制
  - 酒的药性纯阳，辛甘大热，能升能散，可以宣散药力、通行经络

神曲
——腐朽神奇曲作媒

神曲何来

　　李时珍在"曲"之项下有记载："曲有麦、面、米造者不一，皆酒醋所须，俱能消导，功不甚远。"说明一般药食用曲之来源有麦、面、米这些粮食作物，且有消积导滞的作用。曲的其中一个异体字"麹"，字中既有麦又有曲，同"麴"。"曲"对中国人来说并不陌生，造酒需要酒曲，制醋需要醋曲，蒸面食需要面曲。《本草纲目》第25卷在"神曲"项下写道："昔人用曲，多是造酒之曲。后医乃造神曲，专以供药，力更胜之。盖取诸神聚会之日造之，故得神名。"原来的曲就是以酒曲为主，后来才有医家制造了药用

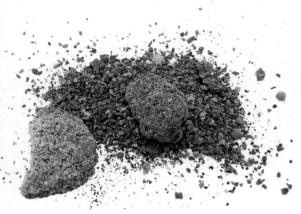

炒六神曲药材

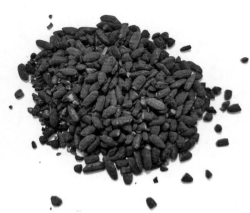

红曲药材

的神曲，药力更胜。曲不仅被载入《本草纲目》中，也被载入明代宋应星的《天工开物》中，制曲算得上巧夺天工的技艺。

曲为酒之母，酿酒所用的酒曲品质越好，酒的品质就越高。最好的被称作"特曲"，接着依次是"头曲""二曲""三曲"。归根结底，曲就是一种发霉的谷物。谷物发霉后会产生许多微生物，分泌活性酶，具有催化作用。

中药之中有药曲。药曲是在一定温度和湿度条件下，由于霉菌和酶的催化分解作用，发酵改变了药物原有的性质，产生了具有新功效的曲。药曲是我国古代利用微生物创造药物的一大智慧，也是药在临床应用的一大特色。

中药中有焦三仙：焦山楂、焦麦芽、焦神曲。神曲就是一种药曲，在全国各地都有，北方以六神曲为主。六神曲主要由辣蓼、青蒿、杏仁、赤小豆等药材与面粉或麸皮共同发酵而成。神曲具有健脾和胃，消食化积的功效。

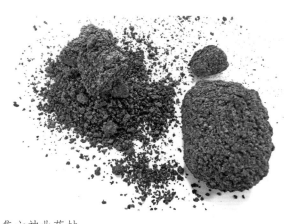

焦六神曲药材

焦神曲是炒焦以后的神曲炮制品，它的消食化积力更强，可用于治疗食积泄泻。

南方的道地神曲首推福建的建曲，而建曲中名列前茅的当数"老范志"。清代医家赵学敏在著作《本草纲目拾遗》中专门记载了福建泉州的老范志神曲。

范仲淹与老范志

我一度望文生义，还以为"老范志"像很多中华老字号一样，命名源于发明者的姓名。直到2019年12月底，我到泉州考察，走访了老范志万应神曲的生产企业，才了解清楚它的历史沿革。

原来老范志万应神曲，创始人并不姓范，而姓吴，叫作吴亦飞，福建晋江人氏。他出生于清代康熙年间，从小怀有仁慈之心，好学医，后来考中过秀才。他苦修医术，为乡里乡亲看病，为民众解除病患。

当时泉州的市面上有多种建曲配方，吴亦飞对此特别感兴趣，而且进行了深入的研究。他把其中一种建曲的大配方从108味药改到82味药。改进后的神曲虽然药味减少了，但药效反而提高了，更令吴亦飞坚定了信念。

吴亦飞将北宋文学家范仲淹作为自己的偶像。"先天下之忧而忧，后天下之乐而乐。"他非常钦佩范仲淹高尚的情操，"不为良相，便为良医"。他将自家的店铺起名为"范志"，把自己研制的神曲称为"范志神曲"，表达了他志随范公普济天下的宏大志向。

来自福建中医药大学的华碧春教授陪我走访了吴氏老宅，如今仍有吴氏的后人在那儿居住。在老范志旧宅的大厅内，供奉着光绪皇帝的赏赐。说来非常凑巧，那天我们碰到了吴亦飞的第八代孙。

当时吴氏老人正在吃饭，见客人来了，忙放下手中的碗筷。一阵寒暄过后，老人回忆起他年轻时的故事。有一次他外感风寒，上吐下泻、头痛腹痛，他的伯父遂用家里常备的老范志神曲给他熬汤，服下去后，症状立即缓解。接着老人家讲述了一段范志神曲配方改良背后的奇人异事。

话说当年，吴亦飞一次出诊归来，看见一个蓬头垢面的乞丐躺在路旁，浑身发抖，痛苦呻吟不止。吴亦飞把乞丐搀扶到家中，为他号脉开药，并让妻子为乞丐煎药。经

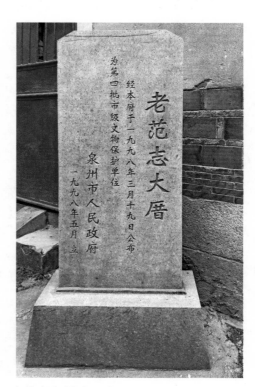

老范志大厝（cuò）

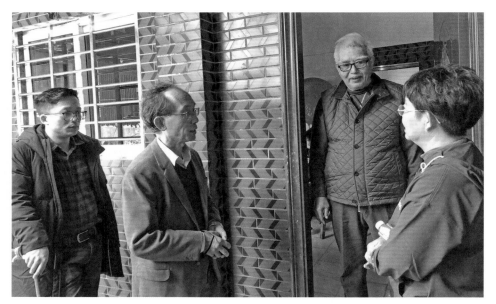

浣一平（左一）、笔者（左二）、正在讲述"神仙传药"故事的吴氏第八代孙（右二）、华碧春（右一）

过几天的精心调理，这个乞丐的病就全好了。临别前，乞丐从怀中掏出一本古书送给吴亦飞，乞丐说："今生今世我无法报答您的大恩大德，这本书是我捡破烂时捡回来的，您是读书人，送给您或许用得上。"原来乞丐是一位世外高人，他是来考验吴亦飞的医德的。

吴亦飞收下书，仔细翻看，发现是一本失传已久的宋代医书，详细记载着建曲的原始配方和制法。在此之后，吴亦飞将手上的处方删繁就简、去粗存精，仅保留了其中 52 味中药。第二次配方改良后，"范志神曲"的版本再次升级了。

到了清嘉庆二年，公元 1797 年，福建名医陈修园来到吴家拜访。陈修园是位了不起的名医，曾是吴亦飞的次子吴淡亭的同窗。吴淡亭也将祖传秘方交于陈修园讨教。陈修园看后，删去 3 味药，另增添了 3 味，使其组方更加合理。这便是老范志万应神曲配方的第三次升级。

老范志万应神曲方中有辛散疏风解表的薄荷、防风等；有芳香化湿解暑、醒脾开胃、止呕止泻的砂仁、广藿香、厚朴、苍术等；有行气导滞的槟榔、青皮；有健脾补气的黄芪；有通利血脉、止痛的姜黄、延胡索；还有利水渗湿、宣泄里热的泽泻、赤小豆、栀子等。以上药物配上麸皮、面粉、白曲、辣蓼、白芥子、花椒等，在多次发酵中又产生了微妙变化，增强了药效。适用于伤风感冒、夏令中暑、食积腹痛、呕吐泄泻等症。

老范志神曲曾两次受到朝廷的关注和皇帝的青睐。第一位是乾隆帝，第二位是光绪帝。据《泉州府志》记载，公元1757年，清乾隆二十二年盛夏，皇太后一度病危。乾隆帝全国张榜求贤。结果吴家进献的范志神曲救了太后一命，乾隆帝大喜，特予嘉奖，范志神曲便名扬全国。

到了清光绪二年，公元1876年，闽浙总督左宗棠在新疆平叛。闽浙兵到达新疆后，受不了西北大沙漠的酷热，将士纷纷中暑病倒。左公赶快派人到泉州购来大批范志神曲送予将士们，众人服用后，药到病除，不久就剿平了叛军。光绪帝得知后，龙颜大悦，亲自为范志神曲加封"万应"二字，以示嘉奖。

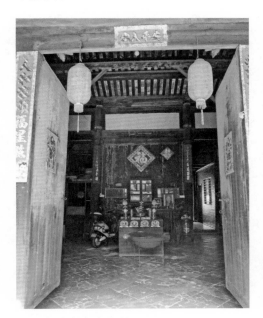

吴氏老范志老宅现状

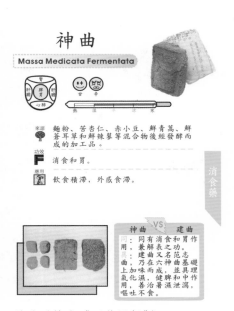

神曲（摘自《百药图解》）

四个关键词"老""范志""万应""神曲"，便组成了这个三百年的老字号品牌。

吴氏的老铺在 1954 年公私合营，成立了老范志万应神曲厂。2011 年被评为"中华老字号"。

我见到老范志商标上有一口老井，遗憾的是，大宅年久失修，老井已经被填平了。

听说泉州正在申报世界遗产城市，我希望吴氏的老宅能借此机会尽快恢复原貌，再现当年的风采，为今日的泉州锦上添花。

> 发霉、腐败往往会给我们的日常生活带来一些困扰。"败"中取胜、化腐朽为神奇的过程中体现了人类的生活智慧。曲的发现与利用为中药带来了进步，被载入了中国古代科技史，也载入了人类文明的历史。
>
> 药曲是有效的中药，同时也是一个复方。复方并不是越大越好、越杂越好。科学并规范的制造管理方式，才能使神曲更好地服务于临床。

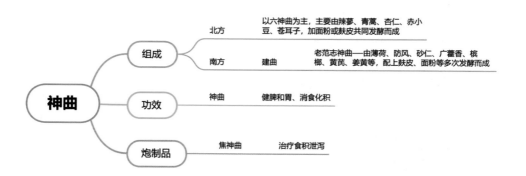

葱
——一枝独秀体青白

厨房佐料

中医药既博大精深，又贴近生活，其中有不少中药的原料来自厨房。

葱被收录在《本草纲目》菜部第 26 卷。李时珍列了三个条目，用了 5000 多字来描述葱及其应用。

葱属（*Allium*）植物是一个庞大的家族，全世界有 400～500 种，主要分布在北半球。我国约有 100 种，入药的主要有 13 种，葱白、大蒜、韭菜、薤（xiè）白等。

我国大江南北的人都在吃葱，但品种有些不同。北方常吃的是大葱，南方常吃的是小葱。北方主要栽培的大葱 *Allium fistulosum* L.，又叫北葱，从外观看主要有两个类型，长白型和鸡腿型。

"小葱拌豆腐——一清二白。"南方的小葱植物学名叫分葱，属于大葱的一个变种 *A. fistulosum* L.

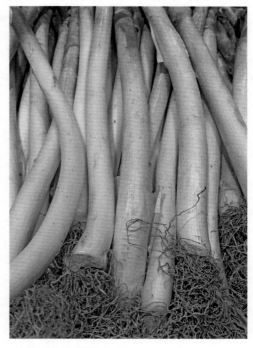

市售"长白型"大葱

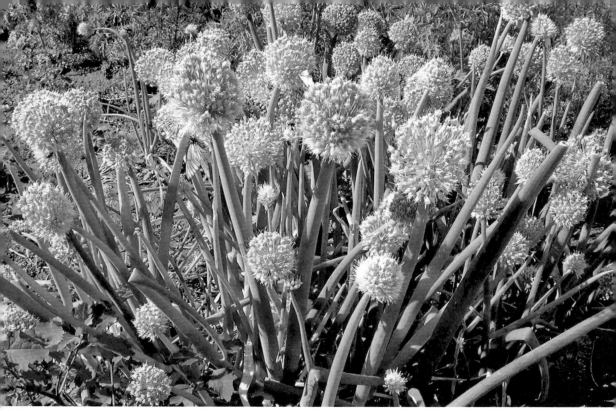

大葱原植物

var. *caepitosum* Makino。与大葱相比，小葱植株矮得多也细得多，味道偏香，没有大葱那么辣，又叫香葱。

葱之药用

李时珍在《本草纲目》中记载："葱从囱。葱外直中空，有囱通之象也。"繁体写作"蔥"，葱的形状像烟囱一样，外形笔直，中空，可以通气。李时珍还写道："昔人正月节食五辛，以避疠气，谓韭、薤、葱、蒜、姜也。"葱在古代被视为五辛之一，认为正月时吃葱可以防病。

在古罗马时代，古罗马人上战场前会把一片葱贴在胸口，他们认为常吃葱能够鼓舞士气。葱也被赋予类似古代的兴奋剂、护身符的功能，还与大蒜一样有实际的杀菌作用。

葱一身都是宝，葱白、葱须、葱叶、葱汁都能入药。

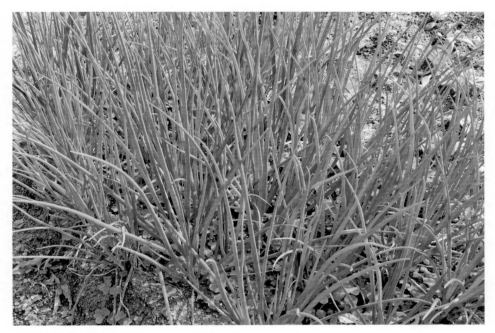

小葱原植物

　　中医理论认为，葱白性温，味辛，能通阳发汗，解毒消肿。常用处方葱豉汤，用的是鲜葱白和淡豆豉，出自东晋葛洪的《肘后备急方》。葱豉汤是防治感冒的名方，须用新鲜的葱白和淡豆豉一起煎煮，趁热服用，之后最好加些衣服或者盖上被子，把汗发出来。对外感初起时鼻塞、流涕、头痛等症状的缓解效果较好。在葱豉汤里加入生姜、香菜、紫苏这几味新鲜的药材，增改组方，可以加强发汗的作用。

　　葱白能青史留名屡建奇功，也得益于其另一个重要的功效——通阳气。医圣张仲景在治疗厥逆、脉微欲绝的少阴病见阴盛戴阳证时，用附子、干姜回阳救逆，同时加入葱白，充分发挥了葱白通上下阳气的作用，此方取名为白通汤。

　　葱白也可以外用治疗感冒。将葱白捣烂后涂抹在脚心的涌泉穴和手心的劳宫穴上，为坊间治风寒感冒的一则小妙招。

葱须也就是葱根。将带葱须的葱白加香菜根，洗净煎煮，也可以治疗风寒感冒。

葱上半部绿色的部分葱叶或葱绿，含有较多黏液，俗称"大葱鼻涕"。它有解毒散肿的功效，外用可以治疗跌打损伤。

《本草纲目》记载了一个病例。曾经有一名军校戴尧臣，骑马时不慎受伤，大拇指鲜血淋漓。李时珍采用大葱叶来治疗，捣烂后略微加热敷在伤口上，敷了两次疼痛就止住了。第二天连受伤表面的痕迹几乎都看不出来了。

李时珍还记载了自己用葱叶治疗小便不通的病案。将小葱葱管通入尿道，通过葱管把盐吹进去。在李时珍的时代，没有导尿器材，李时珍不止一次用这个方法治疗小便不通，屡屡奏效。

葱之食用

大葱的栽培有一个关键技术，移栽。葱子种下去，长出的小葱如果不移栽，就会抽花茎而变老，不能吃了。经过移栽、培土、定向培养，在地面上不断培土，培土越多葱长得越高、葱白也越长。现在可口鲜嫩的大葱大多是通过这种方法种出的。

大葱也是冻不死的蔬菜。冬天储藏的大葱即使冻得僵硬，只要化开冻，一点不影响葱的香气，如果再把它栽到地里，照样可以生长。

热炒菜几乎道道放大葱，葱花炝锅不仅能增加菜的香味，还能去除肉类、鱼类的腥气。人们还将葱誉为"和事草"，如中药复方中甘草的"十方九草"一样，烹饪时是"十菜九葱"。

葱有强烈的香气、辛辣味，在切葱的时候，往往让人热泪盈眶。这种辛辣味主要是一种含硫化合物。山东人喜欢吃的大葱煎饼、北京菜的烤鸭都离不开生大葱，人们就是喜欢生葱的蹭劲。

大葱不但可以提味，而且具有很强的杀菌作用。在夏季肠道传染病流行及冬季呼吸道传染病流行的时候，生吃大葱会有一定的食养作用。

在民间还有一种说法，葱和蜂蜜不能一起吃，就连《本草纲目》也提到："生葱忌蜜。"葱与蜂蜜到底能不能一起吃呢？是不是吃了就严重到"杀人"的程度呢？

成都中医药大学的王家葵教授是我的好友，他学识渊博，学术态度非常严谨。他在一个学术讲座中提到，经过系统的文献考证及现代的实验研究后，提出对蜂蜜反葱说法的质疑。听了王教授的讲座，我自己实际体验了一下大葱和蜂蜜一起吃的感觉。葱的辣与蜜的甜混在一起那味道我并不喜欢，但吃了以后也没有感到不适。

～ 洋葱 ～

小葱、大葱都是中国土生土长的品种；西方人吃的葱与中国的不大相同。常见的外来品种以洋葱 *A. cepa* L. 为主。多数学者认为洋葱起源于西亚一带，常见的有白皮的、黄皮的和紫皮的。

人类种植洋葱的历史可能有 7000 年之久，从古埃及的文字记录到《圣经》中皆可见食用洋葱的记载。印度的草药医使用洋葱的方法也有很多，通

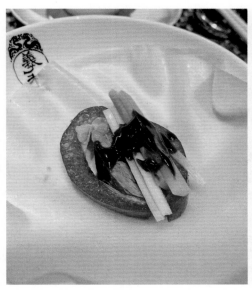

北京烤鸭配大葱

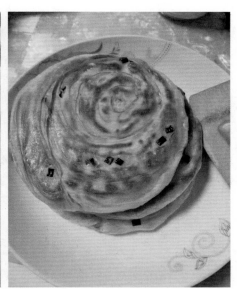

葱油饼

常将洋葱汁与蜂蜜、姜汁、印度酥油混在一起，可治疗多种疾病，如支气管炎等，还能开胃消食。印度还有将葱头和蜂蜜拌在一起的吃法。

洋葱传入我国的时间并不长，《本草纲目》中没有记载洋葱。从现代营

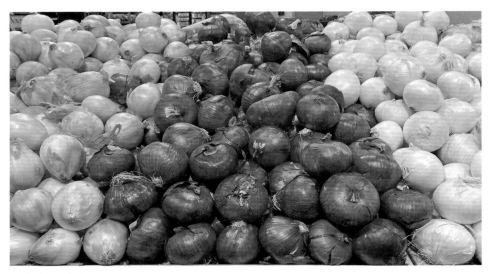

市售各色洋葱

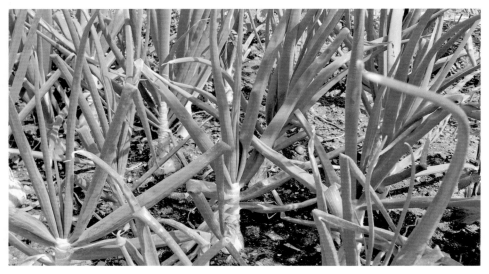

洋葱原植物

养学的角度来看，洋葱的价值很高。有研究报道，洋葱具有降血压、抗菌消炎、提高骨密度等作用。但是洋葱不能一次食用过多，特别是有皮肤瘙痒和胃病的患者更要慎重。

中国的自然环境也适合洋葱生长。洋葱虽是外来蔬菜，但早已经进入了千千万万个中国家庭。它也是一个具有代表性的世界传统植物药，海外有很多宝贵的经验值得我们参考借鉴。

> 葱是最常用的芳香调味料之一，我国栽培大葱的历史很长，积累了相当丰富的经验。
>
> 葱是一种简、便、验、廉的药食兼顾之佳品。药物不一定越贵越好，大葱能解决的问题，不必动用人参、鹿茸。

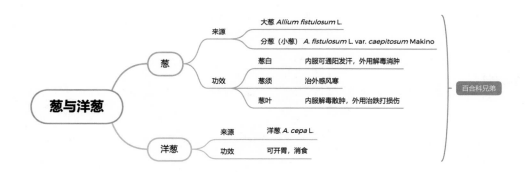

大蒜
——细甲包裹玉容妆

∽∽∽ 大蒜的身世 ∽∽∽

中药来源庞杂，人参、鹿茸等名贵药物常吸引到大众更多的注意力，一些微不足道的小东西却更方便易得，也能发挥大作用。大蒜是一味再平凡不过的厨房作料，李时珍在《本草纲目》菜部第 26 卷中不惜笔墨，用 6000 多字记录下了大蒜的性味功效，可见大蒜的重要性。

有个谜语，谜面是："弟兄七八个，围着柱子坐，只要一分家，衣服都扯破。"这个谜底就是大蒜，谜面中对于大蒜外观的描述非常形象。

大蒜 *Allium sativum* L. 是葱属的植物，为大葱的亲支近缘。大蒜的外皮呈淡棕色，大蒜茎的基部像一个托盘，托着十来个鳞瓣，也就是大蒜瓣，轮生于花茎的周围，下部有很多须根。每个蒜瓣外包着一层薄膜，可轻易剥离，剥去后是肥厚多汁、白嫩、味浓厚的大蒜瓣。薄膜可用作笛膜，我小时候吹笛子就是用它作笛膜。

紫皮的和白皮的大蒜品种不同，一般紫皮的比较辣。蒜的辣与辣椒的辣不同，俗话说："葱辣眼，蒜辣心，辣椒辣嘴唇。"独头蒜整体是一个蒜瓣，味道更辣。

《本草纲目》中一共列了两条关于蒜的条目，一是蒜，二是胡蒜。根茎俱小而瓣少的为蒜，也称为小蒜。胡蒜是由张骞从西域带入中原的，称为胡蒜，其实它就是大蒜，外形大于本土的小蒜。

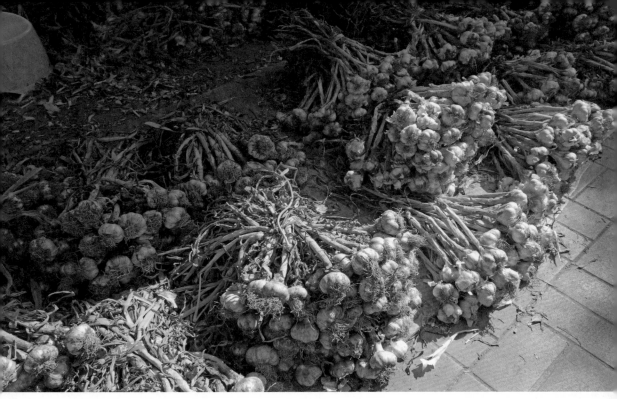

韩国市场上的大蒜

《本草纲目》与大蒜

蒜早在《名医别录》中已有收录。北宋的《太平惠民和剂局方》中记载了一种著名的中成药青娥丸，组方中用大蒜配合补骨脂、杜仲、胡桃等，可以治疗肾虚导致的腰痛、起坐艰难。青娥丸至今在临床上仍是治疗肾虚腰痛的有效药物。

《本草纲目》中记载大蒜能通五脏，达诸窍，除风邪，消肿痛，可化积肉食，其中同时收录了一些小的验方，包括引用古医书上的 15 首小方和李时珍自己增加的 32 首小方。

李时珍记录《简要济众方》中之大蒜治疗鼻血不止的用法，用蒜一枚，去皮，研成大蒜泥，做成蒜饼。如左鼻孔出血，则贴于右脚心；右鼻孔出血，则贴于左脚心；两个鼻孔同时出血，则两只脚心一起贴。有一位病患鼻出血一夜不止，各种方法均没有效果，最后李时珍就用大蒜泥饼外敷在足心，才止住了鼻血，使病情好转。生活中，大量鼻出血是很危险的，需要尽快就医治疗。

大蒜灸，也是灸法的一种，操作时类似隔姜灸法，将大蒜与艾灸结合，现代临床中仍然是常用方法。李时珍记载了一例蒜灸治疗疮疡、消除肿痛的病案，独头蒜切成铜钱大小的片，贴在疮疡部位，隔着蒜片艾灸。可使疮不再继续扩大，也使疮内肉不继续腐烂，且促进疮口愈合，可谓一举三得，得灸而愈。

《本草纲目》还记载了诸多以蒜施治的方剂，如治疗肠毒下血的小方，蒜连丸。大蒜与黄连配合使用，制成丸剂，用米汤送服。

古代人的生活环境中可能会经常遇到蜈蚣或蝎子等毒虫，被螫伤在所难免，《肘后备急方》记载，这时可将小蒜捣汁服下，再将蒜碎渣敷在患处。

在现代的生活中，遇到紧急的情况应立即到医院急诊部进行治疗，有的病症仅靠自己很难判断，咨询专业的医生更可靠。

农场经历与大蒜

我的父亲本是西医，后来也学习了中医。1976 年，我去农场插队之前，父亲就嘱咐我多吃生大蒜，因为大蒜可以预防痢疾和肠炎。《本草纲目》中也记载了大蒜的这类功效。

当年我们知青居住的地方周围有马场、养猪场，卫生条件实在太差。蚊帐是必不可少的，一防蚊子，二防苍蝇。有时候拴蚊帐的绳子上能落满苍蝇，整条绳子都成了黑的。尤其到了夏天，一苍蝇拍可以打死十来只苍蝇。这样的卫生环境下很容易闹痢疾。

那时最好的预防方法就是吃大蒜，下乡的那两年，我靠着吃生蒜，居然没有得过痢疾。

我国南北各省均有种植大蒜，而且我国现在还是大蒜的出口国。

蒜还有一个副产品就是蒜苗，在有些地方又被称为青蒜。过去北京人家冬天大概家家都泡蒜苗。经过北方的严冬长出的蒜苗，就像水仙一样，冬日

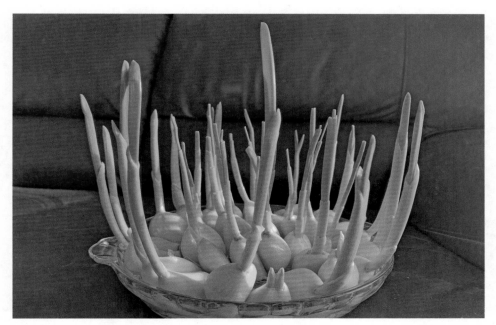

在家里泡蒜苗，青翠的嫩苗为严冬带来了春意

里也生机勃勃，能给人带来春天的气息。蒜苗剪下就可以吃，种一次可以剪四五茬。家常来个肉丝炒蒜苗、蒜苗摊鸡蛋，是简单又美味的享受。

青蒜是大蒜还未成熟之前的幼苗，或带有小蒜头和地上植株一起采下来，地上和地下部分都可食用。等到大蒜成熟后，地上的苗也枯萎了，只剩地下部分的大蒜。

大蒜在海外

人类使用大蒜的历史十分悠久。我之前到埃及参观金字塔时，据当地的讲解员介绍，古代埃及在建造金字塔的时候，监督的人会给奴隶吃大蒜，他们认为吃大蒜可以增强体力。当地人还说，没有大蒜就没有金字塔。古希腊的医学之父希波克拉底曾经把大蒜作为利尿剂使用。古罗马的随军医生也把大蒜作为治疗肠胃病和呼吸道疾病的常备药。美洲原住民还用大蒜治疗麻风病。世界上的许多地区都把大蒜视为具有"避邪"作用的神圣之物。

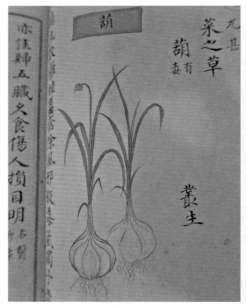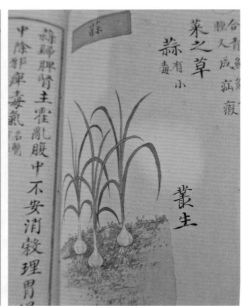

葫与蒜（摘自《本草品汇精要》罗马本）

西方古代的草药书籍都有关于大蒜的记载，前后涉及用大蒜治疗的疾病超过 60 种，可见人类对大蒜的推崇不分地区、不分民族。

天然"抗生素"

在第一次世界大战期间，战场上用大蒜汁来给受外伤的伤员消炎。一直到抗生素出现之前，大蒜仍旧是非常宝贵的药物，上战场的急救包里必有大蒜。大蒜被认为是一种来自天然的万能药，所以人们也称大蒜是"地里长出来的青霉素"。

目前世界上十大畅销的天然药物行列中，大蒜一直名列前茅，大蒜汁、大蒜油也非常流行。现代研究表明，大蒜素杀菌力强，可谓"天然广谱抗生素"，此外，大蒜还有抗衰老、抗癌等作用。大蒜不仅被记录于《中国药典》中，《欧洲药典》《英国药典》和《美国药典》中也有记录。《美国药典——膳食补充剂》中的大蒜鉴别标准就是由我们课题组承担完成的。

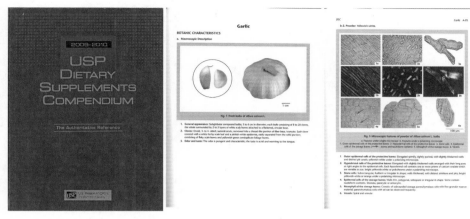

《美国药典—膳食补充剂》中大蒜的鉴别标准

　　这几年还流行一种黑蒜，据说它有防癌，抗衰老，调节血压、血糖、血脂的作用。黑蒜其实是经过高温加工糖化后颜色变黑的大蒜，制作方法非常简单。糖化之后，大蒜原本刺鼻的辛辣味也变弱了许多。

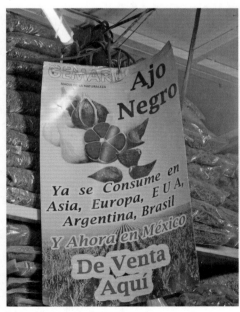
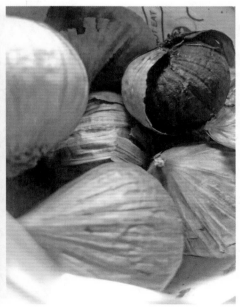

墨西哥市场上的黑蒜

有句俗话说："大蒜上市，药店关门。"大蒜是防病、治病的好帮手，在世界各地广受欢迎。不过，吃蒜也有需要注意的地方。大蒜素有强烈的刺激性，大蒜对口腔黏膜刺激较强，应适量食用，"大蒜辣心"就是这个原因。大蒜也会导致胃液分泌过多，患有胃炎、胃肠炎的人需要格外注意，少许腌制的糖蒜可作替代品选用。

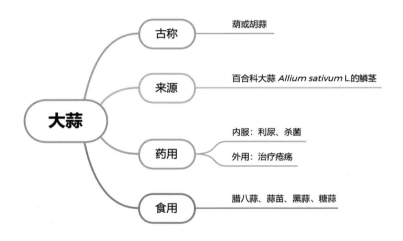

古称 —— 葫或胡蒜

来源 —— 百合科大蒜 *Allium sativum* L.的鳞茎

大蒜

药用 —— 内服：利尿、杀菌
外用：治疗疮疡

食用 —— 腊八蒜、蒜苗、黑蒜、糖蒜

韭菜
——位列五辛素中荤

葱属在植物学分类系统中是百合科下的一个大属，葱属植物共同的特点是有葱样的气味，叶多基生，伞形花序，多有一总苞片。葱属植物的叶子有圆筒中空的，如大葱；也有扁长的，如韭菜、大蒜。

荤腥一词由荤和腥两大类食物组成。腥代表肉类食品，荤代表气味较重的植物类食材，如韭菜、蒜、葱、花椒、大料等。在不同的时代和不同的信仰背景下，荤菜或五荤的定义，有不同的解释。

按照通行的说法，《本草纲目》收录了1892种药。但如果细究起来，其中有的条目下涉及多种药物，例如第26卷菜部的五辛菜。

五辛菜不是一种植物，在此条目之下李时珍列出了六种蔬菜。"五辛菜，乃元旦立春，以葱、蒜、韭、蓼、蒿、芥，辛嫩之菜，杂

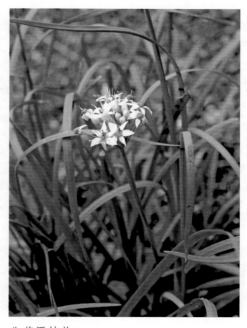

韭菜原植物

和食之。取迎新之义，谓之五辛盘。"五辛即五荤，这里一定不会缺少韭菜。《本草纲目》将韭菜列于菜部第一位。

一畦春韭绿

韭菜在我国栽培的历史非常悠久，早在3000年前的《礼记》中已记载了栽培的韭菜。东汉《说文解字》中写道："韭菜一岁三、四割。"韭菜一年能收割三四次，可供四季品尝，尤以春季的嫩韭为盛，鲜嫩可口。"韭"字象形，字形像破土而出的菜叶，发音同长久的久。古代的文学作品中，也常出现韭菜这种春天的时令菜。

杜甫的《赠卫八处士》有此一联："夜雨剪春韭，新炊间黄粱。"

苏东坡也有诗云："渐觉东风料峭寒，青蒿黄韭试春盘。"

《红楼梦》中流传甚广的："一畦春韭绿，十里稻花香。"眼前仿佛展开了一幅美好的春季田园图景。

立春的习俗推崇吃新鲜的蔬菜，称为"咬春"。如吃春卷、炒合菜等，用料都是辛温、无毒的蔬菜，"助发五脏之气，可温中去恶气，消食下气"。

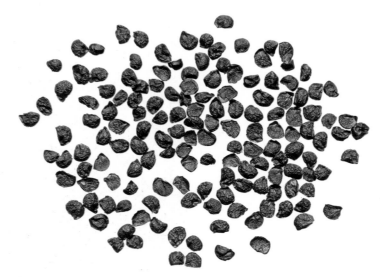

韭菜子药材

韭菜 *Allium tuberosum* Rottl. ex Spreng. 为葱属多年生植物，冬天韭菜的地上部分枯萎，地下部分会进入休眠状态。韭菜生命力顽强，不仅耐寒，也很耐热，无论在北方、南方都受欢迎。

现在餐桌上吃的韭菜都是经过千百年栽培选育的优良品种，不仅味道香，韭菜叶也宽。野外的野韭菜不可轻易采摘食用，采摘野韭菜食用在海外华人中较为普遍。在海外买韭菜没有在国内方便，很多华人看到公园里有类似韭菜的植物，也有类似韭菜的气味就采回家做菜了。实际上会误采一些外形像韭菜的风铃草或水仙的叶子，吃了以后可能导致中毒。

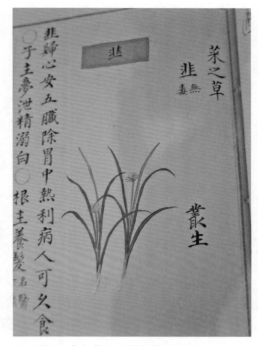

韭（摘自《本草品汇精要》罗马本）

韭菜吃法

李时珍给韭菜以高度评价："韭之为菜，可生可熟，可腌渍，能久放。乃菜中最有益者也。"

韭菜馅的饺子、包子、盒子、春卷，北方人再熟悉不过了。南方的韭菜美食也不少，各式米线、各式汤面中都有韭菜，就更不用说韭菜炒河虾等菜肴了。

李时珍确切地描述了韭菜的外观习性，丛生丰茂，长叶青翠。八月开出的韭菜花，可采收下来腌韭菜花酱。

过去在北京，几乎家家都腌韭菜花。做法很简单，采摘下韭菜花的花骨朵儿，洗净，控干，拌上盐，用擀面杖、捣蒜锤或搅拌器把韭菜花捣碎，装

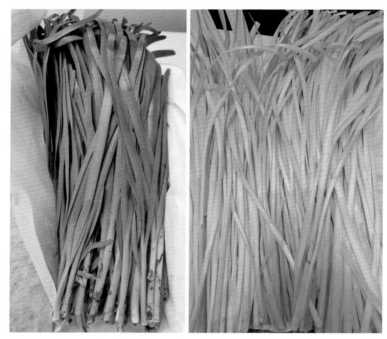

市售韭菜与韭黄

瓶密封，一个星期后就可以吃了。涮羊肉、爆肚蘸的调料里习惯加点儿韭菜花。炖肉、炖酸菜、煮砂锅菜也都可以加上韭菜花调味。

　　我国南北各地的生活习惯不同，饮食差异更大。吃韭菜花是北方人的习惯，到了南方正好相反，南方人喜欢吃韭菜梗不喜欢吃花。韭菜梗是接近根部的地方，比较老，其他 2/3 以上部位比较嫩。

　　有的人家春节包饺子的馅里会放韭黄。韭黄炒肉、韭黄炒鸡蛋等都是家常菜，鲜虾仁馄饨汤里也常加韭黄，韭黄味道不像韭菜那么强烈。

　　不熟悉韭黄的人可能以为韭黄和韭菜是两种蔬菜，其实非也。李时珍曾记载："韭之美在黄，黄乃未出土者……豪贵皆珍之。"韭菜被土埋住的部分由于见不到阳光，叶子来不及变绿，保持嫩黄色，这就是韭黄。

　　现在韭黄的栽培已不像李时珍描述的培土栽培了。有的在地窖里盆栽，有的用遮光大棚将韭菜全株覆盖起来，原理都是不让韭菜见光，不产生叶绿素。

临床应用

《本草纲目》记载生熟韭菜的功效是有区别的。

生韭菜辛涩，辛则散血，可以散瘀活血，能够行气导滞。熟韭菜温中下气，补虚益阳，比较适合于腹中寒冷、腰膝冷痛的患者，中老年人比较适用。

用生韭菜压榨的韭菜汁可以外用，治疗跌打肿痛、虫蛇咬伤、疥疮，并且生韭菜汁可以直接新鲜饮用。

《本草纲目》记载了一个病例，一位老人有噎膈症状，吞咽食物受阻，吃了东西就吐，还伴有胸中刺痛。李时珍用韭菜汁加盐、梅、卤汁，让患者小口慢慢服下，肚子里黏稠的痰涎都被催吐出来，症状马上就缓解了。

韭菜还有别名"起阳草""壮阳草"。据《本草纲目》所载，韭菜子的壮阳作用比韭菜还强些，具有治疗肾阳虚的功效。韭菜子在《名医别录》中被列为中品，中医用它治疗肾阳虚已有约两千年的历史，在临床上常用于治疗肝肾不足所致的病症。但中医药补肾、益阳是综合的调理，需要辨证论治，三因制宜，也不可太过迷信韭菜子的功效。

薤白

薤白也是一种葱属植物，它的别名是藠（jiào）头。薤白入药最早的记载可以追溯到《神农本草经》。李时珍在《本草纲目》中也对薤白做了进一步说明。

薤白的外观像葱和蒜的结合体，像葱的叶子中空，薤白的管状叶有棱，也容易和圆筒状的葱叶区分。薤白的鳞茎比较膨大，类似大蒜的形状。

《中国药典》记录薤白有两个来源，百合科葱属小根蒜 *A. macrostemon* Bge. 或薤 *A. chinense* G. Don 的干燥鳞茎。

薤白常做腌菜，腌藠头，味道类似糖蒜，清脆爽口。但与蒜不同的是，藠头的蒜瓣，即它的

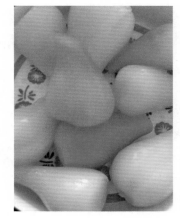

腌藠头

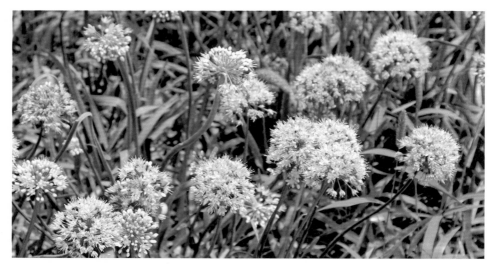

薤白原植物小根蒜

鳞茎，和洋葱的结构相近，鳞片是一层层包裹起来的。

薤白具有行气，宽胸，散结的作用，可用于胸痹，主要表现为胸痛，甚至痛彻心背，相当于现代医学所说的冠心病、心绞痛。张仲景的栝蒌薤白汤就是治疗胸痹的千古名方，薤白是治疗胸痹的要药。

我以前一吃韭菜就觉得烧心，闹肚子；这几年反而可以吃了，说明人的体质也会发生变化。这也就是中医反复强调的，要因时、因地、因人制宜。"因时"包括不同的时期及每个人不同的生长阶段，不同的身体状况，需要据此做出综合判断。

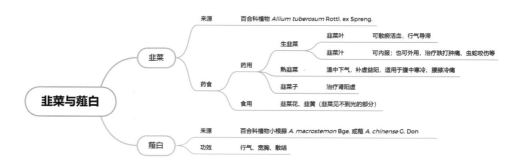

辣椒
——有人惧之有人夸

辣椒外来

辛香料的"辛"指的是味道辛辣的胡椒、辣椒这类香料。哥伦布寻找香料胡椒、肉豆蔻的途中意外发现了美洲新大陆，还有一个惊喜的附带收获，那就是在美洲大陆发现的辣椒。现在辣椒已经从味觉上统领了世界美食版图的半壁江山，在众多辛香料中脱颖而出。

辣椒 *Capsicum annuum* L. 起源于墨西哥和美国的南部，大概在明代中后

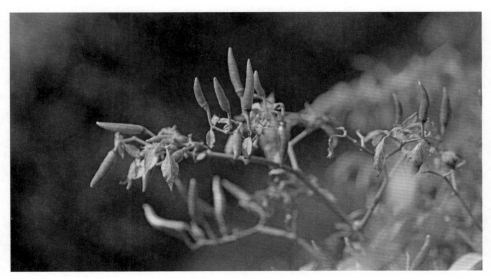

朝天椒

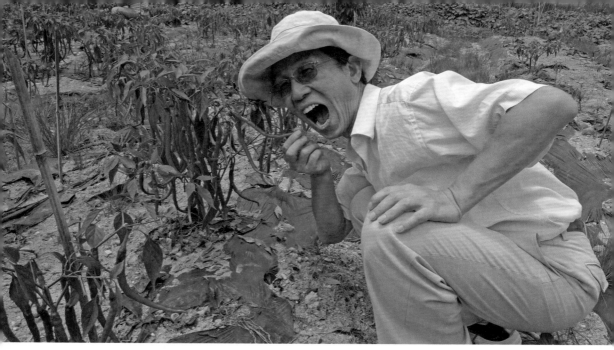

笔者在贵州辣椒种植地

期传入中国。我国最早对辣椒的记载是明万历年间王象晋的《群芳谱》，书中记载："番椒，又叫秦椒。白花，子如秃笔头，色红鲜可观，味甚辣。"辣椒表面光亮无毛，形如秃笔头。番椒的名字，也说明了它外来的身份。

辣椒美味

一说起国内能吃辣的省份，湖南、四川、贵州、江西常当仁不让。其实，其他省份也有无辣不欢的人。

我是北京人，从小没有吃辣的习惯。因为北京的气候四季分明，整体偏干燥，吃辣椒并不是很合适，且容易上火。但这并不影响近年辣椒在北京的风靡。"一辣解三馋。"辣椒可以麻痹味蕾，辛辣的刺激令人着迷，还有成瘾性。

北京有名的美食街簋（guǐ）街上，大小食肆林立，以麻辣风味居多。簋是中国古代一种青铜器的器型，作为食器、礼器。现在簋街入口处的十字路口有一个巨大的仿青铜器簋的模型，作为地标。

从20世纪90年代起，这条街日渐繁盛，麻辣小龙虾、羊蝎子、烤鱼，各种香辣的菜肴，不断挑战北京人的味蕾，现在北京人吃辣水平也被锻炼出来了。

辣椒的辣其实来自辣椒素对口腔黏膜的刺激，具有一种灼烧感。辣椒素使人们的神经麻木之后，吃辣的水平就会慢慢提高。但是如果造成身体不适就要停止尝试了。

也许正是因为20世纪80年代末我就离开了北京，错过了那个时代，所以我的吃辣水平仍旧停留在那个年代的水平。这些年为了考察中国各地的药用植物资源，我跑了大江南北不少地方，也领略了各地美食，有时候突如其来的辣，让我猝不及防。

我对红色的辣油一般敬而远之，到四川的餐馆吃饭我都先申明不要放辣椒，但做出来的菜还是辣的，大概厨房里的厨具都已浸染了辣味，我就想办法减低辣度，用清水涮涮。

明显的辣容易躲，不明显的辣难防。有一次我吃泰国菜，菜色清清淡淡，谁知才一口我就被辣蒙了，拿起桌上一杯凉水一仰脖儿就喝光了，可还

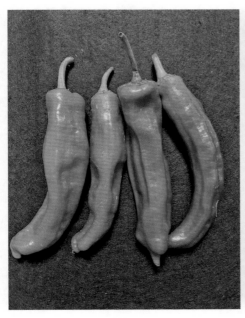
大青椒

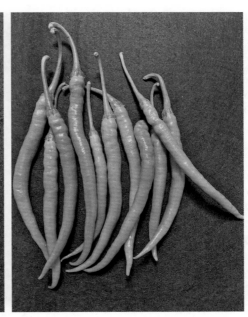
二荆条

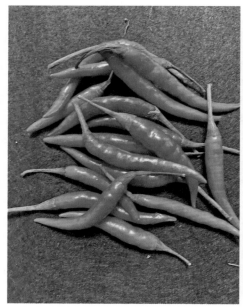

小米辣

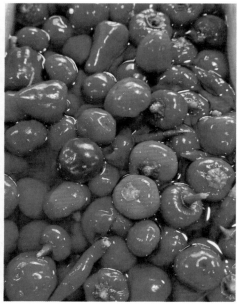

泡小灯笼椒

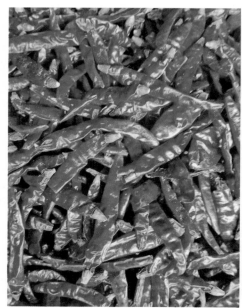

干辣椒

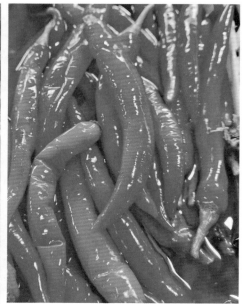

泡二荆条

是觉得辣。辣椒素是偏脂溶性的，喝水溶解不了辣椒素，可乐等饮料也不行。冷水只能短暂润喉，过一会儿还是满嘴火辣辣的。喝牛奶才能解辣，牛奶里的脂肪可以快速溶解辣椒素。

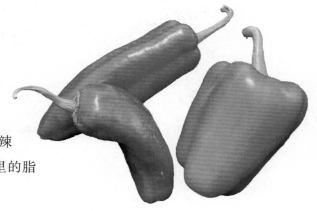

大灯笼红椒

辣椒在墨西哥

人们都说"四川人不怕辣，贵州人辣不怕，湖南人怕不辣"。在辣椒原产地墨西哥，辣好似深入了墨西哥人的骨髓。他们对辣椒的耐受力简直令其他地方的人望尘莫及。

2019年重阳时节，我到大洋彼岸的拉丁美洲考察时，亲身体验了正宗的墨西哥菜，感受到了墨西哥的风土民情。墨西哥南临危地马拉，北靠美国，南部湿热，北部干旱，东西两岸分别是大西洋和太平洋。墨西哥的国土面积大概是中国的20%，人口约为中国的9%。

墨西哥人在饮食上口味偏重，喜欢添加各种香料，尤其是辣椒。他们吃玉米放辣椒，吃水果加辣椒，喝啤酒加辣椒，就连吃冰激凌也不放过辣椒，先把杯子的内壁涂满辣椒，再放入冰激凌。

如果甜菜椒的辣度为0的话，纯辣素则为1600，而俗称"墨西哥魔鬼椒"的哈瓦那辣椒，辣度是35万～58万。一般的辣椒在它面前，就是小巫见大巫了。而且，接触特别辣的辣椒时，最好戴上手套，做好保护措施。

辣椒传播

我在英国自然历史博物馆鉴定过一批300多年前的中药标本。经过长期的风化虫蛀，大部分药材颜色已经发生变化，多数呈深褐色，也已失去了原有的气味。唯一例外的就是辣椒，那股刺鼻的辣味让我喷嚏不止。

辣椒进入中国后很快传播开来，许多地方很快开始种植辣椒。这种茄科

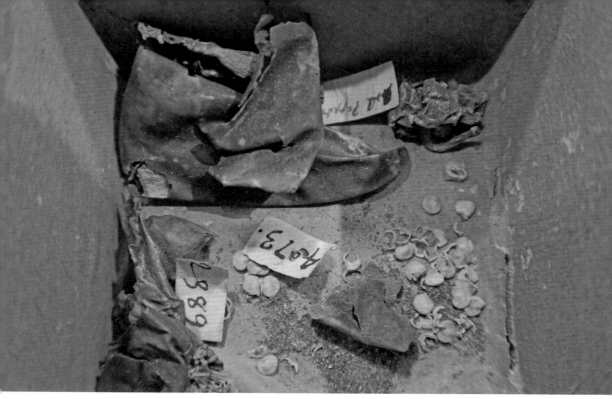

英国自然历史博物馆收藏的古代辣椒标本

植物的生命力极强，对土壤的要求不高，干燥后也容易保存，普通百姓都能吃得到。

辣椒还叫海椒，一开始老百姓只在房前屋后种上几棵作为观赏植物。后来发现辣椒不光好看，还很好吃，能增进食欲，逐渐开始大面积种植。康熙六十一年（1722年），贵州的《思州府志》上有记载："海椒，俗名辣火，土苗用以代盐。"穷苦人民吃不起菜、用不起盐的，以辣椒代替盐下饭。

辣椒药用

一般鸟类对于颜色鲜艳的辣椒特别感兴趣，常常啄食。辣椒的种子也随着鸟类的粪便被传播到远方。辣椒的刺激仅作用于哺乳动物，不会让鸟类产生灼热的刺激感，所以鸟儿不怕辣。有些养鸟的朋友，还会把辣椒当作药物来治疗鸟的肠道疾病。

辣椒对人来说也是一味好药。《中国药典》记载，辣椒有温中散寒，开胃消食的功效。

传统的中医处方当中，辣椒并不多见。但以辣椒为原料作为外用药的，在中成药中就比较多了。比如，辣椒风湿膏、麝香关节止痛膏、冻可消搽剂，前两种是用来缓解风湿关节疼痛的，后一种是用来治疗冻疮的。

美国药典委员会（USP）颁布的《美国药典——膳食补充剂》（DSC）中亦有辣椒，其标准的建立就是我们课题组完成的。

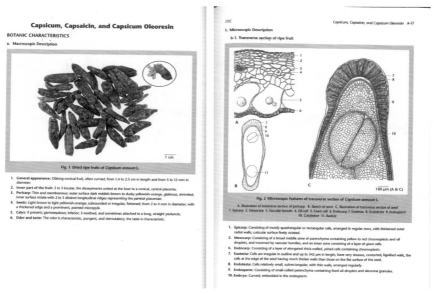

笔者研究团队起草完成的美国药典委员会（USP）颁布的《美国药典——膳食补充剂》中的辣椒标准

辣椒的好处还有很多，可促进血液循环，使人血流加快，还有一定的防止动脉粥样硬化的作用，辣椒富含胡萝卜素和维生素 C 等成分，益处多多。

辣椒既好吃又有益，不过食用还是需要适度，因人而异。将食物、药物控制在自己的接受程度之内，才是合适的。长期大量地挑战吃辣极限，会对胃肠道造成过度刺激，妨碍消化。有时甚至容易患上肛肠相关的疾病，也容易导致痔疮。

服用中药时，大部分情况下医生都会嘱咐患者服药期间要忌口，少吃或不吃生冷辛辣的食物，以利于康复。

辣椒是人类最早种植的农作物之一。在过去500年间，辣椒从拉丁美洲传到世界各地。现在人工栽培品种众多，已超过2000种。明朝时，辣椒才传入中国，十分罕见，《本草纲目》里没有辣椒的记载。现在《中国药典》收录了辣椒，终于补上了这一课。

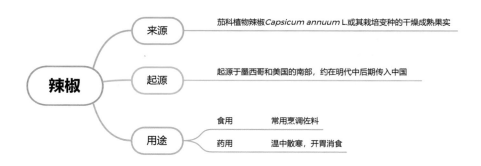

花椒
——满目椒红笑口开

有椒其馨

花椒是中国土生土长的"椒"。花椒树满身都是刺，不仅可以做篱笆墙的材料，而且花椒来自芸香科，独特的气味也使人愉悦。

《诗经·周颂》云："有椒其馨，胡考之宁。"意思是花椒的香气散布得很远，能使人平安长寿。

花椒 *Zanthoxylum bungeanum* Maxim. 与吴茱萸是同科植物，也都是可以

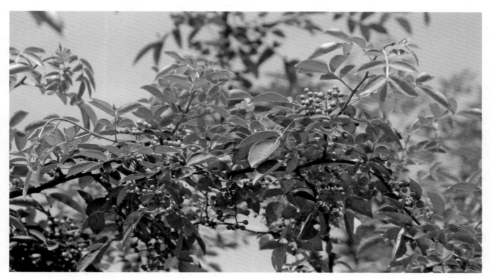

花椒原植物

制作香囊的材料。

花椒在古代常被用于祭祀。屈原《九歌》当中有这样的诗句："奠桂酒兮，椒浆。"椒浆是用花椒浸制的酒浆。湖南长沙马王堆汉墓出土的香料中有很多花椒，被专门装在香药袋、荷包内。说明墓主人生前非常喜欢用花椒，死后陪葬品也有花椒。

花椒也是古代男女之间的定情信物。《诗经》里有："视尔如荍（qiáo），贻我握椒。"描述的就是姑娘粉红色的笑脸，就好像漂亮的锦葵花一样，姑娘把一捧紫红色的花椒送给了情郎。

花椒和我国古代的建筑之间也有联系。古人把花椒混在泥土里，涂在墙上，这样的房子被称为"椒房"，取其芳香辟邪及多子之意。

历史记载中，只有皇后才可以享用椒房级别的宫殿，后来留下了"椒房之宠"的说法，并且"椒房"演化指代皇帝宠爱的妃子。

湖北中医药大学的张林碧教授，向我介绍了一个妙招。在南方装修铺木地板时，将三五斤花椒撒在地板下，可防潮、防虫、防白蚁，平时屋里还能缓缓释放出清香。

～ 花椒入药 ～

花椒还是一味常用中药。

李时珍在《本草纲目》中将蜀椒和秦椒分列两个条目。蜀椒就是巴蜀的椒，是四川的特产。秦椒，指的是秦岭一带产的椒。

《神农本草经》把秦椒（古称花椒）列为中品，把蜀椒列在了下品。《神农本草经》在蜀椒条目下就有记载："味辛，温。主邪气咳逆。温中，逐骨节皮肤死肌，寒湿痹痛，下气，久服头不白，轻身增年。"《神农本草经》的秦椒功效也有与之类似的记录。

现在《中国药典》已将蜀椒和秦椒统一在了花椒项目下，概括它们功效为温中止痛，杀虫止痒。

花椒的果皮、种子、叶和根都能入药。《本草纲目》的蜀椒项下记载花椒果皮为红色，称为椒红。今天的花椒药材相当于《本草纲目》所载的椒红，用的是果皮的部分，是常用的温里药。

张仲景的经方大建中汤和乌梅丸中都用到了花椒，用以温中散寒。

道家认为花椒禀五行之气而生，花椒叶青、果皮红、花黄、膜白、子黑。将其和生地黄配在一起，制成椒红丸，有补肾，轻身延年的作用。《邵真人传》中记载有一首椒红丸的诗。《本草纲目》引述了这首诗："明目腰不痛，身轻心健记……回老返婴童，康强不思睡……若能久饵之，神仙应可冀。"抛开花椒在其中的功效暂且不谈，这从一个侧面说明了明代求仙问道之风盛行。

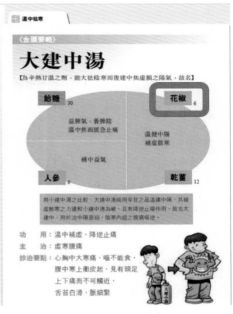

大建中汤（摘自《百方图解》）

有句歇后语叫："秋天的花椒——黑了心了"，把乌黑发亮的种子比作坏心眼的人。花椒黑色的子也像人的黑眼珠一样，所以也叫椒目。

临床上，花椒擅长温中止痛，散寒燥湿，杀虫止痒。椒目侧重于利水消肿，祛痰平喘。

南宋有本医书叫《济生方》，其中有一首药方——疏凿饮子，意为能疏通开凿水道，擅长利水，疏凿饮子就利用了椒目利水消肿的功效。一直到今天，这首药方仍是治疗肾炎水肿和肝硬化腹水的名方。

⌒⌒ 花椒之乡 ⌒⌒

李时珍形容秦椒颗粒大、纹路浅，不如蜀椒皱纹深。从现代植物解剖的角度来看，蜀椒油室大而突出，意味着蜀椒的挥发油含量更高，香味更加浓郁。

花椒是一个广布的品种，在我国各地都有分布，而四川产的花椒是道地药材。

四川汉源出产的花椒色赤、肉厚、皮皱、味烈，别名大红袍。2001 年汉源被国家林业局命名为"中国花椒之乡"。四川人用花椒十分讲究，也有讲究的资本。四川盆地夏天湿热，冬天寒湿，人们通过吃花椒来驱寒祛湿。

四川古有巴蜀之名，花椒常被称为巴椒。麻麻的花椒，自古就是蜀人常食之物，至今都是四川饮食的一大特色。如果要说吃花椒的话，四川人可以稳坐冠军的宝座。

四川麻辣的麻在先，主要吃麻味。花椒是一种神奇的香料，喜欢吃的人可能会上瘾，不喜欢吃的人敬而远之。

河北省邯郸市涉县也是著名的花椒之乡，全县农民几乎户户种植花椒树，花椒是重要经济来源之一。那里的人从小就吃花椒油，而且是直接从花椒压榨的花椒油，方法与压榨芝麻油等方法一样，与其他地方烹饪时用食用油烹炸花椒得到的花椒油不同。

不过吃花椒也要分清寒热，要和当地的气候、人的体质相适应，一方水土养一方人。四川人吃麻、吃辣可参考，但不能照搬。

麻婆豆腐

随着胡椒、辣椒进入中国，与花椒并提可谓"三椒斗法"，花椒在味蕾上的主导地位逐渐被动摇。现在的"川、粤、苏、闽、浙、湘、徽、鲁"八大菜系中，胡椒和辣椒的运用越来越多。

在 20 世纪 60 年代，花椒、八角茴香之类的香料是北方的紧俏物资。过年时凭副食本才能买到这些特供商品。那时一毛钱买上一小包花椒，两毛钱买上一小包大料，再买一包黄花菜，留到过年做菜炖肉时用，那个香味至今仍使我回味无穷。

麻婆豆腐享誉全球，其中的花椒伴随着豆腐走遍世界。海外有中餐馆的

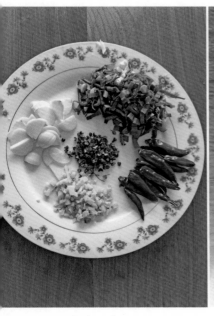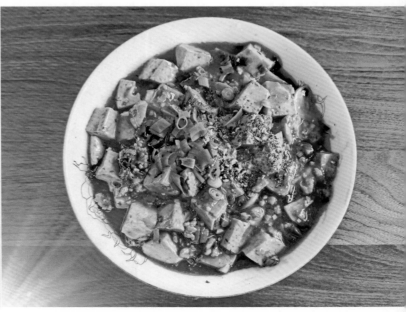

麻婆豆腐

地方一定有麻婆豆腐，包括老外开的中餐馆。凡是吃过中餐的老外都知道麻婆豆腐。

现代研究表明，花椒的麻是因为含有多烯酰胺类物质，统称为花椒麻味素。它能激活皮下的神经纤维，使人产生一种震颤的感觉，这就是可以麻得人嘴唇都颤抖的麻味。

全国乃至全球各地川菜馆是越开越多。花椒和辣椒再度联手，双剑合璧，麻辣烫、麻辣火锅、麻辣小龙虾，说出来都让人垂涎欲滴。

花椒树一身都是刺，连野兽都不敢靠近。花椒树不生虫，将花椒放在其他地方还能起防虫防蛀的作用。花椒更是储存中药的好帮手。

储存中药是一门学问，一不小心中药就会生虫、发霉、变质，影响品质，不能使用。除了控制好仓库的温度和湿度以外，还有一个辅助方法：对抗储藏。尤其是一些动物类药材，如鹿茸、海马、蕲蛇等，在旁边放一些花椒，既无污染，又可以达到防虫的目的。

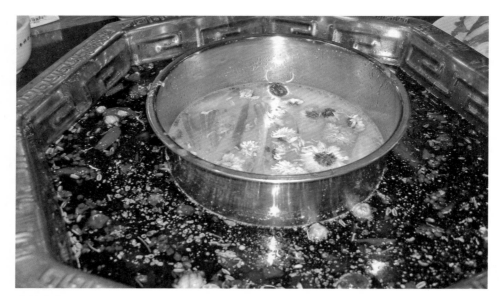

麻辣火锅

在我国古代早期，花椒已具有多种用途，用于祭祀、泡酒、制香、建筑涂料，还可以做药材。在中华饮食的历史进程当中，花椒从川菜一枝独秀，到这些年的麻辣联手，风靡全国，走向世界。古老的麻的滋味，正在打造一段新的传奇。

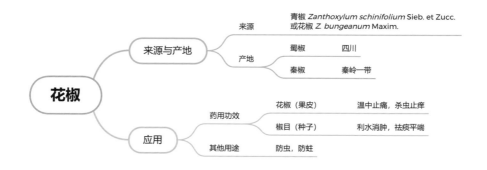

大白菜
——北国冬季菜中王

冬储大白菜

北方的蔬菜品种不算多，大多数是十字花科的植物。食用地上部分的代表性蔬菜，首推大白菜。

在中国台北故宫博物院，最吸引游客关注的文物之一是一尊翡翠白菜。著名画家齐白石晚年居住在北京，他很爱吃白菜，也喜欢画白菜。他的画作《辣椒白菜》上题字："牡丹为花之王，荔枝为果之先，独不论白菜为菜之王，何也。"齐白石先生有些为大白菜鸣不平。

豆子中有大豆，白菜中有大白菜，"大"字凸显了它在同类作物中的龙头位置和

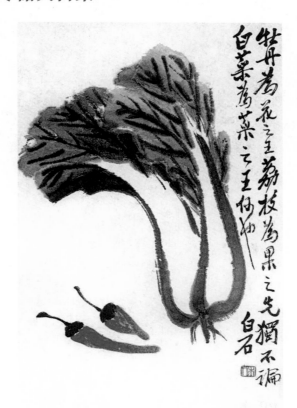

齐白石画作《辣椒白菜》

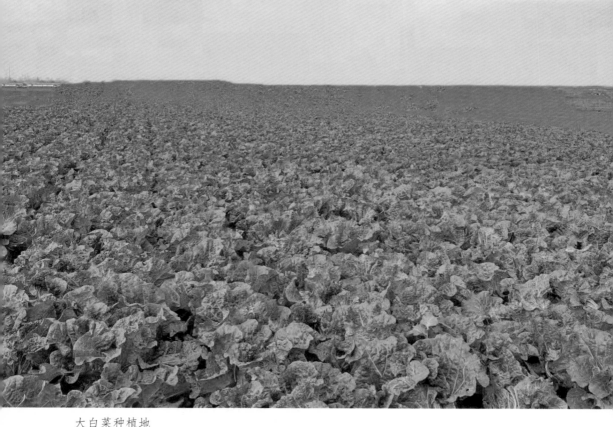

大白菜种植地

在百姓心目中的地位。

大白菜 *Brassica pekinensis* (Lour.) Rupr. 在北方最为常见，白菜种加词的拉丁文 *pekinensis* 意思为"北京的"。李时珍在《本草纲目》中记载："菘有二种。"菘指的就是大白菜。其中有一种肥大而厚，一棵重十余斤者。由此可见明朝时大白菜的栽培已经是相当成功了。

大白菜称得上是北方蔬菜当中的主角、当家菜，冬储大白菜是北方过冬时的一道奇景。

白菜生命力顽强，种白菜比种稻子、小麦容易许多，采收也很容易，用手一掰或用铁锹一切，就把白菜收下来了，而困难在于储藏。

曾经储藏白菜的忙碌程度不亚于麦收。冬储大白菜是一场"战役",那时候北京市会增设临时的办公室、指挥部。有条件的,以集体为单位,挖白菜地窖;没条件的,以家庭为单位,各自为战。但对市民大众来说,那是一场男女老少齐上阵的"人民战争"。

初冬时,大白菜一收下来,卡车、拖拉机车轮滚滚,一车车的白菜从四面八方运往北京城。那个年代运菜还有马车,白天马车不让进城,只能连夜运输。往往是人们一觉醒来,见到马路边堆着一垛垛的大白菜,垒得像一个个城墙垛子。城里会临时增设很多大白菜的销售点。我记得大白菜也被分成不同的等级,一级的2分2一斤、二级的1分9一斤、三级的更便宜,还有等外级的没有白菜心、只有白菜帮子的。

搬运大白菜的平板车穿梭在胡同中,就连推孩子的儿童车都能用上。过冬的大白菜被争分夺秒地送到各家,每家少说要储藏几百斤大白菜,人口多的甚至要存到上千斤。大白菜最怕上冻,白菜堆在四合院里、阳台上,人们用家里的破棉衣、棉被盖上防冻。有了这些大白菜,北京人家就能扛过整个冬天了。

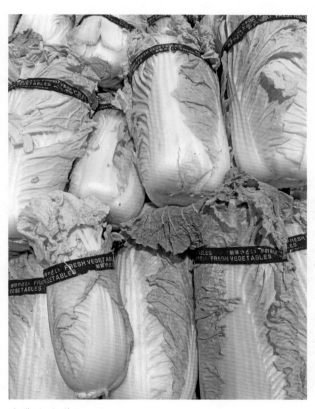

市售大白菜

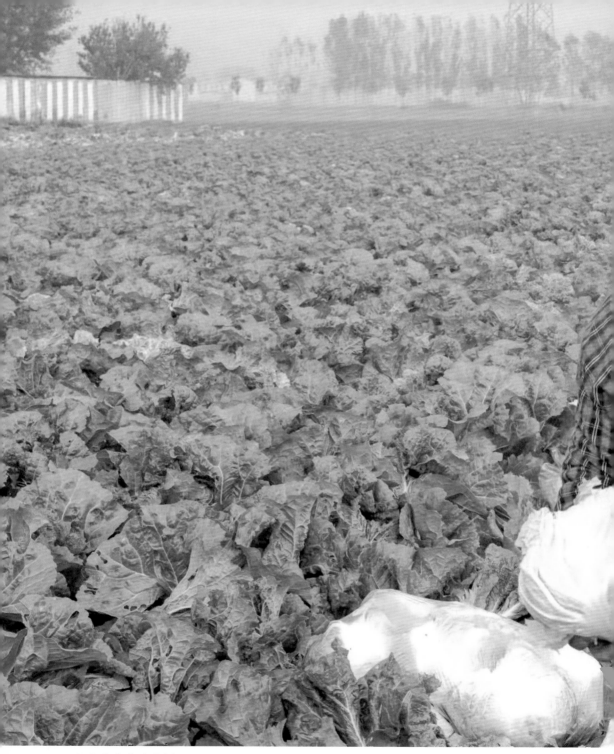

大白菜丰收的喜悦

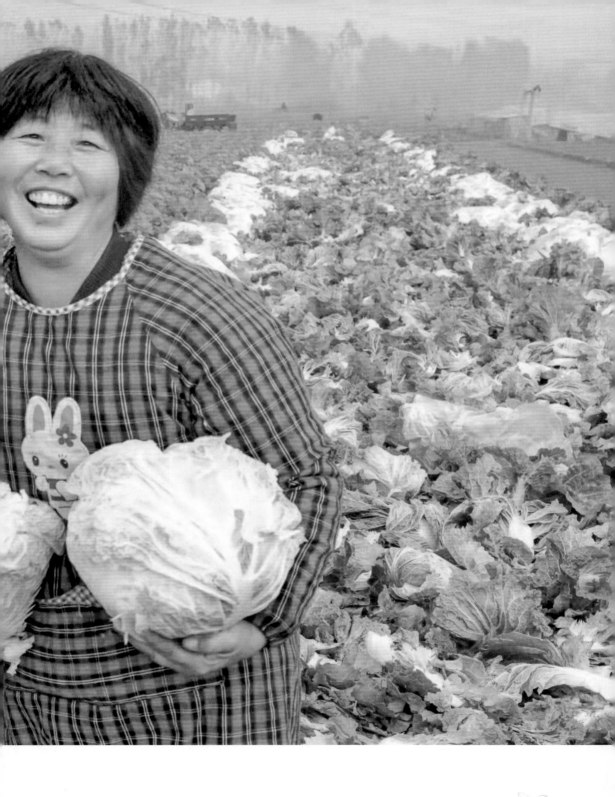

上品白菜

在《名医别录》里，菘被列为了上品。《本草纲目》里记载明晰，大白菜能消食，下气，除烦，解酒。不仅能清热去火、生津止渴，还能化痰止咳，利尿消肿。

北方冬天干燥，过去屋里生煤球炉子，烧蜂窝煤，火气特别大，想要不上火，得多吃点水分充足的大白菜。

民间有很多用白菜治病的小验方。比如，用白菜加上红糖和姜片煎水服，可以缓解感冒的症状，在感冒初期时服用特别有效。

北京过去冷的时候生冻疮的人也多，民间有一种偏方是用白菜疙瘩（即白菜叶白色的根部）煮水来泡手、泡脚，能起到缓解冻疮的效果。另外，白菜籽煮的水可以解酒。

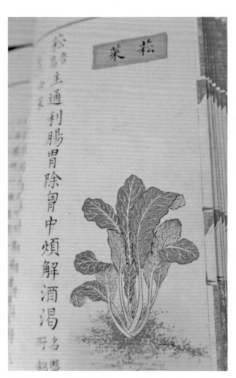

菘菜（摘自《本草品汇精要》罗马本）

整个中国北方，冬季都离不开大白菜。其实，大白菜的吃法也有很多。

大白菜可以生着吃、腌着吃，还可以炒菜、熬汤。白菜的合作精神也很强，能当主菜，也可为配料，从荤到素都能搭配上。用白菜来做馅儿包饺子、包包子、做菜团子、做馅饼等都是北方常吃的主食。

用白菜心可做比较精细的凉拌菜，尤其是加上醋、香油之后，再加点海蜇皮，更是爽口的凉菜。从大名鼎鼎的乾隆白菜到家常的醋熘白菜，再到不起眼的白菜芥末堆儿，都可以给食客带来色香味俱足的体验。

再往北边走，东北酸菜配上猪

肉，又是一种经典吃食。腌酸菜用的就是白菜。新鲜的白菜含水量很高，在东北不易保存，腌制成酸菜是东北人家冬天里的大事，也是餐桌上必不可少的美食。

在山东有一位清代才子留下的对联："江南多山多水多才子，山东一山一水一圣人。"这句话现在成了山东的旅游口号。"山"即泰山，"水"指黄河，圣人自然指的是孔夫子。

有一次，我去登泰山，从南天门下来，累得腿都迈不开了。好不容易找到一个小餐馆，门脸儿招牌上写着"泰山有三美，白菜、豆腐、水"。我还有点诧异，白菜是不是被夸大了？当那口白菜吃到嘴里，彻底改变了我对小餐馆的印象，白菜多汁又清甜，豆腐也鲜嫩可口，经济实惠又美味。

白菜是一大类，有大的有小的。大白菜称为结球白菜，抱心，北方多有栽培。小白菜也称为不结球白菜，南方居多。

以"小白菜"出名的有"清末四大疑案"之一的《杨乃武与小白菜》，主人公因为长相清秀，又喜穿一件绿色上衣，腰间系一条白色围裙，所以周围人叫她"小白菜"。这是慈禧太后亲自过问的案子，发生在南方，轰动全国。

来自西方的白菜

在西方，相对的有洋白菜——甘蓝 *B. oleracea* L. var. *capitata* L.，英文是Cabbage，它与白菜不一样。白菜与洋白菜是芸薹属的两种植物，它们的关系如同人参与西洋参的关系。

现在的卷心菜、圆白菜，学名都是甘蓝，早在唐代《本草拾遗》中已有记载。甘蓝原产于地中海地区，唐朝时就被引入中原。因为它层层紧密相包的形态，慢慢地被人们叫成了卷心菜或包菜。

古罗马时期人们已很喜爱食用甘蓝。他们认为洋白菜可以治疗失眠、头痛、胃痛等。从现代营养学角度来说，洋白菜和白菜都含有多种维生素、纤维素、果胶等成分，且所含的热量非常少，现在越发受到欢迎。

洋白菜的另一个兄弟花椰菜 *B. oleracea* L. var. *botrytis* L.，也就是菜花，

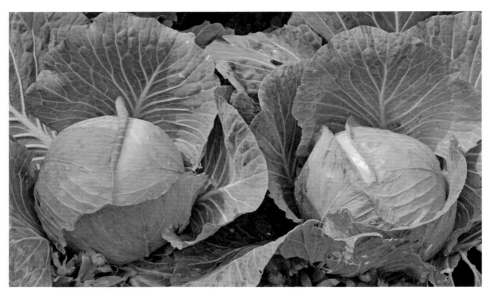

甘蓝（洋白菜）原植物

食用部分一般称花器。从顶端看，它就像棉花一样，呈肉质的白色团块状，由很多的花絮梗和不发育的花萼片组成。

　　甘蓝还有很多的变种，也都起源于地中海沿岸地区。有一种和甘蓝相近的叫羽衣甘蓝（Kale），叶子呈羽毛状深裂，颜色偏紫，公园里作为观赏植物比较多见。而且羽衣甘蓝已经被包装成了"超级食物"，在各国膳食中已然流行开来。

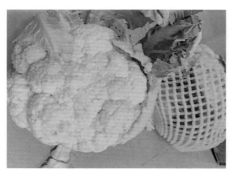

市售菜花

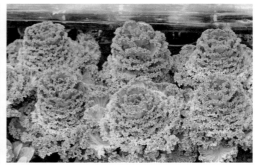

观赏的羽衣甘蓝

平凡建奇功

我上大学时，与同班南方的同学一起聊天时都会说到北京的冬天市面上没有什么蔬菜做选择，一、三、五白菜，二、四、六萝卜，我很羡慕南方人一年四季都能吃上绿色的蔬菜。

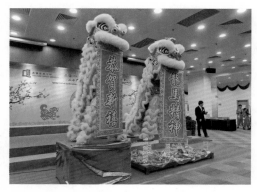

现在交通运输方便了，能吃到的蔬菜已经不再分季节，也不再分南北方了，北京也很少有人家冬储大白菜了，想吃什么菜，随时都能买得到。

重要的是，选择吃食应根据自己身体的体质做出判断，顺应四时，按季节选择不同的蔬菜。

春茗舞狮送白菜

俗话说：鱼生火，肉生痰，萝卜白菜保平安。在南方，新年舞狮子表演的时候，通常要献上一颗白菜，取白菜的谐音"百财"。广东地区把大白菜叫成"旺菜"，意为兴旺的好兆头。

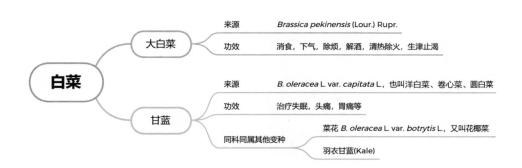

白菜

大白菜
- 来源　*Brassica pekinensis* (Lour.) Rupr.
- 功效　消食，下气，除烦，解酒，清热除火，生津止渴

甘蓝
- 来源　*B. oleracea* L. var. *capitata* L，也叫洋白菜、卷心菜、圆白菜
- 功效　治疗失眠，头痛，胃痛等
- 同科同属其他变种
  - 菜花 *B. oleracea* L. var. *botrytis* L，又叫花椰菜
  - 羽衣甘蓝(Kale)

萝卜
——萝卜青菜保平安

时珍善用大萝卜

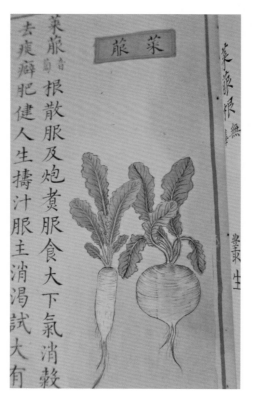

莱菔（摘自《本草品汇精要》罗马本）

十字花科的蔬菜阵容十分强大，其中萝卜是最平实不过的蔬菜，也是最典型的食养佳品。有句谚语："冬吃萝卜，夏吃姜，不劳医生开药方。"随着年龄的增长，我对这句话越来越有体会。

萝卜在中国食用的历史很久，古时候被称为莱菔。

李时珍在《本草纲目》中莱菔项下，记载了古医书的旧方2首，他自己又补充了新方24首。李时珍引用了一则医案。一位患者鼻出血不止，李时珍用白萝卜汁加自然酿造的新酒，便将他的鼻出血治好了。

沿用至今的名方十灰散中有十味药，分别是大蓟、小蓟、荷叶、侧柏叶、茅根、栀子、大黄、牡丹皮、棕榈皮等药，将这些药烧制成灰，用萝卜汁送服，用于治疗呕血、吐血、咯血。借助萝卜汁之力，利于复方药力的发挥。

萝卜还有润肺，清热化痰的功效，可以和梨配合使用。梨可以润肺止咳，梨和萝卜放在一起煮水，味道更甜美。

莱菔子

萝卜出自厨房，萝卜的种子出自药房，药名莱菔子。

李时珍记载，莱菔子之功，长于利气。莱菔子主要用于消食除胀，降气化痰，临床上可以治疗痰喘。治疗咳嗽的中药很多，而莱菔子的特色是药性非常平和，老少皆宜，祛痰止咳平喘兼能消食。

名方保和丸是治疗积食的中成药，也被收录到《中国药典》中。保和丸组方中既有消食的山楂、神曲，也有莱菔子。食积容易生痰，容易阻碍气机运行，出现腹胀胸闷等症状，莱菔子既能消食，又能化痰，还能行气，组方配合应用起来功效显著。

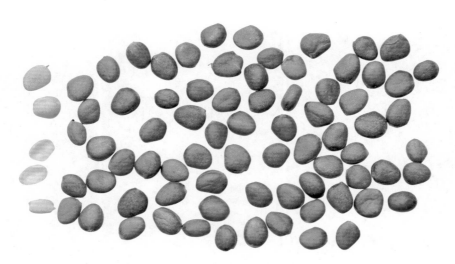

莱菔子药材

明代有一首名方三子养亲汤。三子是三种植物的种子：莱菔子、苏子和白芥子。这个小方子常用于老年人食积咳嗽痰多。使用此方时，用法也很特殊，用一个小布包包煎，趁热慢慢喝下。

与萝卜有关的还有一种药材，地骷髅。它是开花、结籽以后干瘪的老萝卜根。和一般的萝卜相比，也有其独特的疗效，可行气消积，化痰，解渴，利水消肿。

萝卜的种类

萝卜的种类很多，常常让人眼花缭乱。《本草纲目》记载，莱菔其根有红、白二色，其状有长、圆二类。现在市场上的萝卜大致分了五类，白萝卜、红萝卜（卞萝卜）、小红萝卜、心里美（水萝卜）、青萝卜。他们是同一种萝卜 *Raphanus sativus* L. 下的几个变种。

白萝卜，在所有萝卜中长得最大，所以人们都叫它大白萝卜。在日本，大白萝卜汉字写出来是"大根"两个字。这个名字其实在我国古代文献中出现过。白萝卜的菜品不胜枚举，生白萝卜可以当菜码，切成丝拌面，还可以

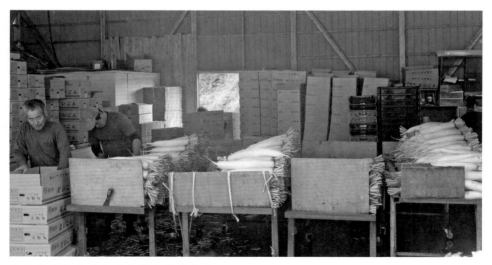

日本生产的白萝卜（大根）装箱上市

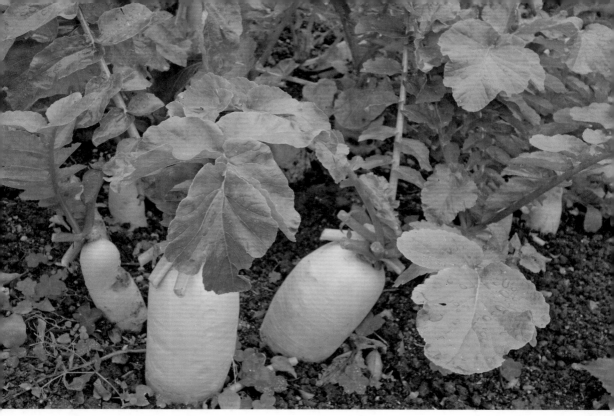

白萝卜原植物

腌成咸菜、做泡菜。在冬季吃羊肉可以驱寒，暖胃，补气养血。羊肉吃多了容易上火，和白萝卜一起炖就能达到化痰泻火、解油腻的效果。

红萝卜，也叫卞萝卜，红彤彤的特别喜庆。年画中常有拔红萝卜的题材。这种萝卜好看归好看，但生吃不太好吃，一般做汤较多，如羊肉氽丸子汤。红萝卜最好的品种也叫"大红袍"。

小红萝卜，生吃口感佳，可凉拌、拌面条。小红萝卜一般都是带着萝卜缨，扎成一把一把地卖。它的萝卜缨子苦中带甜，蘸黄酱吃，美味且开胃去火。

小红萝卜的栽培变种珍珠萝卜，又叫樱桃萝卜。圆滚滚的樱桃萝卜外形更小巧，外皮呈亮粉红色，内部呈白色，也是生食十分爽口的萝卜。

水萝卜，别名心里美，最适合生吃，甜脆爽口。其实水萝卜外皮是绿色的，心是粉红色的，所以才叫心里美。也有一句不上台面的话"吃萝卜赛

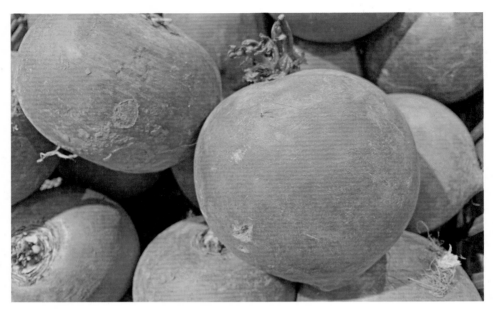

红萝卜原植物

梨，打嗝儿赛屁"。话说出来不太文雅，但偏偏形容得恰如其分。人们喜欢吃的凉拌萝卜皮，就是水萝卜皮，也有利尿、消食、解酒的作用。

　　青萝卜，又叫卫青萝卜，因天津卫的青萝卜特别出名而得来。这种萝卜就像苹果一样有后熟期，从地里刨出来以后最好放一段时间再吃。青萝卜最甜的是中上段，"赛梨不辣"。青萝卜从里到外都是绿的，新鲜的往地上一摔，断面整整齐齐，青脆多汁。它的纤维素可以促进胃肠蠕动，具有一定的健脾生津的作用。在冬天它还是优良的饲料。我当年在良种繁殖场下乡劳动时，就是用青萝卜掺着其

切开的心里美萝卜

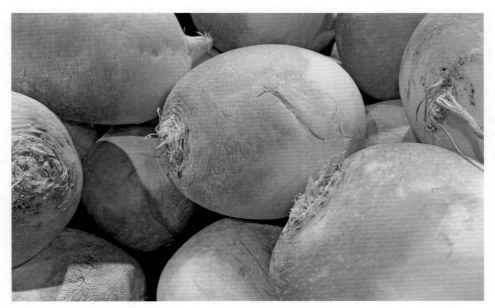

市售心里美萝卜

他饲料喂养大型牲畜的。

上述各种萝卜，口感上虽有不同，但在临床功效上大同小异。

外来萝卜

胡萝卜 *Daucus carota var. sativa* Hoffm. 是外来的品种，因为和白萝卜一样长在地下，才叫作胡萝卜，植物分类学方面却和白萝卜相去甚远。胡萝卜来自伞形科，白萝卜等萝卜是十字花科的。日文中的胡萝卜写作"人参"两个字。对于五加科的药材人参，日文写作"药用人参"。

真正外来的白萝卜的亲戚，有前几年市场上一度流行的玛卡 *Lepidium meyenii* Walp.，也是十字花科的植物，原产自南美洲安第斯山脉，被称为"南美人参"。

在我看来，玛卡才是名副其实的"胡萝卜"，且为"高山萝卜"。一开始有些人盲目购入大量玛卡，造成其价格被哄抬，后来消费者慢慢理性地认

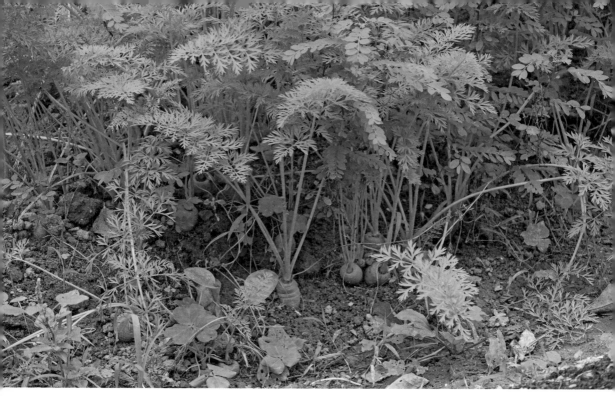

胡萝卜原植物

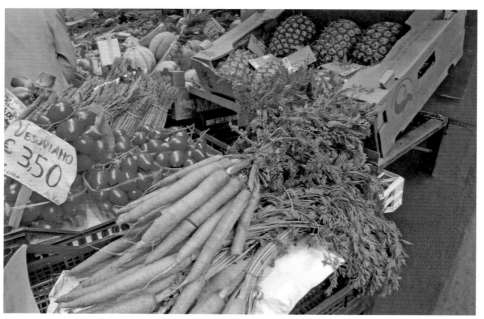

意大利市场上售卖的胡萝卜

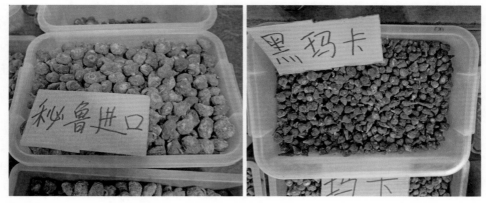

市售玛卡

识了玛卡，其价格一落千丈。玛卡不是没有用，而是要合理使用，传统天然药物的使用不可追时髦。

> 从神农时代开始，中国人的祖先经过不断的实践，筛选出了适合中国人体质的当家菜。萝卜味道寡淡，但在人们的饮食结构中属于老少咸宜之品。特别是在大鱼大肉摄入过多、都市病频发的今天，人们更需要萝卜、白菜这样的蔬菜帮助调理肠胃。

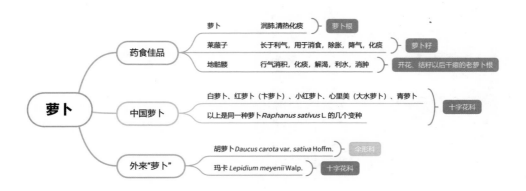

冬瓜与南瓜
——清利温补两瓜菜

冬瓜 *Benincasa hispida* (Thunb.) Cogn. 与南瓜 *Cucurbita moschata* (Duch. ex Lam.) Duch. ex Poiret 都是葫芦科的瓜菜。冬瓜是中国土生土长的蔬菜，在古代的本草著作当中早有记载，南瓜则是外来的。

疑是瓜上霜

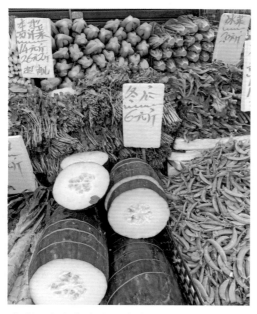

香港早市上售卖的黑皮冬瓜

冬瓜是夏天常吃的菜。冬瓜的产量高，个头也大，有的可以长到几千克至十几千克重，大冬瓜的称呼就叫开了。现在冬瓜通常都是切开来零卖的。

冬瓜外观平平无奇，可它是中医药王国的元老，早在《神农本草经》中已有了冬瓜的记载，并列为上品。

冬瓜夏天产，缘何得名冬瓜呢？李时珍在《本草纲目》中有记载，冬瓜成熟的时候，瓜皮表面会有一层白粉状蜡质层，像在

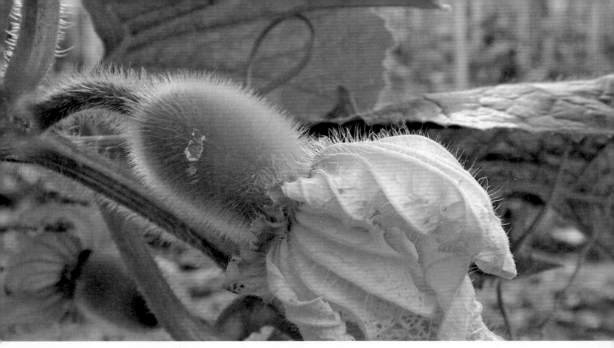

刚结出的毛茸茸的小冬瓜，还顶着花

严冬时挂上了白霜，疑是瓜上霜，因此为"冬瓜"。

　　不过，不是所有的冬瓜都有白霜，有一次我在香港的早市买菜，问一个摊主，您这西瓜怎么卖呀？老板听了笑得前仰后合，他说，这是冬瓜。原来，南方有一种黑皮冬瓜，黑绿色的外皮又光又亮，不带一点白霜，像个大西瓜。

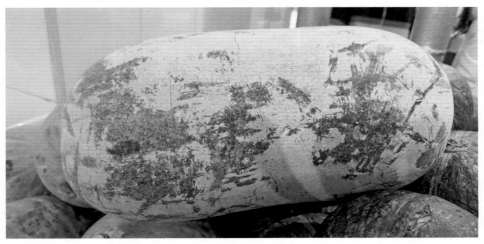

裹满白霜的大冬瓜

广东有一道名菜：冬瓜盅，需要用整个的黑皮小冬瓜做容器，在顶部开个口，把冬瓜瓤、冬瓜子都去掉，再将炖煮的食材放入其中。

清火利水大冬瓜

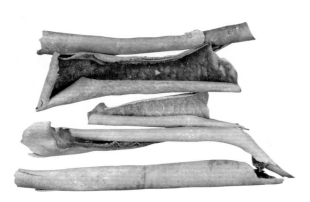

冬瓜皮药材

《本草纲目》记载，冬瓜味甘，微寒，无毒。冬瓜能清火，"欲得体瘦轻健者，则可长食之"。冬瓜适合在炎热的夏季食用，清炒、红烧、煲汤，任君挑选。广东凉茶中有一种冬瓜茶，是十分常见的清凉解暑饮料，既能消暑开胃，又可利水渗湿。

冬瓜味道清淡，可以和多种食材搭配。蜜饯冬瓜条、冬瓜馅的各式小饼、冬蓉月饼、凤梨酥，各种冬瓜小点心广受欢迎。

冬瓜子，又叫冬瓜仁，是临床常用的一味良药。冬瓜子可以利湿排脓，在治疗内痈的方剂当中经常出现。中医治疗肠痈的大黄牡丹汤和治疗肺痈的千金苇茎汤都用到了冬瓜子。肠痈、肺痈指的是现代医学中的阑尾炎和肺脓肿。

此外，冬瓜皮也能入药，有利水消肿的作用，它这方面的作用比冬瓜肉还强。北京人吃冬瓜时多做热炒菜或配丸子汤，一般会刮去外皮。到小暑大暑节气的时候，广东人多饮冬瓜海带汤、冬瓜薏米汤，可以解热消暑，一般不会去皮。

丰富多彩大南瓜

南瓜在世界范围内分布很广，南瓜的造型格外讨喜，紫砂壶有一种经典款式就是南瓜壶。

南瓜大致有两种类型，一种水分多质地较软，另一种质地较坚实。

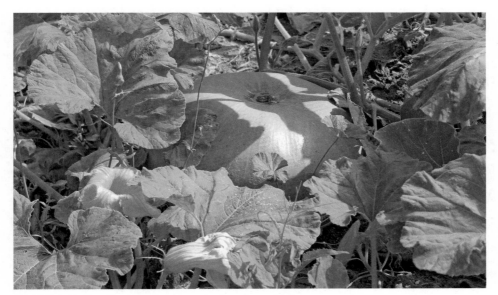

南瓜原植物

有人开玩笑，拿一块砖头去砸南瓜，可能砖头裂了南瓜还完好无缺。

日本的南瓜以及新西兰的南瓜都属于质地坚实的品种。有多坚实，我也是到了新西兰才有了切实体会。

那一次在新西兰，我爱人在一家超市买了四分之一块南瓜花了 10 元钱，我在同一家店买了一整个大南瓜才花了 8 元。我还以为标错了价，等到切的时候我发现，用普通的刀根本就切不动整个的南瓜。我抱着大南瓜到室外，找到一块花岗岩，铆足了力气把大南瓜往石头上一摔，终于砸开了。这种南瓜别看质地很硬，熟了以后十分绵软，适合蒸食、熬粥，而且不用刮皮。

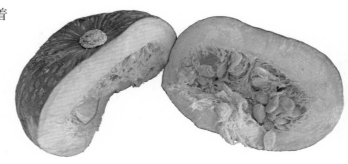

质地坚实的南瓜

南瓜温补

南瓜在明代时才传入中国，李时珍第一次把南瓜收录到本草书籍当中。《本草纲目》记载："南瓜种出南番。"因为是外来的，所以有时候也称南瓜为倭瓜。

李时珍详细描述了南瓜的形态，南瓜蔓生，每个茎节上都能长出不定根。藤茎中空，叶子很大，大如荷叶，状似蜀葵，开类似西瓜花的黄花，果实类圆形，表面有棱。一根藤上可结出几十个大南瓜，南瓜确实好种、好长、高产。

南瓜可以匍匐在地面上生长，也可以依附别的植物，攀爬到棚架上生长。自家房前屋后都可以种南瓜。

随着农业种植技术的不断发展，现在的南瓜多种多样，有的很大，有的很小。每年国际上都会有大南瓜竞赛，南瓜王的称重纪录屡被刷新，一颗南瓜已经超过了 1000 千克。

还有的越种越小，板栗南瓜瓜皮是墨绿色的，一只手就能握住整个瓜，味道也像板栗一样特别甜。这种小南瓜可以长期摆放观赏，甚至成了一种文玩南瓜。

南瓜是温补的。南瓜可以食用的部位不只有果肉。南瓜幼嫩的茎叶和花也可以食用，炒着吃、凉拌吃，味道都很不错。把南瓜子晒干后炒熟，可以和葵花籽一样当小吃。南瓜子也是传统的驱虫药，在治疗绦虫、蛔虫方面具有良好的功效。

悬壶济世

葫芦科的"科长"当之无愧是葫芦。葫芦的谐音就是福和禄，葫芦是吉祥的象征。《本草纲目》第 28 卷收载了葫芦，书中还描述了葫芦的不同形态。葫芦既可做菜，又可做药。

在中医药的王国里，葫芦还起着标志物的作用。《后汉书·方术列

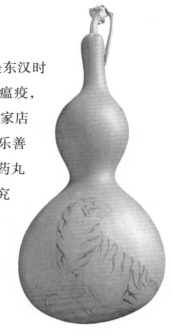

传·费长房》中记载了这样一个传说。费长房是东汉时一个很出名的道士，且擅长医术。有一年流行瘟疫，民不聊生。一天，一位老人来到他们镇上，在一家店铺门前挂起了一个大葫芦。这位老人医术高明，乐善好施，凡有人来求医，他就会从葫芦里取出一粒药丸给患者，患者吃了立刻见效。但他的葫芦里面究竟卖的什么药，却高深莫测。费长房是个有心之人，他觉得这位老翁不是等闲之辈，或许不是凡人。他发现，每天晚上等街上的人都走光了之后，老翁就变成一个小人，跳入葫芦中睡觉。后来人们称这位老人为壶翁。费长房拜壶翁为师，学习医术，最终也成了一位名医。

烙绘老虎图案的葫芦工艺品

葫芦在我国古代也称为壶，后来成了药铺的招牌。悬壶济世也成了人们对医生的赞美之词，颂扬救死扶伤的高尚医德。

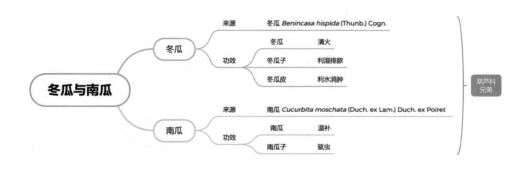

大小茴香
—— 作料驱寒肠胃康

∽ 八角茴香 ∽

八角茴香，在食用香料中很常见，又叫大茴香。北京人叫它大料。八角茴香的药用部位是果实，一种聚合的蓇葖果，向四周辐射形成八个角，故而得名，常简称八角。

八角茴香味道浑厚，炒菜做饭尤其是炖肉时必不可少。记得在我小时候，20世纪60年代困难时期，到过年才能吃上一次炖肉，才能隆重地请出

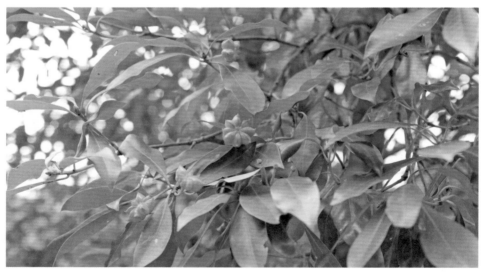

八角茴香果实

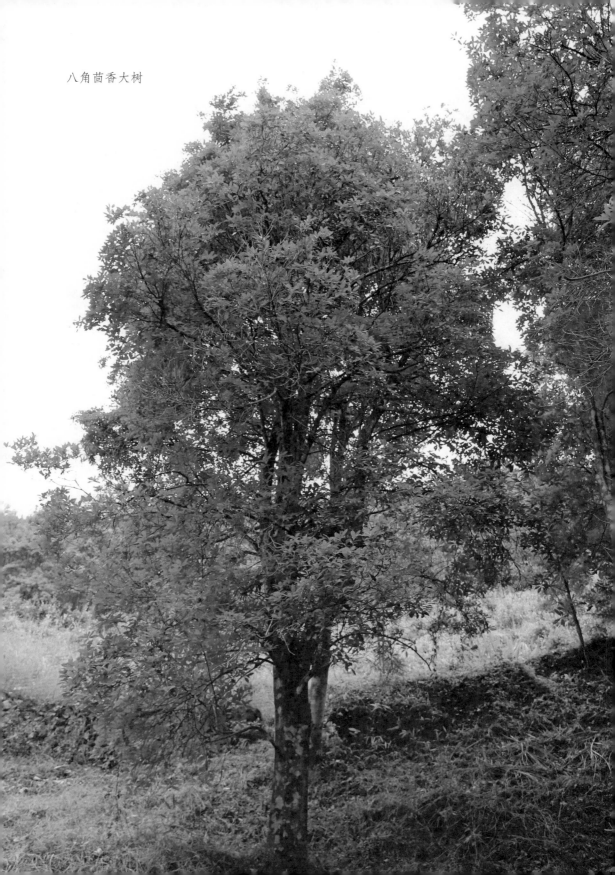

八角茴香大树

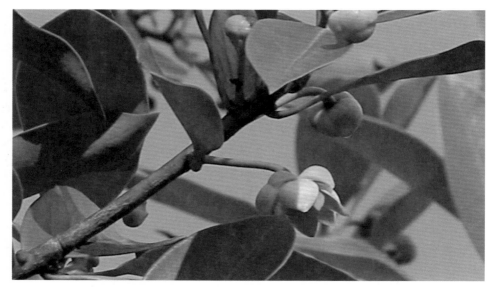

八角茴香花，像是缩小版的玉兰花

八角茴香。它是新年期间的限定商品，凭副食本定量购买，在北京以户为单位，一家只能买一小包，只有50克，用的时候要省着，特别珍贵。

生活中还有一种常见的调味料五香粉，用料组成其实是花椒、肉桂、丁香、八角茴香和小茴香。

大、小茴香在《本草纲目》里都有记载，但李时珍把大茴香和小茴香列在了一个条目中。大茴香和小茴香的气味、功效比较类似，临床应用也基本相同，都属于温里药。

在该项的集解里，李时珍引用了苏颂对八角茴香的记载：今交广诸番及近郡皆有之入药，多用番舶者或云不及近处者有力。可见，八角茴香原本是一个外来药，由船舶运载而来。但后来发现，中国本土也有八角茴香，而且质量上佳。

在《本草纲目》中，李时珍写到八角茴香"北人得之，咀嚼荐酒"。八角可以做下酒菜，鲁迅先生那篇著名的《孔乙己》中提到了茴香豆，一直是一道招牌小吃，做法就是用八角茴香煮蚕豆。

从20世纪80年代初，我做硕士研究生时就开始研究木兰科植物，对木兰科的情感较深。八角茴香的花就像缩小版的玉兰花。按照传统的植物分类恩格勒系统，八角茴香属于木兰科。现在的植物分类学家认为它属于八角茴香科植物八角 *Illicium verum* Hook. f. 的果实，也有的学者认为它属于五味子科。八角茴香也是桂药的代表之一。我在广西体验过采摘八角茴香，可以直接从高大的八角茴香树上采下，香气强烈。

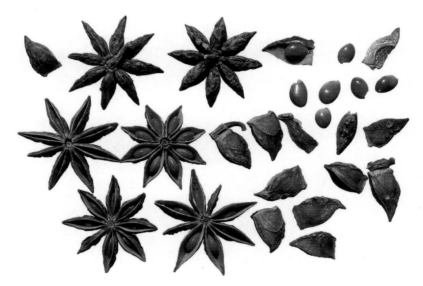

八角茴香药材

八角与特敏福

2005 年，禽流感流行时，瑞士的罗氏制药公司研制出了一种新药特敏福（Tamiflu），也叫作达菲，是治疗人感染禽流感的特效药物。有记者采访问过我特敏福与中药有没有关系。我的回答是，莽草酸是制造特敏福的起始化合物，而这种成分就是从中药八角茴香中提取出来的，莽草酸的化学结构经进一步改造后，最终制成了这个新药。

从八角茴香中提取含有茴香脑的精油，也是制作各种芳香剂的原料。现在世界上的茴香油制品，主要出自八角茴香，其中约有 80% 来自中国广西。

大小茴香——作料驱寒肠胃康 **73**

八角与莽草

莽草 *Illicium anisatum* L. 是八角茴香的一个近缘种，其干燥成熟果实与八角茴香十分相似，名称与莽草酸仅一字之差。它也是木本植物，植株不如八角茴香高大，比较低矮，所以被称为莽草。莽草价格便宜，但是毒性不小。正是因为莽草和八角茴香的果实长得非常像，莽草经常被不良商贩充作八角茴香混入其中，造成误食莽草而中毒的情况。

莽草早在《神农本草经》中就有记载，但药用部位是叶子，并不是果实，且有一定的毒性，可以"杀鱼虫"，民间用来毒鱼、毒老鼠。

莽草也可以作为洗浴剂外用。广西瑶药的外用洗浴剂用到了很多民间草药，其中就有用莽草叶的，但它不可内服。

在一次美国药典委员组织的研讨会上，有外国同行专家问了我关于八角茴香 Anise 的问题。它的英文名源自拉丁学名 *anisatum*。一般情况下 Anise 就是中药的八角茴香，但如果前面加上 Chinese 和 Japanese，意思就完全不一样了。Chinese anise 是八角茴香，Japanese anise 是莽草。

要区分八角茴香和莽草，最直观的方法就是数有多少瓣，超过 8 个的一

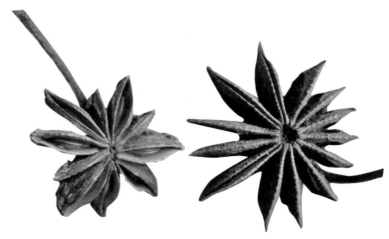

八角（左）和莽草（右）

定要警惕。八角茴香一般为 8 瓣，顶端呈鸟嘴状，比较钝，果皮也比较厚，种子外露，又光又亮像小精灵的眼睛。口尝味甘甜，有强烈而特殊的香气。莽草的果实一般多于 9 瓣，多为 11～13 瓣，顶端呈较尖的鸟喙状，向后弯曲，果皮较薄，若取一点口尝会有麻舌感。

小茴香

小茴香又简称茴香，来源于伞形科的草本植物茴香 *Foeniculum vulgare* Mill.。它的果实就是常用的调料小茴香，它幼嫩的茎叶可以食用，其果实可以药用。

小茴香果实的味道也是香气扑鼻，五香瓜子的香味主要就靠小茴香。

小茴香是一种常用中药，辛温无毒，具有散寒止痛，理气和胃的功效，可以治寒疝腹痛。无论是治实证的天台乌药散还是治虚证的暖肝煎，两首治疗寒疝腹痛的名方中都有小茴香。

小茴香在古时候曾被称为蘹香，又称回香，意指能够把失去的香气找回来。《本草纲目》里记载如果肉不新鲜了，煮肉时加入小茴香，香味就出来了。

北京的美食里少不了茴香，我从小爱吃茴香，尤其是新鲜的嫩茴香茎叶。茴香馅儿做起来省事，做法和韭菜一样，几刀切碎就可以和馅了。鲜嫩的茴香散发着独特的香气，和猪肉搭配起来，味鲜多汁。冬天里吃茴香馅儿的饺子，可以固护阳气，发散风寒。

2018 年，我去美国大西部实地考察一座淘金时代华人开拓者的中医药博物馆，在同一时间王德群教授从地球另一端的澳大利亚墨尔本发来了一条信息。他在那里也见到了一个百多年前大淘金时代在澳华人开办的中医诊所和药房。更有意思的是，当年华人带去的小茴香依旧保存在诊所的百子柜里。华人先驱在户外栽种的小茴香仍在茁壮成长，一代传一代，生生不息。这真是业承一祖，道传八方，南北半球遥相呼应。哪里有华人，哪里就有中医药。

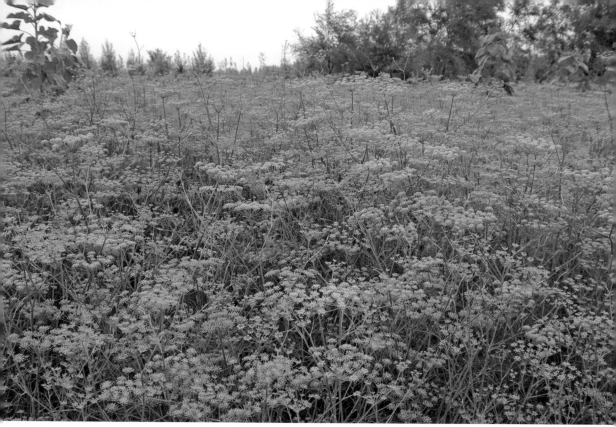

小茴香原植物

孜然

孜然跟小茴香非常相近。孜然名字不是中原词汇。它和小茴香一样，也是外来的。

孜然和小茴香都来自伞形科，果实都是双悬果。孜然是植物孜然芹 *Cuminum cyminum* L. 的果实。

孜然也称阿拉伯茴香或安息茴香，外形比小茴香要小一些。小茴香颜色偏绿，气味芳香，微微发甜；而孜然细长，颜色偏黄，气味辛而浓烈。

出自厨房的药往往芳香辛温，功效和肠胃相关。现在各种牛羊肉美食都以孜然为主要佐料。孜然的口感比较温和，不太刺激，不仅能解腻、除牛羊膻气，还能顺便散寒止痛，调理肠胃。

除了中国以外，印度也钟爱孜然。孜然是印度咖喱的主要原料之一。印度可能是世界上最大的孜然生产国和消费国，出产了全球约 70% 的孜然，印度人自己能消耗其中的 90%。

> 世界上高等植物有 30 万种，他们的英文俗名有 160 万～170 万个，相当于平均每种植物有 5～6 个别称。无论是中文名，还是英文名，都不是国际通用名。国际通用认可的植物学名只有拉丁学名，以拉丁文命名才能做到一物一名。正如我的老师谢宗万教授所期望的："药不重名惠万家。"

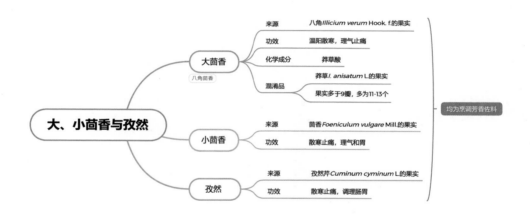

芋之家族
——佛焰苞下众芋生

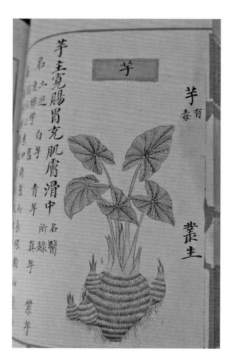

芋（摘自《本草品汇精要》罗马本）

<hr>

芋头的食用

　　芋头来自天南星科芋属植物芋 *Colocasia esculenta* (L.) Schott.。可以食用的芋头遍布大江南北，算得上是地球上最古老的农作物之一，据史料记载，芋头最早产于我国南方的沼泽地带。

　　我国栽培芋头的历史很久远，公元前4世纪战国时期的《管子》已记载了种植芋头的方法。到了唐宋时期，栽培芋头在南方已经相当普遍了，北方也出现了芋头，多变的环境造就了芋头丰富多样的品种、类型。秋天是芋头成熟和收获的最佳季节。芋头不仅口感好，还有一股淡淡的清香，营养丰富，老少皆宜。

　　《说文解字》记载："芋，大叶实根，骇人，谓之为芋也。"唐代《新修本草》中提到了六种芋头，李时珍概括道："芋属虽多，有水、旱二种。"

　　生长在南方的芋头品种多为大芋

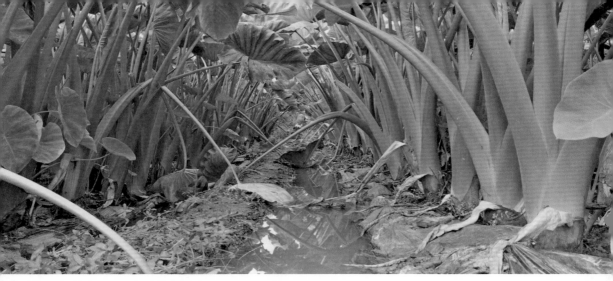

广西荔浦芋头种植地，荔浦芋排列整齐

头，魁芋，其子芋小，母芋很大，呈纺锤状，著名的品种有广西的荔浦芋头、广东的张溪香芋。电视连续剧《宰相刘罗锅》里刘墉刘罗锅捧着大芋头的情景曾经给许多人留下了印象，无形之中为荔浦芋头做了广告。其实江苏、浙江等地的芋头也是相当有名的。

　　这种芋肉黏液少，淀粉含量高，偏粉质，口感松软，具有非常浓郁的香味。由于味道极香，南方常称之为香芋，切开可见紫白相间的纹路如槟榔纹，又被称为槟榔芋。

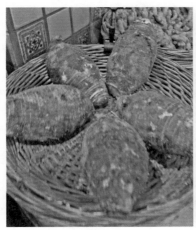

市售荔浦芋头

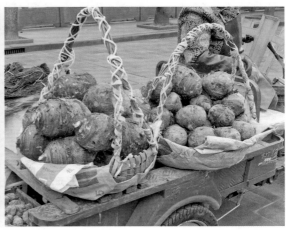

新上市的宁波香芋

大魁芋可以当主食吃，也多与肉类搭配，二者的味道相合又更增层次感。香芋扣肉、香芋焖鹅很受欢迎。

现在华北和华中地区种植的芋头基本是多子芋，也就是小芋头。这个品种的母芋根茎旁会生出很多小子芋。子芋能将母芋营养吸走而长得肥大，食用部分就是子芋，块状茎，煮熟后质地黏滑，皮也容易剥除。小芋头蒸食口感黏滑，再蘸上一点白糖，更加甜糯。

芋头的药用

无论是小芋头还是大芋头，都是营养丰富，又具有重要药用价值的植物。

唐代《新修本草》对芋头的功效做了详细记载，主宽肠胃，充肌肤，滑中。李时珍在《本草纲目》里记载了芋头的更多功效，外用可以治疗蛇虫咬伤。蛇虫咬伤在古代是多发病，现在，用芋叶和茎外敷可缓解蜜蜂蜇伤引起的不适。

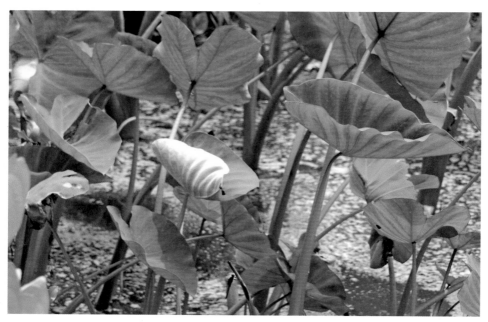

芋原植物

李时珍在【发明】项下引用了沈括《梦溪笔谈》中的一段记载。有一只大蜘蛛被蜂蜇了，掉到地上，腹胀欲裂。只见这只蜘蛛慢慢地爬进了草丛当中，把芋头叶柄咬破，让自己的伤口贴在叶柄的创面上，过了一会儿，蜘蛛腹部就平复如初了。

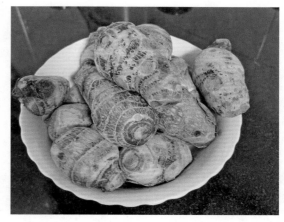
小芋头

根据故事中的描述，遇到蜜蜂蜇伤的情况，把芋头茎和叶捣烂外敷可有效缓解。《本草纲目》中记录了一些受动物行为启发的功能，有的或许值得参考和进一步发掘研究。

在处理芋头时，接触到芋头的黏液可能会令人皮肤发痒、发红，这和处理山药外皮一样，戴上橡胶手套隔绝防护则可避免。如果已经手痒的话，可以赶快用热水冲洗双手，缓解瘙痒。芋头中有一种糖蛋白凝集素是导致瘙痒的主要成分，这种成分不耐高温，加热可破坏。如果吃到没有熟透的芋头，可能会有少许麻舌感，所以芋头一定要煮熟了再吃。

魔芋即蒟蒻

魔芋又叫鬼芋，《本草纲目》记载其名叫蒟蒻（jǔ ruò）。

日本有个街头平民小吃，关东煮，这些年也引入了中国。由于便捷，关东煮已经成为很多中国人喜爱的日常小吃了，魔芋丝和昆布都是常见煮食品种，都很有嚼头。在日本，魔芋仍称为蒟蒻，虽然好像魔芋总与日本菜联系在一起，其实魔芋的故乡是中国。

魔芋的"蒟蒻"之名最早收载在宋朝的《开宝本草》中，两个字都是草字头，蒻为强壮之意，说明蒟蒻非常有弹性。

魔芋原产于中国和东南亚地区，古时候中国西南各省早有制作和食用

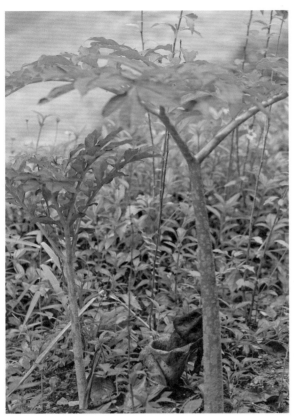

魔芋原植物

魔芋的历史。《本草纲目》里记载，魔芋出蜀中，也就是四川。20世纪80年代初，我第一次到峨眉山采药，在山上海拔2000米左右的草药摊上，看到小贩在售卖一种"峨眉山雪魔芋"，表面看上去像冻豆腐状的加工品。峨眉山夜里寒冷，白天常有日照，利用这种气候，晚上一冻，白天再晒，就形成了多孔的魔芋块，属于峨眉山的山珍之一。

魔芋植物茎叶繁茂、挺拔直立，正像李时珍描述的，与南星相似，但多斑点，魔芋的带花斑的"茎"像野战部队的迷彩服。魔芋真正的茎埋藏在地下，呈扁圆形，肥厚肉质，根大如碗，就是食用的部分，一般要3～4年才能收获。

魔芋好吃，但制作上有点麻烦。李时珍在《本草纲目》当中有详细的记载。先把魔芋块茎切块并磨成浆，水洗后加入草木灰等碱液，才能使之定形。

另外，魔芋的功效是化痰散积，行瘀消肿。现代研究表明，魔芋块茎中的淀粉含量比较少，主要成分是魔芋甘露聚糖。这种成分在人体肠道中几乎不会被消化，能促进肠道蠕动。现在市场上用魔芋做的面食、饮品越来越丰富，很多人把它用于减肥食物中，既有饱腹感，又限制了热量摄入。

野芋与海芋

天南星科中的很多植物是有毒的。有一种特别显眼的植物，海芋。天南星科海芋属植物海芋 *Alocasia odora* (Roxb.) K. Koch，叶子特别大，是常见的观赏植物，药名又叫广东狼毒。

海芋喜欢生长在温润、潮湿的地方，海是形容叶子很大。其花为肉穗花序，外面有一片宽大的绿色的佛焰苞，张开后像观音的莲座，水滴可沿着宽阔的叶片往下滴，海芋还有个别名叫滴水观音。

海芋的块茎中有一种皂毒苷（Sapotoxin）毒素，如果误食会造成心脏麻痹。所以海芋只可远观，不可碰更不能吃。《本草纲目》记载野芋大毒，不可啖之。小者为野芋，大者为天荷，俗名海芋。野芋个头小，毒性大。

另一种芋，天南星科芋属植物野芋 *Colocasia antiquorum* Schott，其块茎毒性也很大。

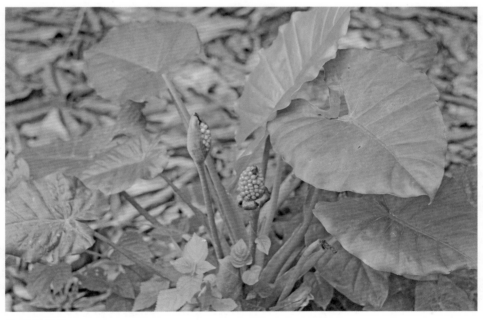

海芋原植物

海芋和野芋的根茎和可食用的芋头外观十分相似，每年都有因误食这类芋而中毒的事件发生。

芋头、魔芋和海芋都是天南星科的植物。而甜点中常见的紫色香芋，其实是薯蓣科植物参薯 *Dioscorea alata* L.，它和山药更为近缘。

> 芋头、魔芋、海芋都是来自天南星科的植物，这类植物的叶子特别水灵，花朵有着漂亮的佛焰苞，格外引人注目。有的鲜美可食，有的有毒应敬而远之，即使"同门"间药性也千差万别，不得不明察，不得不谨慎。

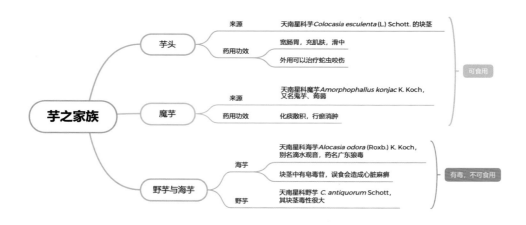

咸菜
——小菜亦可登殿堂

～ 炮制与腌咸菜 ～

中药炮制是中药的一大特点，在炮制过程中使用的辅料，离不开酒、醋、盐、姜、蜜、油。盐在中药炮制当中和中华烹调技艺中都是重要的元素，而腌制食物就是其主要用途之一，说到底腌咸菜也算是一种炮制。

李时珍也将腌制咸菜记载在《本草纲目》中。甘蓝、韭菜、芥菜、蔓菁、大蒜、黄花菜、橘子、橙子、水菖蒲根等都可以做咸菜。有的咸菜需要腌制比较长的时间，叫作老腌儿，可以腌上几年。快速腌制成的爆腌儿，腌一个晚上就可以。

人们最初做咸菜的目的主要是为了储藏。

饭店里的大师傅纵然掌握煎、炒、烹、炸、焖、熘、熬、炖各项技艺，但巧妇难为无米之炊。在物资匮乏的年代，没有温室大棚等技术，交通运输又不方便，从当年 11 月到转年的 4 月青黄不接，北方人寒冬的餐桌上就靠白菜、萝卜和咸菜下饭了。不过穷有穷的讲究，很多讲究都是因陋就简而来的。前人能将单调的咸菜做出百变的花样，一碟碟的小咸菜为寡淡无味的主食增色，令人食欲大增。咸菜可以直接从咸菜坛子里捞出来吃，也可以加热吃，吃法多种多样，或炒或炖，因个人喜好而异。

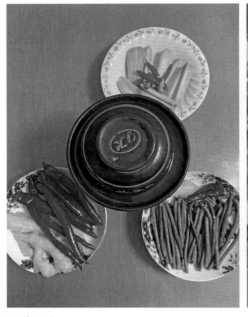
泡菜组合

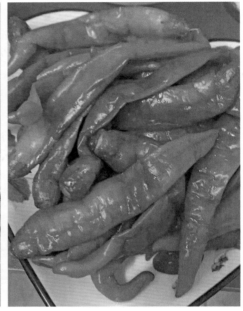
泡椒

种类繁多的咸菜

咸菜体现着中华传统文化的内在魅力。它最接地气，最大众化，就像喝大碗茶一样。现在咸菜能上飞机了，很多国内和国际的航班上会提供榨菜。我在海外长途旅行的时候，最想吃一口咸菜，旅行箱里总是带点咸菜。

中国各地的菜肴风格、各地人的口味各不相同。广义的咸菜包括腌菜、泡菜和酱菜，狭义而言，仅指腌菜。

我的家乡北京，有几家出名的酱菜园子老字号，也有新创的酱菜品牌。现在的产品花样繁多，有生食、有熟食，八宝菜、水疙瘩、酱黄瓜、糖蒜也是应有尽有。

无论在南方还是在北方，人们都腌雪里蕻。雪里蕻是十字花科一种芥菜的变种。蔬菜芥菜的地上和地下部分都可以吃。雪里蕻食用的是地上的叶子。名菜梅菜扣肉，梅菜的原材料其实就是雪里蕻。

大头菜是芥菜地下的根，腌制以后是咸菜水疙瘩。北京的水疙瘩、天津的津冬菜、保定的春不老都是大头菜，只是各地叫法不同。

榨菜的原料也是一种芥菜。榨菜既可开胃，又能化痰，药食两用最受欢迎。坐落在长江边的涪陵被很多人认识都是从榨菜开始的，涪陵榨菜远近驰名。

扬州的酱菜、上海的肉丝小咸菜、云南曲靖的韭菜花、福建的黄萝卜、潮汕的橄榄菜、延边的桔梗泡菜，种种小咸菜都随着华人的脚步行至天南海北，享誉中外。

我认识的很多四川朋友出川到外地学习工作时，能带的话一定会带一小瓶泡菜老汤。不论走到哪儿，安身之后马上开始动手做泡菜。泡菜老汤里含大量的益生菌，世代相传，生生不息。很多人认为川菜的精髓是郫县豆瓣酱。四川朋友们告诉我，四川泡菜里的泡椒和泡姜是川菜精髓的另外半壁江山。

1983年，当时还未与我结婚的爱人到四川成都去进修。四川之行让她学会了做四川泡菜，也为爱情加了分。转眼间快40年过去了，当年的女朋友早就成了一家人，泡菜也成了我们家餐桌上的一员，与我们日日相伴。

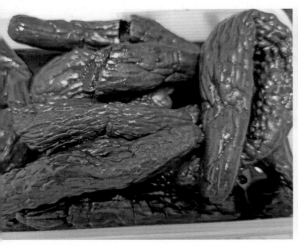

酱黄瓜

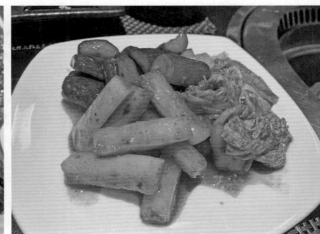

泡菜

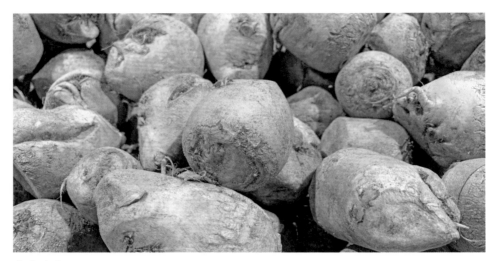

芥菜疙瘩

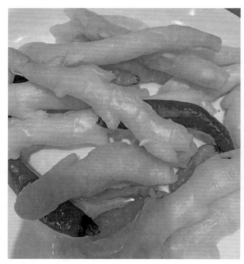

泡姜

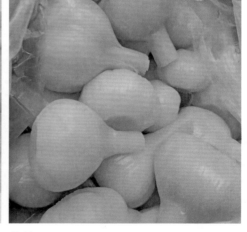

糖蒜

咸菜汁的学问

　　从中药的专业角度来看，用泡菜汤保存药用植物的浸制标本是一种可行的好方法。无论红色或者绿色，基本上都可以保持颜色不退，泡菜法可谓一绝。

中医治病八法，汗、吐、下、和、温、清、消、补。发汗和催吐是古代中医祛邪的两大途径。金元四大家之一的张从正，擅长用吐法治疗各种疑难杂症。他常用齑汁来治疗痰多、头痛、昏厥等病症。齑汁实是咸菜汁的一种，也是一味中药，味酸、性寒，主要用来催吐。

我读研究生期间上过全国词学会会长周笃文教授的医古文课，周老师曾经任职北中医医古文教研室主任。他是一位才高八斗、风度翩翩的大学者，每次上课都会先讲一段小故事。有一回，时值三伏天，他一面扇着折扇，一面讲起他的亲身经历。

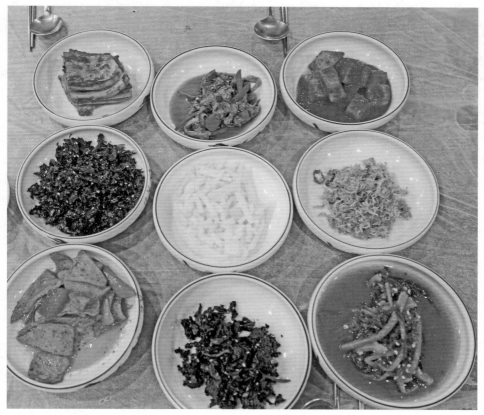

韩国什锦小菜

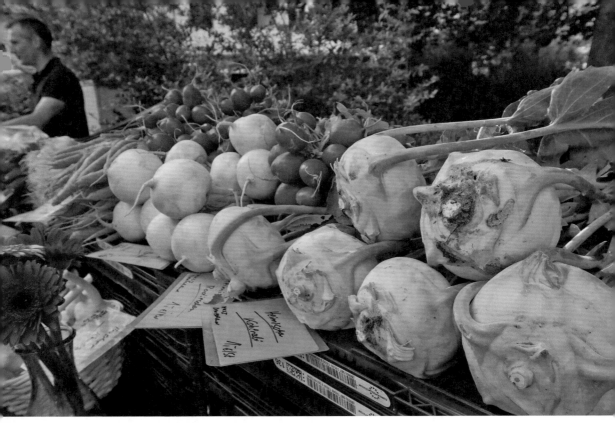

意大利市场上的蔓菁疙瘩

　　周老师有一年盛夏回湖南老家，酷热难当中暑了。家里人拿来了一碗泡菜汤给他灌下去，一阵呕吐之后，立刻暑气全消，恢复正常。吐法是中医重要的治法。这个小故事，让我加深了对中医特色吐法的理解，也记住了泡菜汤。

　　后来我在学习《本草纲目》时，特别留意到了咸菜汁里的学问。《本草纲目》水部新增加了一个条目，虀水。李时珍说："此乃作黄虀菜水也。"所谓虀并不是特指某种植物，虀意思是捣碎的姜、蒜、韭菜等。

　　在李时珍之后，有两位著名药学家都提到了咸菜汁。一位是缪希雍，他说道："治肺痈，用百年芥菜卤。"还有一位倪朱谟，他在《本草汇言》的白芥子条目下也提到了虀菜汁，并且感叹道："此真仙方也。"

　　前几年一部中医主题电视剧当中有这样一个场景，有人在常州天宁寺院中腌菜坛子里发现一种功效等同青霉素的神药，为了不让日寇得到秘方，索性就把盛有芥菜水的大坛子一个个都砸毁了。这段故事并非凭空杜撰，陈年芥菜卤的传奇取材于以上本草史料记载。

工欲善其事，必先利其器。喝茶讲究一把好壶，腌咸菜的咸菜缸也有讲究。容器透气性要好，肚囊要大，开口要小。坛子开口设计非常巧妙，口沿有一圈水槽，盖上盖子后以水隔绝空气，内部发酵产生的气体可以排出来，但外面的杂菌微生物不能入内。

～∽ 小小甘露 ∽～

《本草纲目》中新记录了一种中药，草石蚕。

草石蚕又叫甘露，别名宝塔菜、地蚕、螺丝菜等，来源于唇形科植物草石蚕 *Stachys sieboldii* Miquel，为一种"横走的"根状茎。现在全国各地都有栽种。从植物学角度看，草石蚕的地上部分和同科的荆芥有些相像。

它的几个别名都和它的外形或味道有关，称为甘露是因为它的味道有甘露般的清甜。称为石蚕、地蚕是因为它的根茎，呈一节一节的白色念珠状，类似蚕形。药材市场上有人用它冒充冬虫夏草。其实，草石蚕跟雪域高原出产的冬虫夏草没有任何关系，外形差距也很大，功效更不能相互替代。

从中医的角度来看，草石蚕味甘，性平，无毒，能养阴润肺，功效和百合类似，但不宜生吃或多吃。秋天大量收获的时候，一时吃不完，正好腌起来。北京六必居有一种甜酱八宝菜，实际是一种什锦酱菜，其中的甘露是主打。

生活无处不中医，小咸菜可开胃、消食，吃多了油腻大餐，吃点儿咸菜可利口。

咸菜是最简单的药食两用之品，不仅中国人爱，日本人、朝鲜人、欧美人也喜欢，但是就种类丰富程度而言，中华咸菜独占鳌头。

凡事有利就有弊，咸菜的优点在于咸，它的缺点可能也在于咸。人离不开盐，但盐摄入多了也不行，把握好度是前提。

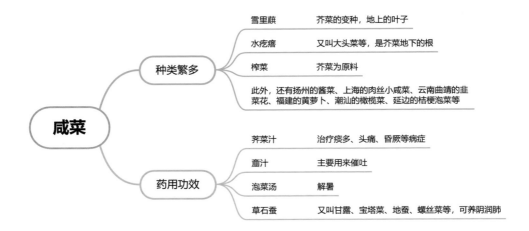

咸菜

种类繁多
- 雪里蕻　　芥菜的变种，地上的叶子
- 水疙瘩　　又叫大头菜等，是芥菜地下的根
- 榨菜　　芥菜为原料
- 此外，还有扬州的酱菜、上海的肉丝小咸菜、云南曲靖的韭菜花、福建的黄萝卜、潮汕的橄榄菜、延边的桔梗泡菜等

药用功效
- 荠菜汁　　治疗痰多、头痛、昏厥等病症
- 齑汁　　主要用来催吐
- 泡菜汤　　解暑
- 草石蚕　　又叫甘露、宝塔菜、地蚕、螺丝菜等，可养阴润肺

野菜家族
——苦菜野味能救荒

明太祖朱元璋的第五子朱橚主持编撰了一部《救荒本草》，这本书主旨是指导老百姓如何采野菜充饥，度过荒年。书中记载 414 条野菜，每个条目下都有【救饥】一项。流传至今，这本书中记载的一些药仍在使用，如香椿芽、槐花、榆钱儿，还有一些地方习用药，如绞股蓝、香茶菜等。

吃野菜在历史上是缺衣少食的代名词。面有菜色，暗指营养不良。近些年吃野菜却成了"健康饮食"的时髦名词。甚至有人认为吃野菜比吃普通蔬菜更加健康。

鱼腥草

鱼腥草的味道很特别，对很多人来说可能有些不习惯。顾名思义，新鲜的鱼腥草闻着腥气哄哄的，像鱼的腥气。我第一次吃鱼腥草是在 1983 年外出采药时，在朋友的鼓励下我捏着鼻子才硬把鱼腥草咽下去。不过后来吃得多了也习惯了这个味道，还觉得鱼腥草味道不错。

鱼腥草来源于三白草科的植物蕺菜 *Houttuynia cordata* Thunb.。蕺菜原名蕺，始载于《名医别录》，列为下品。传说越王勾践受难期间，条件艰苦，挖野菜吃，曾挖过蕺菜。现在浙江有一座蕺山，为纪念勾践在此采食蕺菜而得名。

《本草纲目》中记录了鱼腥草味苦，性微寒，具有清热解毒，排脓消痈

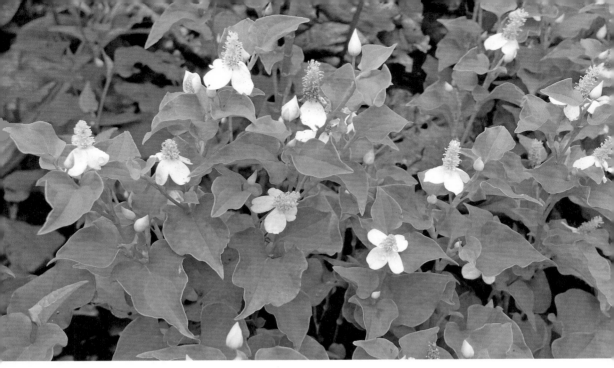

鱼腥草原植物

的功效，也可以治疗肺痈，类似西医说的肺脓肿。用一把新鲜鱼腥草煮水服用，还可以治疗外感风热、咯吐黄痰。

鱼腥草也是我国规定的药食同源的药材之一。鱼腥草富含蛋白质、油脂、维生素等成分，是一种营养价值极高的野生蔬菜。

在我国西南地区云、贵、川一带，鱼腥草是很受欢迎的食材。在那里，

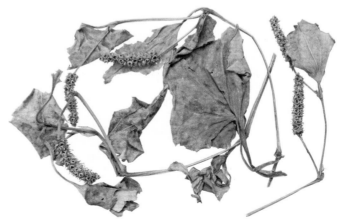

鱼腥草药材

鱼腥草俗称"折耳根"，食用的多是鲜嫩的鱼腥草根及根茎，有时带着嫩叶，口感爽脆。鱼腥草拌上辣椒油、花椒粉，做凉拌菜也特别香。不过，鱼腥草开花之后就不好吃了。

新鲜鱼腥草的鱼腥气，与其所含鱼腥草素有关。一旦将其晒干后，鱼腥草素损失了，鱼腥气自然就不明显了。

不仅中国人吃鱼腥草，外国人的餐食中也有鱼腥草。

在日本的超级市场里可看到晒干的鱼腥草，日本人称其为十药。十药的意

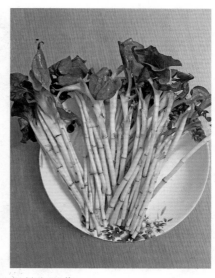

新鲜鱼腥草

思就是以一当十，表示功效甚好。鱼腥草茶有一种淡淡的清香味，泡出来的茶清清凉凉。

一度有传言称鱼腥草含有马兜铃酸，食用不安全，这是误传。目前研究证明，马兜铃酸是可能导致肾衰竭的有毒成分，但鱼腥草中没有这种成分。鱼腥草中含有的是马兜铃内酰胺类成分，到目前为止这类成分都没有被发现毒性。

马齿苋

马齿苋 *Portulaca oleracea* L. 为马齿苋科肉质草本植物。

李时珍记载马齿苋初生的叶子外形就像马的牙齿一样，药性滑利好似苋菜，故得此名。

马齿苋别名叫五行草，叶是绿色的、茎是红色的、花是黄色的、根是白色的、种子是黑色的，正好青、赤、黄、白、黑，五种颜色都占全了，但它的五色和药效没有必然联系。

马齿苋原产亚洲，后传播到世界各地，已成为各地极常见的野菜。在欧洲，它又被称为"蔬菜之王""野菜之王"，现在不仅有野生的，还有人工栽

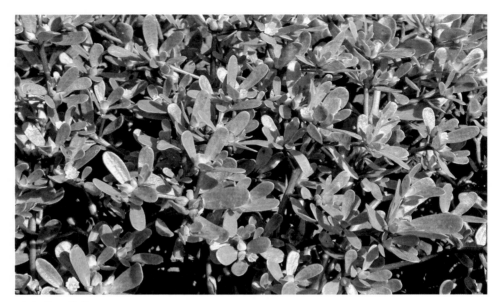

马齿苋原植物

培的，品种也是多种多样。

马齿苋生命力极强，特别耐旱，即使在烈日下都晒不死，在街道上、砖缝里都能见到蓬勃生长的马齿苋，所以马齿苋又叫长命菜、长寿草。马齿苋叶片肉质肥厚，掰开还有很多黏液，表面有光泽。

压制马齿苋植物标本时则有些麻烦，它的茎叶不易干燥，一般要用开水烫一下才好处理。

马齿苋吃法有很多种，可煎炒、凉拌、煮汤，还可以晒干了储藏起来。

《本草纲目》中记载马齿苋味酸、寒、无毒，具有清热解毒，散血消肿，止痢的功效。民间常用鲜马齿苋煮水饮用，夏天可治疗肠道感染，如急性肠炎、痢疾等。不过，脾胃虚寒的人不宜多吃。用马齿苋煮出来的汤是紫色的，颜色有点像高锰酸钾水，可外用治疗皮肤瘙痒。

在《本草纲目》中李时珍转载了古书上的一则典型病例。唐朝一任丞相武元衡，患有多年的恶疮，怎么也治不好，痛苦不堪。有人建议他用捣烂的马齿苋外敷，他只用了两三次就痊愈了。民间应用马齿苋的例子其实很多。

李时珍写《本草纲目》时从以往的医药著作中选录了 16 首有关马齿苋的方子，他自己又新增加了 23 首，可见马齿苋的应用范围非常广。

马齿苋在藏药、傣药、苗药、维药、壮药、瑶药、满药中也都有应用，是一味"广谱的民族药"。

蒲公英

苦菜是一个泛称，很多野菜味道都是苦的。1965 年的一部电影《苦菜花》让我印象十分深刻。其中有一段插曲唱道："苦菜花儿开遍山岗，苦菜花儿开满地黄……"

苦菜生命力非常顽强，田间、地头、山坡、路旁随处可见。苦菜是菊科植物，包括苦苣菜属、莴苣属的多种植物，这些种类的药物拥有许多相似的药用食用价值。

在过去，挖野菜、吃野菜是人们普遍拥有的经历。我小时候跟着父亲到北京的天坛公园挖过野菜，当时只是觉得好玩。我们挖的就是苦荬菜，将它折断后会有白色的汁液流出。这种野菜也要趁开花之前吃鲜嫩的。

比较为人熟知的苦菜——菊科的蒲公英，别名婆婆丁。花是黄色的，成

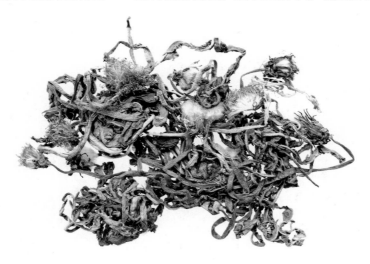

蒲公英药材

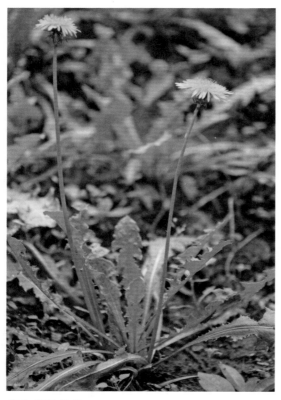
蒲公英原植物

熟时，花瓣凋落而由冠毛组成一团毛茸茸的圆球。当有风吹过时，冠毛带着瘦果，像一个个小降落伞随风飘扬。

蒲公英原产于欧亚大陆，全世界有2000余种，中国有70余种，遍及全国大多数省区。《中国药典》也收载了蒲公英，来源为菊科植物蒲公英 *Taraxacum mongolicum* Hand. –Mazz.、碱地蒲公英 *T. borealisinense* Kitam. 或同属数种植物的干燥全草。

中医理论认为，蒲公英味苦、甘，性寒，具有清热解毒，消肿散结，利尿通淋的功效。李时珍在《本草纲目》中将它列于菜部。

常用治疗疗疮肿毒的方子——五味消毒饮，方中只有五味药，其中便有蒲公英。

咽喉肿痛时，可以吃一些蒲公英。用热水焯过蒲公英后，凉拌、炒食或做汤都可以。加上绿茶、甘草、蜂蜜等，可以调出一杯能清热解毒的婆婆丁绿茶。现代药理研究表明，蒲公英具有广谱抑菌作用，可以利胆保肝，还有抗氧化、抗肿瘤、降血糖、改善血管功能和免疫调节作用。

现在欧洲的超市里还可以见到一种蒲公英草药茶，其实就是干燥后的蒲公英（Dandelion Tea），烘焙过的蒲公英根可做成蒲公英咖啡（Dandelion coffee），它有类似咖啡的口感，但不含咖啡因，常用作咖啡的替代品。

蒲公英既常见又易得，能治病强身，还能食用，是一味物美价廉、药食两用的好药。

在日常选择蔬菜时，建议应以市场上常见的蔬菜为食材主体。这些菜是千百年来人们慢慢筛选出来的、可信赖的食材。野菜可以做调剂，但不宜当成主菜。

如果自行采药、采野菜的话，不认识的东西切记不可采摘或随意品尝，谨防碰到野生的毒草，小心谨慎为上。

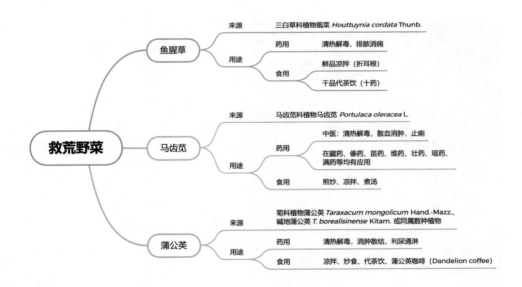

山药
——道地怀山与亲朋

山药更名记

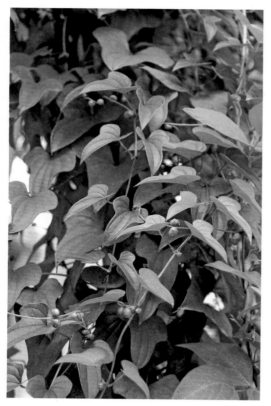

薯蓣原植物

山药又被称为"山中美玉"。

古来山药被视为重要药材，历史上留下了不少诗赋赞美山药白如玉、甜如蜜、味胜羊羹。诗圣杜甫留下了"充肠多薯蓣"之句，薯蓣指的就是山药。

因为中国古代社会的避讳原则，山药曾一次又一次被改名。唐代宗名李豫，为了避讳，薯蓣改名为薯药。此后又因宋英宗赵曙，讳曙，薯药再次被改名为山药。宋代的药学家寇宗奭，对于山药几次因避讳而改换名称发出了感叹："尽失当日本名。恐岁久以山药为别物，故详著之。"也有学者考证后，持有不同观点，认为山药的名称很早就出现过。围绕此观点的讨论还在继续。

几千年来，山药不断改名，但无论名字怎么变，这味药和它的药效依旧，早已被人们认可。

───❦ 怀山药 ❦───

山药分布很广，以怀山药为最著名者。怀山药是河南的四大怀药之一，有口皆碑。怀药的"怀"字是"关怀"的"怀"，不是"淮河"的"淮"，现在市场上时而见到写成"淮"字的，那是错误称呼。

山药最初以野生为主。《名医别录》里提到："薯蓣生嵩高山谷，二月八月采根暴干。"嵩就是河南境内少林寺所在的嵩山。

宋代《本草图经》中已有栽培山药的具体记载。到了明初，《救荒本草》中也记载山药入药以怀孟间（怀庆府和孟县）产的怀山药为佳。

河南焦作一带武陟县、温县等地古称"怀庆府"，地处王屋山脚下，也是传说愚公移山的地方。那里产的山药、地黄、牛膝和菊花因药材质量上佳，便作为贡品进献朝廷，被称为"四大怀药"。

李时珍在《本草纲目》中写道："薯蓣入药，野生者为胜，若供馔，则家种者为良。"明代医药学家李中立的《本草原始》中明确提到，山药今人多用怀庆者，但那时医者和药工普遍认为，野生者优于栽培品。随着栽培技术逐步改进和发展，到 18 世纪，药用山药的来源便以栽培品为主了。

《中国药典》规定的药用山药原植物只有薯蓣 *Dioscorea opposita* Thunb. 一种，新鲜时也可以当作菜吃。

入药的山药还可以细分为多个品种，铁棍山药质地坚实，粉性最足。铁

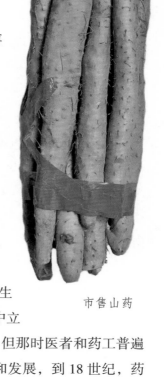

市售山药

棍山药外观长得像教鞭，长可有 1 米，直径 2～3 厘米，1500 克就可以出 500 克干品，菜山药 3000～3500 克才能出 500 克干品。

药用的山药分生山药和炒山药两种饮片。山药晒干后切成片即为生山药；将生山药炒制即为炒山药，加麦麸一起炒制的为麸炒山药。生山药侧重于滋养脾阴；熟山药侧重于补脾。

为了防虫，山药曾一度使用硫黄熏制，但随着储存技术的提高，以及国家对用药安全标准的规范要求，现在用硫黄熏山药的做法越来越少了。

接触过山药的人可能都有这样的经历。在给新鲜山药去皮时，山药皮容易导致皮肤过敏，切完山药手很痒。简单的应对办法是直接戴上橡胶手套；或者可以在削皮前用醋涂抹双手；还可以把山药过水煮一下再削皮，这样就不会有刺激的感觉了。

药食两用

李时珍在《本草纲目》里概括了山药的五大功用："益肾气，健脾胃，治泄痢，化痰涎，润皮毛。"

中医典籍《金匮要略》里有一首方，薯蓣丸，以山药为主药做成的丸药，可补益虚损。常用的中成药六味地黄丸中也用到了山药，用来补益脾阴，固精健脾。

敦煌莫高窟发现的史料中找到了一则"神仙粥"的记载，食谱就是用山药、芡实加上粳米来煮成粥。我个人偏爱喝粥，山药粥是值得推荐的一款药膳。用山药、芡实、薏苡仁，与大米或者小米一起熬煮。薏苡仁是渗湿的，芡实是固肾的，山药则可以补脾、补肺、补肾。三个药配合食用，有补有泻，通补结合，搭配完美。

鲜山药也可以榨汁饮用，质感比较黏稠。在日本料理中有一种比较常见的吃法，用新鲜山药榨汁拌大米饭，还有保护胃黏膜的作用。

食用和药用的山药相比，有一定区别，当蔬菜的山药品种多样，分布于南方诸省，原植物包括同属多种植物的地下根，日本薯蓣 *D. japonica*

Thunb.、参薯 *D. alata* L.、褐苞薯蓣 *D. persimilis* Prain et Burk. 和山薯 *D. fordii* Prain et Burk. 等。有的菜山药的确长得比较肥大，又宽又扁又肥厚，炒菜熬粥皆可，口感好，但入药就不适合了。从药铺买来的山药即当药用，从菜市场买来的即当菜用。

山药豆零余子

山药豆不是植物薯蓣的地下部分，而是地上部分在叶腋之间生长的小珠芽，具有繁殖功能，药材名叫零余子。这些小豆子一样的山药豆掉到地下就可以落地生根，长出植株。

李时珍记载零余子："煮熟去皮，食之，胜于山药，美于芋子。"看来山药豆比山药、芋头还好吃。山药豆呈棕褐色圆圆的小球，简直和土豆一模一样，且几乎全是淀粉，蒸熟之后口感也和土豆差不多。

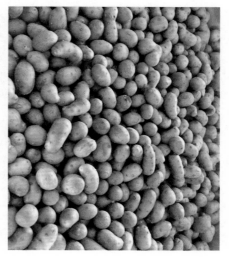

山药豆

穿山龙

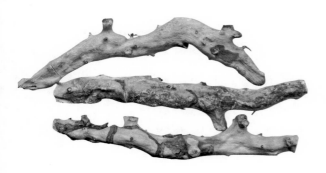

穿山龙药材

山药还有一种近缘的药材，这些年可以说在国际药物市场上名气堪比山药，它就是穿山龙。

山药和穿山龙都是来自薯蓣科的植物。

单看穿山龙地上部分，叶子和山药差不多。它的药用部位是根茎，采挖穿山龙的时候要不

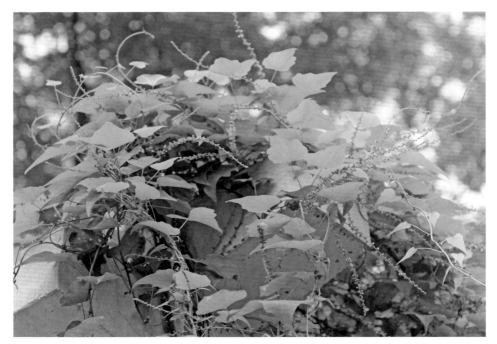

穿龙薯蓣原植物

断往土里挖，由于根茎很长，花上大半天也不一定能挖出一条完整的穿山龙。

穿山龙原植物名为穿龙薯蓣 *D. nipponica* Makino。以穿山龙为原料制造出的中成药有"地奥心血康胶囊"。有效成分有薯蓣皂苷元（Diosgenin），开头三个字母 DIO，就被用在了药名里。药名里体现出成分、疗效和剂型。

穿山龙在历代本草书中并没有记载，它是近 50 年来从民间草药的调查中发现的。20 世纪 70 年代出版的《全国中草药汇编》中记录了它可用于治疗风湿和类风湿关节炎。

穿山龙里的甾体皂苷类成分，是地奥心血康胶囊的有效成分，主要用于治疗心血管系统的疾病。

身在荷兰的欧洲药典委员会委员、华人科学家王梅博士，与成都地奥集团的专家共同合作，针对欧盟传统植物药的质量规范要求，经过多年的努力，完成了地奥心血康胶囊的全产业链质量控制标准，在 2010 年获得欧盟药品 GMP 认证。这是中国第一个以药品的身份进入欧盟市场的中成药，亦可作为未来药品效仿的一个成功范例。

薛蓣科植物有很多，大多叶呈三角状广卵形，单叶对生。薛蓣科薛蓣属的三种药用植物，在生长形态上有些差别，可作区分。一个横着长的穿龙薛蓣—穿山龙，一个向着地下纵深插下去的薛蓣—山药，一个呈较小的卵圆块状肉质茎呈扁球状的黄独 *D. bulbifera* L. 为中药黄药子。

黄药子有大毒，历史上曾用它治疗过甲状腺肿，但容易引起肝损伤，所以使用时需要特别小心。

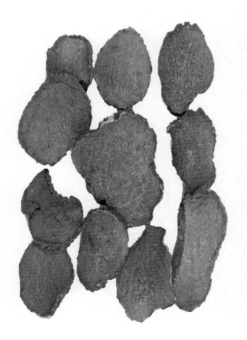

黄药子药材

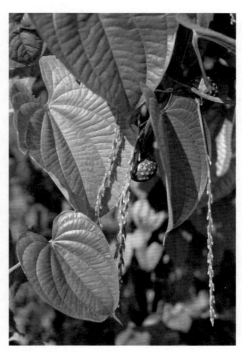

黄独原植物

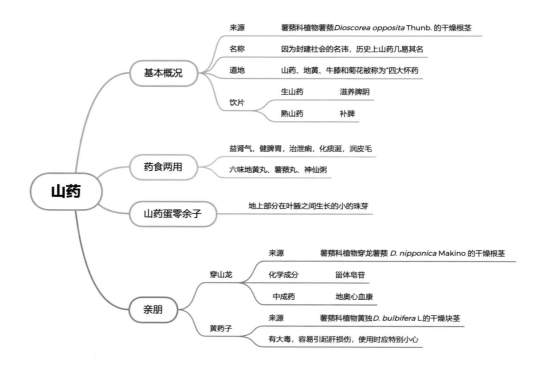

山药

基本概况
- 来源　薯蓣科植物薯蓣 *Dioscorea opposita* Thunb. 的干燥根茎
- 名称　因为封建社会的名讳，历史上山药几易其名
- 道地　山药、地黄、牛膝和菊花被称为"四大怀药"
- 饮片
  - 生山药　滋养脾阴
  - 熟山药　补脾

药食两用
- 益肾气，健脾胃，治泄痢，化痰涎，润皮毛
- 六味地黄丸、薯蓣丸、神仙粥

山药蛋零余子　地上部分在叶腋之间生长的小的珠芽

亲朋
- 穿山龙
  - 来源　薯蓣科植物穿龙薯蓣 *D. nipponica* Makino 的干燥根茎
  - 化学成分　甾体皂苷
  - 中成药　地奥心血康
- 黄药子
  - 来源　薯蓣科植物黄独 *D. bulbifera* L.的干燥块茎
  - 有大毒，容易引起肝损伤，使用时应特别小心

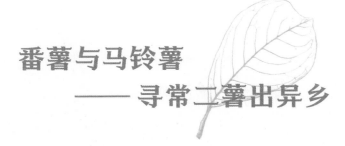

番薯与马铃薯
——寻常二薯出异乡

民以食为天

　　番薯和马铃薯的中文名字中都有一个薯字，马铃薯英文为 Potato，番薯为 Sweet Potato。它们两个是老乡，都来自中南美洲。这两种农作物在《本草纲目》中并没有记载，可是对现代中药与民生非常重要。

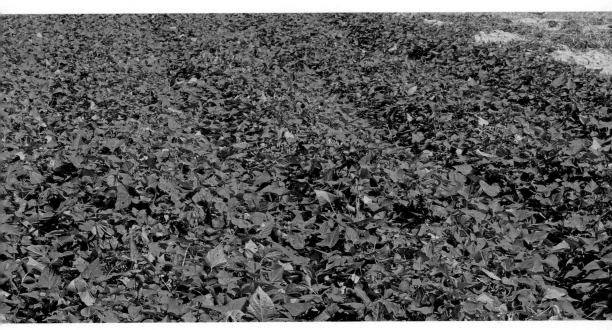

番薯栽培地

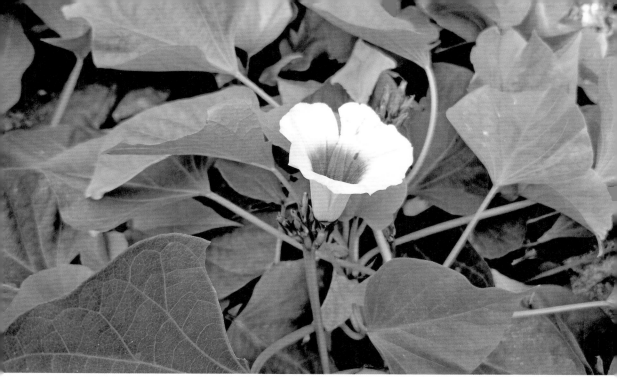

番薯原植物

　　中国古代人口的增长大致呈阶梯状，在清朝末期达到 4 亿人口，第七次全国人口普查数据显示人口已达 14.1 亿多。人口增长是多重因素决定的，其中一个重要因素是粮食的保障。

　　古代统称粮食为五谷，现在食用的粮食及比重和古代相比，已经发生了很大变化。如果把古代的五谷比作"五虎上将"，现在的粮食作物可谓"八大金刚"。按产量高低顺序分别是稻米（46%）、小麦（12%）、玉米（12%）、番薯（9.5%）、小米（4.6%）、高粱（4%）、大麦（3%）和马铃薯（2%）。其中小麦、玉米、番薯、马铃薯都是外来物种。

　　有文章里提到《本草纲目》中有对甘薯的记载，而《本草纲目》中记载的甘薯更接近山药，此物并非今天所称的甘薯或番薯。

　　番薯为旋花科一年生蔓生草本植物 *Ipomoea batatas* (L.) Lam.，食用的是它的块根。番薯在明代中后期才传入中国，李时珍生活的时代知道的人甚少。番薯是《中国植物志》记录的正名，它的习称颇多，有红苕、红薯、白薯、金薯、地瓜、山芋等。

番薯来华记

番薯能进入中国还经历了一番波折。

为查清这段历史，我专程去了一趟福州拜谒先薯亭。先薯亭是为了纪念把番薯引进我国的先驱陈振龙而建的。

番薯的原产地在美洲中部的墨西哥和哥伦比亚一带。从 16 世纪开始，那里成了西班牙的殖民地。西班牙人将番薯引入了其在亚洲的殖民地吕宋，也就是今天的菲律宾。

明万历二十一年（1593），恰巧是李时珍去世的那一年，福建长乐人陈振龙在吕宋经商，他看中了当地重要的粮食作物番薯，因为番薯适应力特别强，产量也高。陈振龙心想，如果能把高产的番薯带回祖国，乡亲们也许就不会再饿肚子了。于是他花重金买下了一些番薯秧苗，但如何把番薯秧带回国面临巨大的困难。吕宋当地的殖民政府对这个外来农作物十分看重，不允许带出境。好在陈振龙头脑灵活，他非常巧妙地把番薯秧隐藏在缆绳当中，并在绳子外面涂了泥，避过了海关的层层检查，终于远渡重洋，成功把番薯秧带回了祖国。陈振龙最先把番薯种在了家乡福建，很快人们就看到番薯带来的好处。据当地的文献记载："一亩数十石，胜种谷二十倍。"

明万历二十二年，福建遭遇了大饥荒，人们正是靠大规模种植的番薯，才渡过了难关。十几年后，明代的科学家徐光启，在江南水患

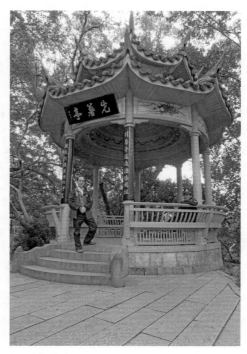

福州先薯亭

严重时，把番薯引种到了江南各地，使更多中国人再次度过饥荒。徐光启根据这段经历写了一篇《甘薯疏》。此后，番薯逐渐被引种到大江南北。到了清代，番薯已经发展成了中国人主要的粮食。这个高产作物也为清代人口的快速增长做出了贡献。

番薯堪大用

番薯最主要的食用部位是块根，其中成分除了淀粉，还有含量相当高的可溶性糖，味道非常甘甜可口，这也是为什么它被称作甘薯、甜薯。

由于番薯含有丰富的淀粉，可磨成粉、压成饼、做成粉条等食品，后来以番薯为原料的美食越来越多。20世纪70年代，那时的生产力水平还比较低，我国北方一亩地种麦子大约可以收获150千克、种玉米可收获200千克、种高粱可收获250千克，种番薯却能收获超过500千克。而且番薯的种植方法较为简单，插根枝条就能落地生根，既不需要种子，也不需要块根，只要

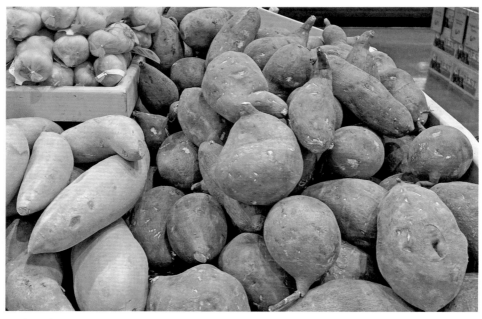

市售番薯（红薯）

把带茎节的番薯藤插在地里就能繁殖。

中医认为番薯味甘、性平，具有补中和血，益气生津，宽肠胃，通便秘的功效。番薯可熟吃，也可生吃，但需要注意的是，生吃番薯容易导致肠胃不适。番薯可能会刺激胃酸分泌，患胃溃疡和胃酸过多的人不适合吃番薯。

番薯含气化酶，吃多了容易引起打嗝或排气，甚至引起一种烧心的感觉，所以番薯需要和米面或各类小菜搭配着吃。番薯虽可以长期储藏，但是怕冻，一旦受冻了很容易腐烂，绝对不能再吃了，否则会引起中毒。在我国北方农村，冬天可挖地窖来储存番薯。

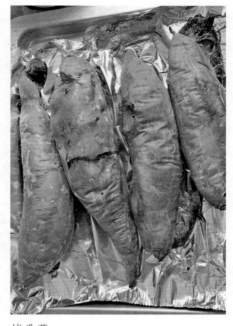

烤番薯

番薯的块根除了作主粮以外，也是食品加工、制作淀粉和酒精制造工业的重要原料，它的根、茎、叶都是优良的家畜饲料。嫩叶称为番薯苗、地瓜苗，可做蔬菜，口感细嫩柔滑。烤番薯更是遍布各地大街小巷的一道美食。

常见的番薯皮有红色的、白色的、黄色的、紫色的，番薯瓤有白色、橙色、紫色之分，也出现了"五彩薯"的别名。现在市场上还可见到新的栽培变种，如紫薯等。紫薯实际是番薯的栽培变种，块根内累积了大量花青素，而呈现紫色。

⤍ 马铃薯 ⤏

马铃薯是南美洲原住民的主要食物。因为马铃薯比较喜欢寒凉的天气，秘鲁人便把马铃薯种在高山上。16世纪，西班牙的殖民者将马铃薯带回了欧洲。马铃薯 *Solanum tuberosum* L. 是茄科草本植物，长着羽状复叶，花白色

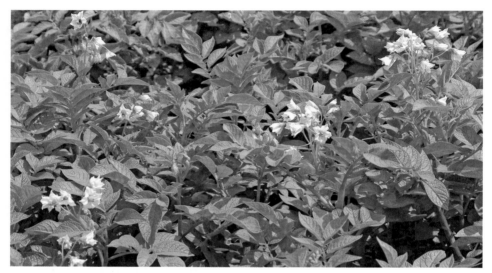

马铃薯原植物

或紫色，块茎为食用部位。它的果实是浆果，外形有点像西红柿，但没有西红柿水分多，也没人生吃。

1565年，马铃薯先传到了爱尔兰，受到了当地人的喜爱，并被广泛种植，因此马铃薯得了爱尔兰豆薯的别名。马铃薯在明代中期传入中国，起初很长一段时间里属于"高端食材"，只有达官显贵才能享用到。

明清之际，马铃薯的种植方法传入民间，随着栽种技术的改进，产量大增。到了清乾隆年间，种植面积进一步扩大，真正在中国的土地上扎了根。19世纪，吴其濬在《植物名实图考》第六卷中，专门有一段文字记载："洋芋，黔、滇有之。"吴其濬所指的"洋芋"就是马铃薯。

马铃薯在不同的地方也有不同的"昵称"。北方各省多称土豆，因其圆溜溜的外形，在山西被习称山药蛋，西北、两湖、西南也称洋芋，外来之芋。一开始马铃薯主要在中国北方种植，以东北、华北的山地为主，河北、山西较多，有民谚："五谷不收也无患，只要二亩山药蛋。"

中医理论认为，马铃薯性平，有和胃，调中，健脾，益气的功效。马铃薯的淀粉也是现代制药工业的重要辅料，被收入了《中国药典》。

从 20 世纪 40 年代开始，以赵树理为代表的山西作家，以乡村生活为题材，用口语化、趣味化、大众化的风格创作作品，形成了中国当代文学史上的一个流派，称为山药蛋派，

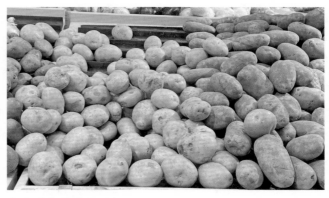

市售马铃薯（土豆）

又叫山西派。代表作有《小二黑结婚》《吕梁英雄传》《我们村里的年轻人》等。

马铃薯食用的是块茎，因此马铃薯放置一段时间后，表面的凹陷处会长出嫩芽，芽边缘可以看到痕迹，这也证明了马铃薯是变态的茎。发了芽的马铃薯不能食用。芽眼的四周和见光变绿的部位含有毒的茄碱等生物碱。这些物质即使加热也不会被分解，食入即会导致食物中毒。

民以食为天。从古至今，解决老百姓吃饭的问题是最大的挑战，粮食生产是首要的任务。沧海桑田，中国人的食谱也发生了巨大的变化，但主食一直离不开淀粉。番薯、马铃薯和玉米都是外来的物种。这些外来的粗粮也都进入了中医药的大家庭，为中华民族的繁衍与健康做出了巨大的贡献。

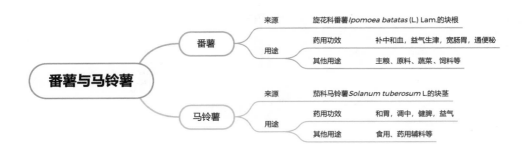

番薯与马铃薯

番薯
　来源　旋花科番薯 *Ipomoea batatas* (L.) Lam.的块根
　用途　药用功效　补中和血，益气生津，宽肠胃，通便秘
　　　　其他用途　主粮、原料、蔬菜、饲料等

马铃薯
　来源　茄科马铃薯 *Solanum tuberosum* L.的块茎
　用途　药用功效　和胃，调中，健脾，益气
　　　　其他用途　食用、药用辅料等

百合
——花馨可人药食佳

~ 悦耳的名字 ~

花店里有鲜百合花，菜市场里有鲜百合，药店里有药材百合，观赏、食用、药用，皆名百合，彼此之间却有不同。

百合的英文 Lily，既是花又是女孩子的名字，日本人起名也用小百合。

~ 好看的花卉 ~

百合花是常见的观赏花卉，花形美丽，颜色多样，花店里常见到的百合花大多是白色喇叭形、花被片 6 个，不仅淡雅优美，还散发着阵阵浓香，以香水百合为代表。室内如果有一束香水百合，香味缭绕，香水百合名副其实。

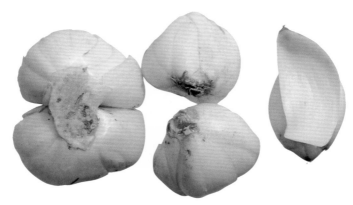

百合药材

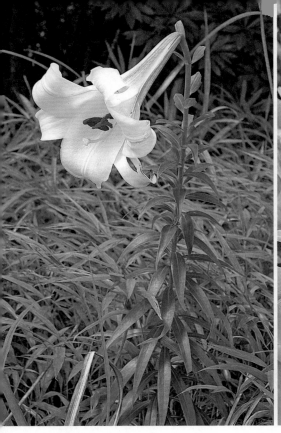
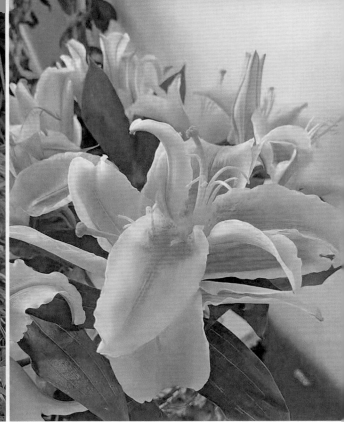

（药用）百合原植物　　　　　　观赏百合花

　　送花有讲究，也有些忌讳，黄白菊花只在丧葬场合摆放。而且到医院看望患者不能送种植在花盆里的花，因为盆种的花带根，希望患者早日康复，不能在医院里扎根落户。百合的名字寓意和谐、百年好合，送百合很讨人喜欢。人们常以百合花赠予新婚夫妇，婚宴的甜品也常有百合糖水。

好吃的食材

　　观赏的百合花和药食两用的百合并不是一种植物。

　　李时珍把百合列于《本草纲目》菜部，写道："百合之根，以众瓣合成也，故名。"

　　古人认为百合的药食部位为根，而从现代植物学角度看来，那不是百合的根，实际上是由多个鳞片状的叶组成的鳞茎，质地肥厚，抱成一团。百合的食用部分不是根，也不是茎，而是鳞叶，一种变态的叶。

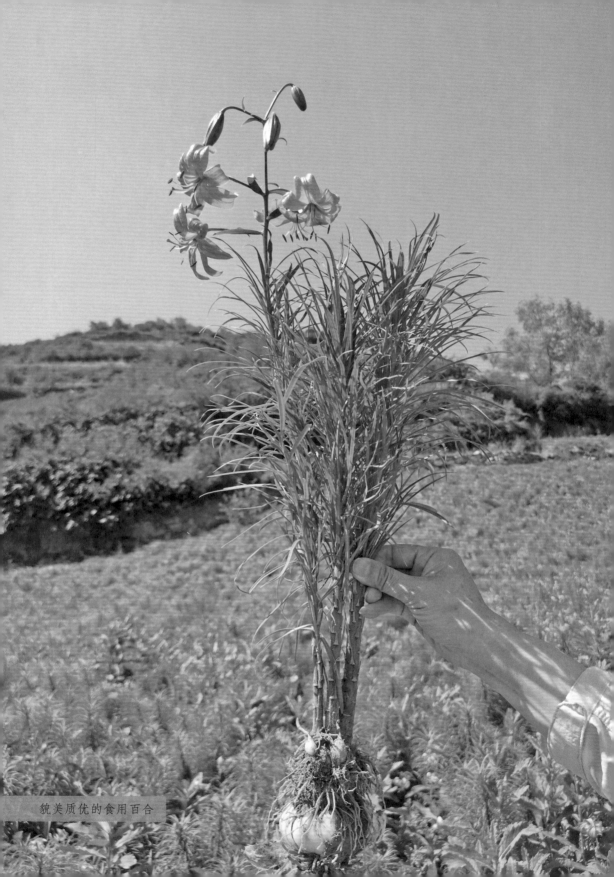

貌美质优的食用百合

在自由市场、街市、超级市场里都能买到新鲜的百合药材。我曾从菜市场买回来新鲜食用百合，有的鳞茎底下还会带着根须，把它放到水里，几天后真的长出了叶子。接着我把它移栽到土里，希望它能继续生长，开出美丽的花朵。

百合是药食同源的品种之一。百合味甘，性寒，可养阴润肺，清心安神。食用的百合有干鲜之分。挑选鲜百合时，要选鳞片肥厚饱满，颜色稍白有光泽，有淡淡的清香，口尝味道甜中带微苦的。干百合也要挑选肉质比较肥厚的，颜色要淡黄或淡棕色，表面干净没有霉点，表面过白的有可能是用硫黄熏过的。

药用百合

百合属的植物主要分布在北半球温带，全球已发现百合至少有 120 种，近年更有层出不穷的园艺观赏新品种。

《中国药典》记载药材百合的来源有三种，百合 *Lilium brownii* F. E. Brown var. *viridulum* Baker、细叶百合 *L. pumilum* DC. 和卷丹 *L. lancifolium* Thunb.。这些在《本草纲目》里都能找到，说明古今药用的百合品种是一致的。

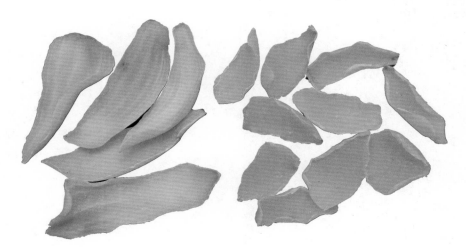

百合药材

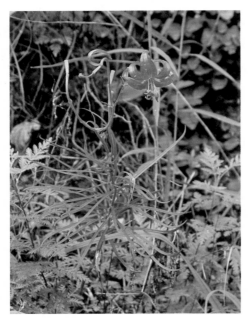

细叶百合原植物

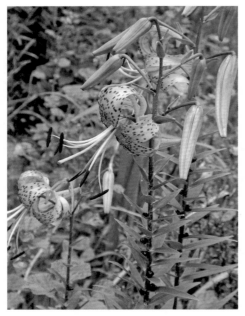

卷丹原植物，可见叶腋间有紫黑色的珠芽

植物通过花的性状最易分辨，如同看人要看身份证一样，一定要有面部的照片。李时珍在《本草纲目》中把百合与山丹分列开来。"白花四垂者，百合也。""红花不四垂者，山丹也。""红花带黄而四垂，上有黑斑点，其子结在枝叶间者，卷丹也。"李时珍观察自然界细致入微，通过原植物花的形态与颜色就能把三种植物区分清楚。

我上大学时到八达岭野外实习，住在长城脚下。鲜红的百合花点缀在绿色的田野中，那里分布的品种就是卷丹。卷丹花花被反卷，橙红色，有紫黑色斑点。花药呈红色，红得就像胭脂一样。花药丁字形着生，被风一吹好似天平一样摆动。另有紫黑色的珠芽生长在叶腋，也就是李时珍所描述的其子先结在枝叶之间。珠芽落在地上便能长出新的植株，有种子样的功能。

百合喜生于气候凉爽、土层较深厚的干燥地区，我国湖南邵阳、江苏宜兴、甘肃兰州和浙江湖州都是百合的主要产区。

百合病与百合

医圣张仲景早在《金匮要略》中记载了一种"百合病"。"意欲食，复不能食，常默然，欲卧不能卧，欲行不能行。"百合病的症状就是坐卧不安，想吃吃不下、想睡睡不着、想走走不动，类似于现代医学分类中焦虑、抑郁的情绪障碍方面的症状。

《金匮要略》有七首治疗百合病的方剂，其中五首都重用了百合：百合地黄汤、百合知母汤、百合鸡子汤、百合洗方、百合滑石散。最有名的是百合地黄汤，现在也常用来治疗抑郁症、焦虑症、神经衰弱症，疗效明显。

百合润肺是老百姓都熟悉的功效。百合固金汤主治肺肾阴亏、虚火上炎。按照中医的五行理论，肺属金，所以这个方子名为百合固金汤。古代用这首方来治疗阴虚肺痨，现在用来治疗慢性支气管炎、支气管扩张，能改善咳嗽气喘、痰中带血、咽喉燥痛等症状。

百合的用法还有很多，也可以选择食疗方。尽管百合属植物分布遍及整个北温带，只有东亚地区才有食用百合的膳食，百合在中国传统应用中一直药食同源。如《神农本草经》记载吃百合能补中益气。明朝汪颖《食物本草》记载："百合新者，可蒸可煮，和肉更佳，干者作粉食，最益人。"

新鲜的百合口感很脆爽，微甜中稍带点苦味，可直接炒菜，西芹炒百合、百合炒牛肉都很受欢迎。干品百合可以煲汤、煮粥、煲糖水。香港浸会大学卞兆祥教授与我曾一起编著了一本《百病食疗》，书中收录了一首百合羹，做法很简单，新鲜或干燥的百合，用白水熬煮，煮的时候可以加入适量冰糖。百合养阴润肺的效果很好，可用于治疗外感邪气导致的失音、声音沙哑。

日本人也喜欢百合，并且对百合做了不少研究。我在东京药科大学学习时，百合就是我的指导教授研究的课题之一，课题组发表了百余篇与百合相关的学术研究论文。大学的植物园中栽种了多种百合，实验室里也堆满了来自世界各地的百合供分析研究用，常常有一箱又一箱的百合被邮政公司送过来。

现代化学研究表明，百合含有甾体皂苷、生物碱、酚类化合物等成分，具有止咳祛痰、镇静安神、抗疲劳、增强免疫功能等作用。在未来新药的研究开发与应用方面，百合也有着广阔的前景。

百合在中国的药用、食用和观赏的历史都十分悠久，是改善人类生活环境、维护人类健康的好伙伴。

宋代文学家苏辙有一首五言诗可带领我们品味百合：

山丹得春雨，

艳色照庭除。

末品何曾数，

群芳自不如。

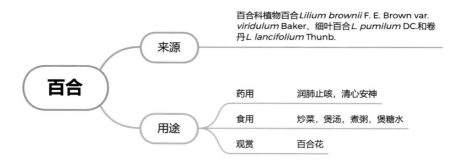

百合科植物百合 *Lilium brownii* F. E. Brown var. *viridulum* Baker、细叶百合 *L. pumilum* DC.和卷丹 *L. lancifolium* Thunb.

百合

来源

用途

药用　　润肺止咳，清心安神

食用　　炒菜，煲汤，煮粥，煲糖水

观赏　　百合花

海带和紫菜
—— 出海逐浪寻药源

～ 生冷素淡 ～

我曾经在日本生活了 10 年，吃了 10 年日餐，海带和紫菜是日餐里的当家菜。日本人常提起的中国菜肴就是北京烤鸭、麻婆豆腐和扬州炒饭。中国人说到日餐，马上就会想到刺身、冷饭团、寿司卷和味噌汤。

在我看来，一个地方饮食习惯的形成，一定是由当地的物产所决定的。

日餐和中餐各有特点，我总结日餐有"生、冷、素、淡"四大特点。

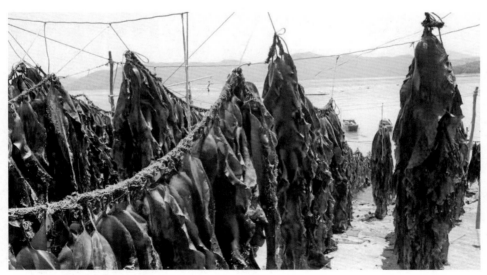

海带养殖场上晾晒的海带

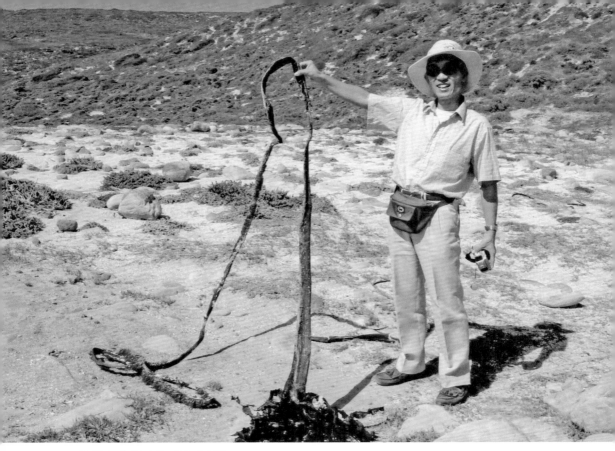

好望角海岸边的"大海带"

生，代表新鲜，刺身就是代表。冷，代表冷食，日本缺少生活的燃料，所以日本人一般不会每顿都烧火做饭。素，少油，日本食用的植物油原本不多，他们习惯了饭菜中少油。淡，少盐，日本虽然四面环海，但是海水不能用，古代也没有海水制造盐的技术，日本历史上是一个缺盐的国家，菜里没什么咸味。

这些年日餐也在慢慢地发生变化，油、盐的比例都在增加。这一点已经引起了人们的关注，油、盐过多对健康是不利的。

日本是一个岛国，人口大约是我国的1/10，国土面积约为我国的1/25，而且绝大部分是山地，并不适合耕种。

日本的自然资源少，穷则思变，日本人向海洋要资源，有鱼的菜品很多。日本陆产的蔬菜很少，便从海中找到了紫菜和海带。

紫菜与冷饭团

紫菜是来自红藻门红毛菜科的植物 *Pyropia/Porphyra* spp.，生长在浅海的岩礁上，其叶状体的颜色分成了红紫、绿紫和黑紫三种，干燥以后呈暗紫色，故而得名紫菜。

紫菜是一个大类，海苔是紫菜的一种，通常被加工成长方形的片状，干燥后又薄又脆，常做成零食。

日餐中最常见的主食就是三角形的冷饭团，制作方便，食用也方便，可带到户外，随时品尝。除了自制的，24 小时的便利店里贩卖各式冷饭团，价格实惠。就像我们中国人包包子一样，饭团内的馅儿也是不同的，有的会放上一粒腌制的酸梅或加点醋来防腐，也有金枪鱼、肉松、鱼子等馅料，但无论里面放什么，外面一定都会包上紫菜，这样就有菜有饭了。

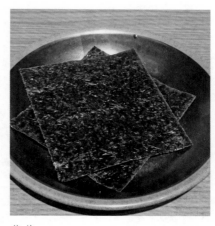

紫菜

寿司卷也可以做出很多花样。旋转寿司店的厨师会把做好的寿司卷放在小盘子上，由传送带送到客人面前。顾客可根据自己的喜好自行取用，也可以向师傅点菜。寿司师傅在和顾客打招呼的同时，手上的活儿一刻也不停，功夫十分了得。

日本是个很讲礼节的国度，初次见面一般都会有礼物交换。礼品因人而异，但送紫菜很常见。紫菜在日本是很拿得出手的礼物，如同中国人常以茶叶送礼一样。在注重食用紫菜品质的日本，紫菜被分为许多等级，有的紫菜看着又轻又薄，其实等级很高，是体面的礼物。

海带与大酱汤

和紫菜相比，海带的吃法就更多了。

在中餐里，海带可以凉着吃，也可以热着吃，凉拌海带丝、海带结烧肉、海带老鸭汤，品类五花八门。

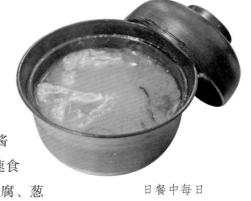

日餐中每日不可缺席的味噌汤

日本早餐里味噌汤必不可少，俗称大酱汤，汤料里必有海带。现在市场上有很多速食的大酱汤。一小袋里原料齐全，脱水的豆腐、葱花、海带、调味料和味噌酱，开水一冲就可以吃了。

不同的季节讲究搭配不同的餐食、不同的器具，四碟八碗，搭配不同的颜色。我觉得日本的"年饭年菜"在日本料理中最具代表性，每到元旦这一天，家家必备。

年菜的配料十分讲究，一般会有 20 ~ 30 品。每样虽只有一小口，但每样菜都有说法，蕴含着吉祥和祝福。

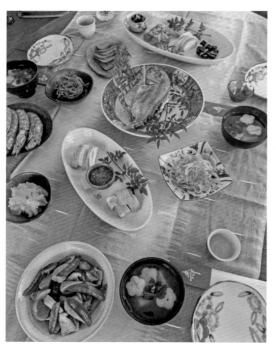

日本的年饭年菜

菜色可能有很多变化，但海带一定不能少。日本人称海带为昆布。昆布在日语里的发音，与汉字欢喜的喜字是相同的，日语发音是"喜ぶ"（よろこぶ養老昆布），一语双关，为人们的生活带来愉快，也是人们对健康长寿的期盼。

年菜里还常配这几样：莲藕，代表洁净，出淤泥而不染；藕片孔洞多，代表路路畅通，事事通顺；甜栗子酱，代表金元宝，招财进宝；鲱鱼子，代表多子多福；牛蒡根，代表家族、企业兴旺；黑豆、红虾，代表耄耋长寿。日本人觉得，人上了年纪都会起皱纹、驼背。黑豆，象征健康和力量，煮沸后再放干，豆皮表面会起皱，带着岁月的沧桑之感。红虾，通体红色美丽，又像驼背的老人。人们希望吃这两种食品，吃出健康长寿，又保持优雅。

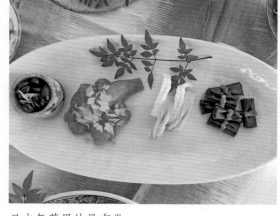

日本年菜里的昆布卷

五味之外的味精是日本人的发明，又叫味素，其成分是日本学者池田菊苗从海带当中提取出来的谷氨酸钠盐。日本有一家餐馆里写着这样几句话，我看了以后很有同感：大味至真，大味至淡，大味至和。崇尚自然是日餐的特点，日本人崇尚素雅的风格，久而久之也影响着他们的审美观以至人生哲学。

昆布与海带

在中国人眼中，海带是对一类海产藻类的通俗叫法，日本则常称为昆布，其实昆布这个词也是从中国传入日本的。早在魏晋南北朝时期，陶弘景的《名医别录》已经记载了昆布及其应用。我国古代的海带都是来自朝鲜的贡品。陶弘景记载，海带今惟出高丽。

我的老师谢宗万教授，曾对中国古代的昆布与海带进行过详细的考证。根据谢老师的结论，陶弘景时代的昆布指的就是现在的海带。

《中国药典》在昆布条目下，收录了两种褐藻门海带目藻类来源，一种是海带科植物海带 *Laminaria japonica* Aresch. 的干燥叶状体，另一种是翅藻科植物昆布 *Ecklonia kurome* Okam. 的干燥叶状体。

昆布展开后，两侧有羽状深裂，像鸟在空中飞翔时展开的翅膀。干燥以后，卷曲皱缩成了不规则的团状，表面呈现黑色，质地比较薄。

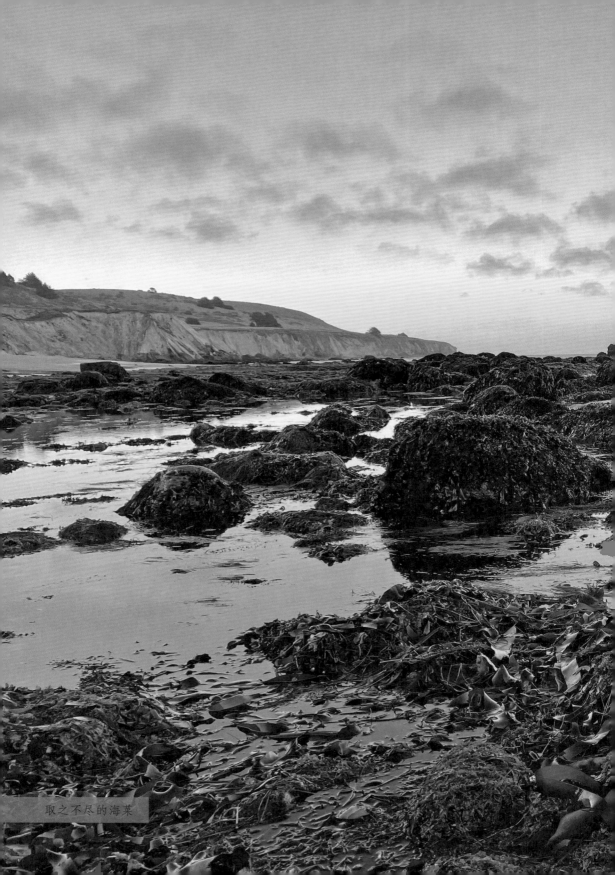
取之不尽的海菜

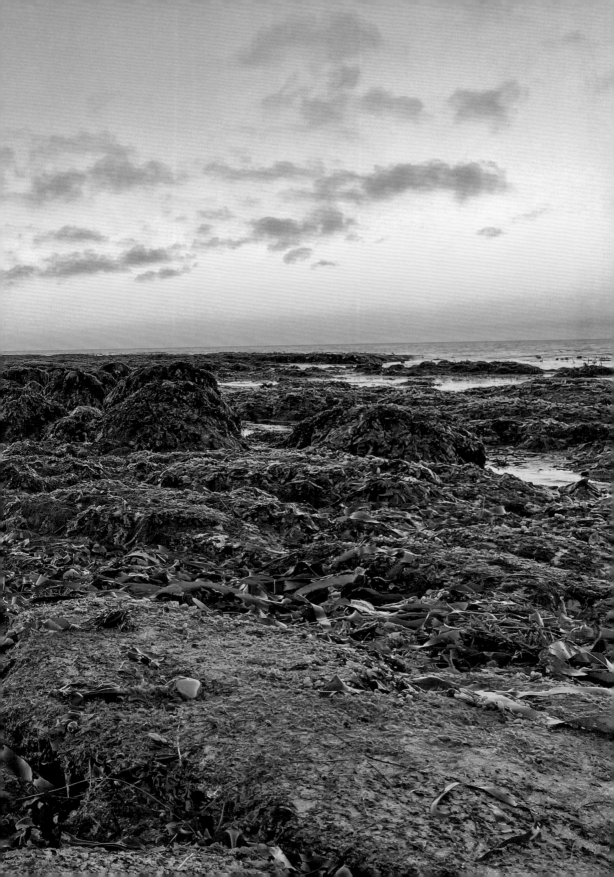

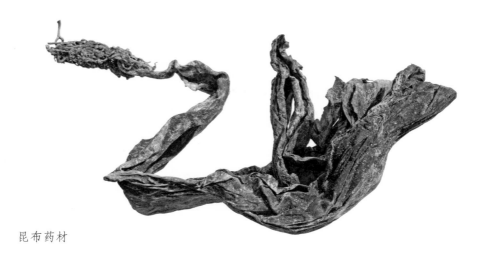

昆布药材

海带呈扁平的长带状，表面一般为黑褐色，质地比较厚。干燥后表面附有一层白霜。

在植物分类学当中，海带的拉丁学名种加词是 *japonica*，意为日本的。该词表示海带的原产地或者原发现地是日本。

从 20 世纪的二三十年代起，我国从日本引入了海带的养殖技术。最初在辽宁大连一带养殖，随后拓展到山东烟台。过去几十年，随着养殖技术的不断成熟，现在我国南方浙江、福建、广东沿海地区，已经大量养殖海带了。根据《中国渔业统计年鉴》（2016—2020 年）的数据，我国海带的年产量已占全世界的一半以上。不仅能自给自足，还能出口了。

海菜疗效奇

紫菜最早收录在唐代的《食疗本草》中，原来只附在昆布的条目下。李时珍在写《本草纲目》时，将紫菜单独列了个条目。

昆布与紫菜的功能与主治大致相同，具有消痰，软坚散结，利水消肿的功效。

紫菜和海带营养价值很高，特别是碘的含量很高。在我小时候那个年代，也就是上世纪五、六十年代，海带在中国内地是比较紧缺的物资，只有逢年过节时，凭副食本才能买到。我从小由于缺碘，患有甲状腺肿大。到了日本生活，10 年间经常吃海产品，这个症状竟不知不觉消失了。

现在人们生活好了，餐桌上随时能见到海产品。1994年，国务院颁布实施了《食盐加碘消除碘缺乏病管理条例》，地方性缺碘的现象基本上没有了。

临床上甲状腺肿有两种类型，一种是缺碘型的，另一种是高碘型的。如果是碘过高引起的甲状腺肿，再吃紫菜和海带只能适得其反，加重病情。所以，一定要根据自己身体的情况，先找医生咨询，再决定选用什么食品。海带、紫菜药性都偏寒凉，不可过量食用。特别是消化功能不好、脾胃虚寒的人，要适可而止，少吃为好。

> 紫菜和海带都属于藻类。藻类属于低等生物，没有器官的分化，体内含有红、褐、蓝、绿各种色素。有的很小，如养在鱼缸里的海藻；有的很大，如海带。石莼、石花菜、鹿角菜等，都是不同的藻类。
>
> 我且以一段顺口溜来总结藻类特征：
>
> 藻类构造很简单，
> 多为水生无器官。
> 红褐蓝绿色素在，
> 体型大小多变换。

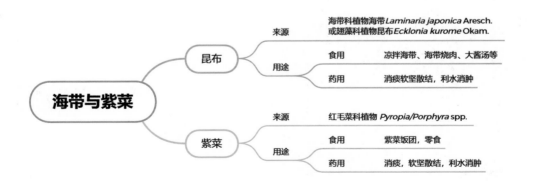

灵芝
——菌类王国无冕王

灵芝被收录在《本草纲目》菜部第 28 卷。有人将灵芝列为"仙草"，它并非真仙，却"仙"在缥缈无踪。

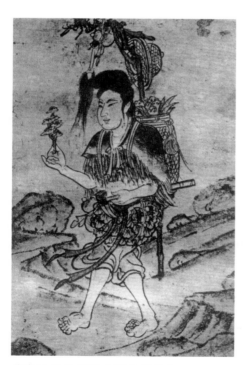

神农手持灵芝图（辽代彩绘）

灵芝的记载中总伴随着传说神迹，有的说灵芝从树根下长出来，有的说从树干上长出来，更有传说是从古代宫殿庙宇的柱子长出来，给灵芝罩上了一层迷雾。

灵芝之名有神灵之气，外观也很优美，其菌盖呈半圆形或圆形，外表光泽，似一朵祥云。

灵芝是吉祥的象征，如意形似灵芝，如意图案常被用作护身符。

民间传说《白蛇传》中，白娘子为救许仙去盗的仙草就是灵芝。年画里老寿星旁边的梅花鹿口中所衔的瑞草也是灵芝。

1974 年山西应县木塔内发现了

辽代彩绘的神农图，神农手持一棵灵芝。灵芝和人参一样，被称为集天地之灵气、日月之精华的"祥瑞之草"。

灵芝，在《本草纲目》里并不叫灵芝，名字仅为"芝"。《本草纲目》客观地把灵芝放在了菜部的芝栭类。栭（ér），指的是寄生在树上的植物。李时珍认为灵芝是可作为菜的菌类，如香蕈类一样。

李时珍质疑了灵芝的"仙性"，并直言道："芝乃腐朽余气所生，正如人生瘤赘，又云服食可仙，诚为迂谬。"古人都以为它是瑞草，实则灵芝生长的地方都是阴暗潮湿处，就像人身上长的毒瘤一样，却说用它可以成仙，真是迂腐荒谬之言。

灵芝来源

中药灵芝是多孔菌科（Polyporaceae）灵芝属的真菌。

《神农本草经》首次记载了灵芝，把它列为上品。《本草纲目》记载灵芝常以六芝标名，包括赤芝、黑芝、青芝、白芝、黄芝、紫芝6种。这样看来芝类药材来源是十分混杂的。其实灵芝在不同的生长阶段颜色会有变化，正

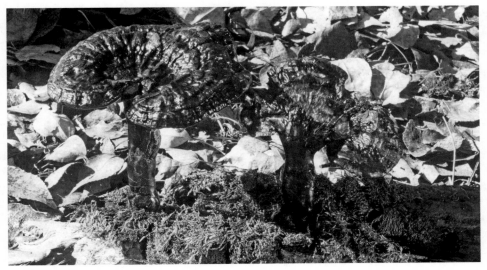

紫芝（摄于长白山）

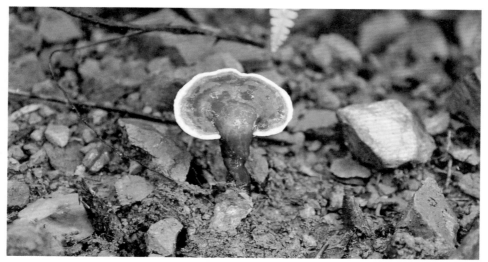

赤芝（摄于武夷山）

如《本草纲目》所言"春青、夏紫、秋白、冬黑"。

现在的《中国药典》规定赤芝 *Ganoderma lucidum* (Leyss. ex Fr.) Karst. 和紫芝 *G. sinense* Zhao, Xu et Zhang 为中药灵芝的基原植物，药用部位是干燥子实体。《中国药典》所列的赤芝和紫芝是植物分类学上的两个种，不是古人认为的简单的颜色不同。

赤芝与紫芝两者有类似的药理作用。赤芝在野生及栽培品数量上较多，在质量控制和研究方面也较成熟，因而较紫芝有更多应用。现代药理研究表明，灵芝具有镇静，镇痛，止咳，祛痰，平喘，免疫调节和抗肿瘤等多方面的作用。现代临床还将灵芝用于肿瘤、肝炎、冠心病、神经衰弱、年老虚弱、慢性气管炎和高脂血症等疾病的治疗。

解惑灵芝

面对现在市面上灵芝的产品，人们经常会问到如下问题：

（1）灵芝是不是越大越好呢？

首先明确，灵芝不是越大越好。有人说见过特大的灵芝，直径能有1

米。那是一种与灵芝同属的植物树舌 *Ganoderm applanatum* (Pers. ex Wallr.) Pat. 的子实体。树舌和灵芝是两种不同的菌类。树舌的子实体是多年生的，而且无柄，它生于多种阔叶树的树干上。

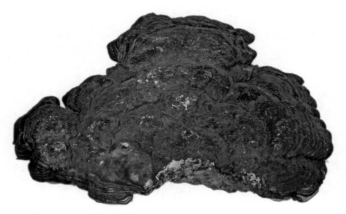

直径约为 1 米的树舌

（2）灵芝是不是越老越好呢？有千年灵芝吗？

千年灵芝只是一种传说，因为现实中灵芝子实体是一年生的。现在一般用树段培养基来培养灵芝，接种后仅两个月左右就可以采收。灵芝最佳的采收时刻是当其生长至边缘可见淡黄色生长线的时候，这时灵芝孢子还没弹射掉，质量最好。

采收工序一般先收集孢子粉，之后采集灵芝的子实体。所以灵芝并不是越老越好，别说千年，在大自然里自然生长的灵芝，不到一年，菌盖就只剩下一个空壳了。

灵芝成熟后，孢子就会从子实体背光的一面喷射出来。在采收孢子时，药农会用透气的布袋套在子实体上，待孢子喷射出来时收集。鉴定时用放大镜观察灵芝的背面，如果看到很多小孔洞，孔隙较大，说明孢子已经流失了。在市场上选购灵芝时，会看到一些灵芝药材的表面呈褐色，锈色斑斑，像沾满尘土一样。这是采集孢子后残留在灵芝表面的少量孢子。

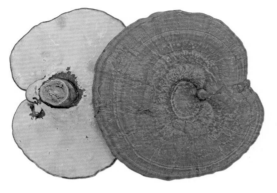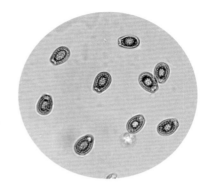

栽培的灵芝表面常附着粉尘样的黄褐色孢子

　　灵芝孢子是灵芝传宗接代的雌雄配子，相当于种子植物的种子。因为孢子细小如粉，常称为孢子粉。现在《中国药典》并未把灵芝孢子和灵芝分开。孢子的外壁相对很厚且坚韧，耐酸碱，所以孢子进入肠胃后，有效成分很难被人体吸收利用。基于此特点，灵芝孢子需经过孢子破壁才能使有效成分更好地被释放出来，便于人体吸收利用。

　　（3）灵芝一定是野生的才最好吗？

　　中国古代很早已有人工栽培的灵芝，《本草纲目》也有记载。野外采集草药时，我从来不建议采集菌类，因为菌类来源太复杂，若不熟悉便采摘食用，中毒的风险较高。野生的菌种受外界环境影响较大，质量难以控制。现在的栽培技术已经相当成熟，在温室和大棚都可栽培，并大量生产。野生灵芝与栽培灵芝药效相近，而栽培品的供应量和质量足够稳定，更容易掌握孢子生长周期。现在市面上销售的灵芝孢子粉基本来自栽培品种。野生的灵芝则很难做到这些。

　　（4）云芝和灵芝是否一样呢？

　　云芝和灵芝是两个物种，在《中国药典》中也明确分列于不同条目。

　　云芝和灵芝可以通过外观鉴别。云芝为多孔菌科真菌彩绒革盖菌 *Coriolus versicolor* (L. ex Fr.) Quel. 的干燥子实体。云芝的子实体也是一年生的，它的菌盖呈单扇形，常为几个叠生成覆瓦状或莲座状，表面由灰、褐、

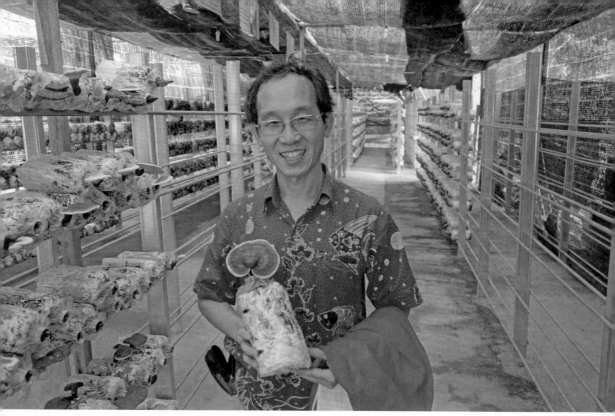

灵芝栽培大棚内采灵芝

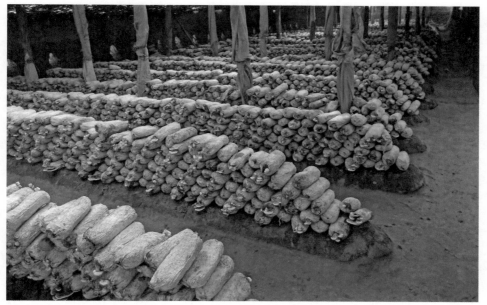

灵芝栽培大棚

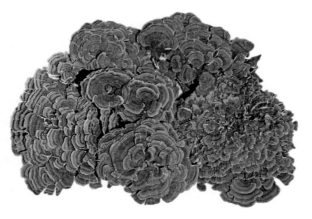

云芝药材

蓝、紫黑等颜色构成多色的环带。云芝主要生长在阔叶树木的枯干上，在世界各地森林中均有分布，由于人类的应用需求也开发了栽培的云芝。目前有关云芝的研究较多，大多集中在抗癌活性方面。

灵芝之所以受到中国人的喜爱，有文化的因素，也因为它是一味药材。人们要科学地、客观地认识灵芝，无论是药用灵芝也好，还是养生保健品的灵芝孢子粉也好，都不要将它神话。

如今灵芝的栽培技术已经很成熟了，彻底改变了"山中偶遇"、货源供不应求的状况，也保障了对灵芝更深入的研究与开发利用。

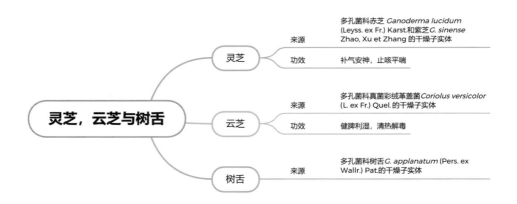

灵芝，云芝与树舌

灵芝
来源　多孔菌科赤芝 *Ganoderma lucidum* (Leyss. ex Fr.) Karst.和紫芝 *G. sinense* Zhao, Xu et Zhang 的干燥子实体
功效　补气安神，止咳平喘

云芝
来源　多孔菌科真菌彩绒革盖菌 *Coriolus versicolor* (L. ex Fr.) Quel. 的干燥子实体
功效　健脾利湿，清热解毒

树舌
来源　多孔菌科树舌 *G. applanatum* (Pers. ex Wallr.) Pat.的干燥子实体

桃

——五果为助桃为先

桃之文化

中国人对桃再熟悉不过了，桃可食用，可药用。中医治疗讲究的是扶正与祛邪，这种观念在中国民俗文化当中，也在桃子身上得到了充分体现。

桃原产于中国，有 3000 多年的栽培历史。在浙江河姆渡遗址中发现了六七千年前野生桃的桃核。

早在春秋战国时代的《诗经》当中就有描写桃花的《周南·桃夭》："桃之夭夭，灼灼其华。"这首诗借怒放的桃花来比喻美丽的新娘，表达新婚祝贺。后衍变成"逃之夭夭"就不是一个意思了。

桃子象征着健康长寿、幸福吉祥，祝寿时少不了桃的元素。桃能给人带来正能量，还是文人墨客笔下的好题材，成就了许多著名的诗词和美妙动人的故事，在民间广为流传。《三国演义》当中的"桃园三结义"，陶渊明笔下的《桃花源

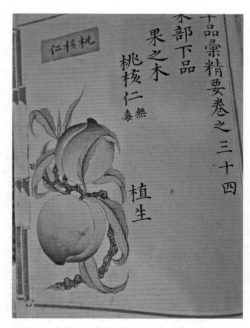

桃核仁（摘自《本草品汇精要》罗马本）

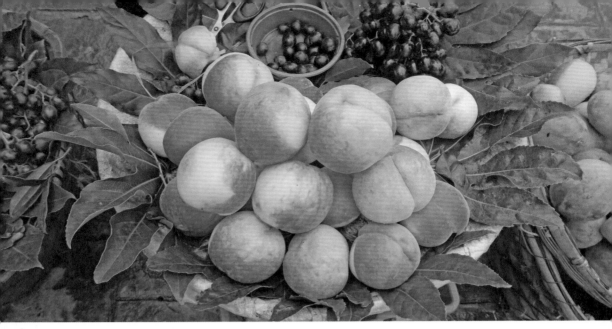

新鲜上市的桃子

记》，吴承恩笔下的《西游记》中齐天大圣孙悟空偷吃蟠桃的故事，皆是家喻户晓。

我曾为香港浸会大学中药标本中心请来一座镇馆之宝——由 2374 根人参组成的寿星公。寿星公形象栩栩如生，手上托着一个醒目的大寿桃。

传统观念里，桃符、桃木剑可以驱邪保平安。《本草纲目》中也收载了桃符，即门上挂的桃符。做桃符的习俗古已有之。早在《山海经》中已记载神荼和郁垒两位神仙，手持桃枝，专门捉妖拿怪。人们常常在桃木上雕刻

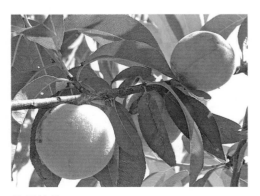

桃原植物

这两位神仙的肖像或他们的名字，做成桃符、桃木板，挂在门两旁以驱邪。每逢过年时，家家户户都要从门框上撤下旧桃符，更换上新桃符。桃符可视为春联和门神画的前身。

在西方，圣诞节是盛大的节日，过圣诞节时家家户户都摆上一棵圣诞树。在中国，过年是最重要的节

日，特别是在岭南地区过年的时候，家家都会摆上一棵专门观赏的桃树。因为红色的桃花——红桃，"红桃"粤语的谐音似"大展宏图"的"宏图"，预示着来年事业兴旺。过年时摆放桃花，未婚的人希望新的一年有桃花运，找到心仪的人生伴侣；已经结婚的人，寄望来年有个好人缘。

桃的故乡

南北朝时期贾思勰的《齐民要术》对桃的栽培有了详细的记载。晋代陶渊明笔下的《桃花源记》、明末清初孔尚任的著作《桃花扇》、曹雪芹《红楼梦》中林黛玉作的《桃花行》，其中桃的元素都为人们所熟知。

李时珍在《本草纲目》中记载，桃树开花很早，容易种植，而且结的果实特别多。桃字左右结构，左边一个木字，右边一个兆字，"兆"就在表示数量甚多。

桃为蔷薇科李属植物，李属李子表面比较光滑，而桃子表面有细细的绒毛。现在园艺品种多是桃和李的嫁接品种，称为桃驳李或李驳桃。

有人说日本产的水蜜桃好吃。其实日本在 150 多年前还没有桃子。1876年，日本冈山县一家园艺场从中国上海、天津引进了水蜜桃的树苗。由于他们不断地改进栽培技术让树苗在适合当地自然条件下生长，才有了后来的新品种。日本还有个家喻户晓的民间故事《桃太郎》，衍生出许多改编作品，它的故事就取材于冈山县。

现在中国的桃子已经遍及世界，全世界栽培桃的品种不少于 3000 种。我国现在有 800 多个桃的品种，栽培的面积和年产量都是世界之最，是名副其实的桃之故乡。

桃的应用

虽然桃种类诸多，但根据不同的功能大致可分为三大类：观赏的、食用的和药用的。观赏桃的品种主要是碧桃，在北京很常见，主要观花，一般不结果或结的果不适合食用。

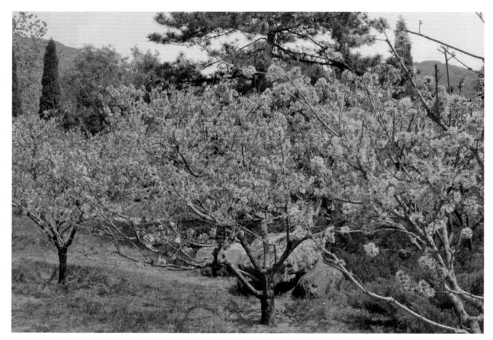
北京植物园中观赏的菊花桃

食用桃也有不同的种类，代表性的有多汁的水蜜桃、蟠桃、毛桃，爽脆的油桃、雪桃、鹰嘴桃。

《本草纲目》记载，新鲜的桃性温，味甘，具有补中益气，养阴生津，润肠通便的功效。桃子特别有益于肺，民间常用桃子治疗虚劳喘咳。

现代研究表明，桃子含有多种丰富的维生素、果酸和矿物质，特别是铁的含量比较高，桃的铁含量是苹果和梨的4～6倍。此外，鲜桃中膳食纤维和果胶也很多，有缓解便秘的作用。

桃子的保鲜期很短，有人叫它"隔夜愁"。成熟的桃子若储存不好。当一个筐里有了一个烂桃子，很快会传染到其他桃子一起烂掉。

桃仁

《本草纲目》记载，桃仁要取山中的毛桃，小而多毛，果肉少，果仁却丰富多脂，入药可以破血散瘀，润肠通便。

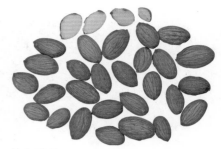
桃仁药材

汉代《伤寒论》记载的治疗下焦蓄血症的桃核承气汤，明代《万氏女科》中治疗瘀血内阻证的桃仁四物汤，清代《医林改错》中治疗胸中血瘀证的血府逐瘀汤，桃仁都是其中重要的药物之一。

桃花

除了桃仁可以药用以外，桃花也可以药用。唐代诗人崔护的《题都城南庄》中有"人面桃花相映红"的诗句。在桃花盛开的季节，人影与桃花交织在一起，相互映衬。桃花因人而更有生气，人面因花而更添娇艳。

《本草纲目》中记载：桃花味苦，性平，无毒，可令人好颜色，润泽颜面。同时引用了唐代笔记小说集《杜阳杂编》中的一则故事，并做分析。一妇女

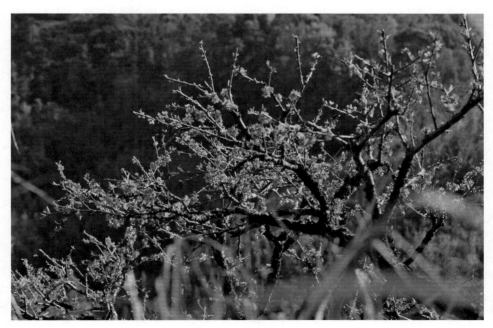
红艳的桃花

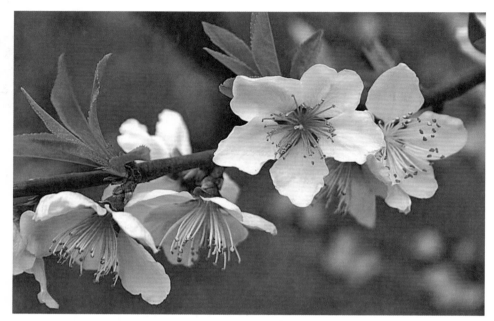

绽放的桃花

中年丧夫而发了狂。家里人把她锁在屋中，使她的病情加重了。一天夜里她将窗棂弄断，逃出屋子，登上桃树吃了几乎整树的桃花，癫狂之症不治自愈了。李时珍分析，这位妇人的病乃因惊怒伤肝气所致，而桃花利痰饮和散滞血的功效恰中病机，故癫狂得愈。

桃花与张仲景的桃核承气汤都能用来治疗蓄血发狂，二者有异曲同工之效。

《本草纲目》记载，用桃花拌上白雪来洗脸，可使人的颜面光润。农谚中有一句："三月还有桃花雪，四月还有麦秸霜。"此景不多见，桃花季节若能见到雪可算极为珍贵了。

《本草纲目》还有一个用桃花治疗雀斑的外用小方，将桃花与冬瓜仁分别研末，用蜂蜜调好，敷在脸上。

另外，桃花不能久服。李时珍提到，桃花若久服，即耗人阴血，损元气。元气都伤了，便保养不好身体了。

桃叶桃枝

李时珍在《本草纲目》中也有对于桃叶的记载，在有关预防与治疗瘟疫的内容中，桃叶的相关条目有80余条。其中有一个桃叶熬汤熏法，隔着竹席子用桃叶熬汤的蒸汽来熏蒸。《本草纲目》还记载了用桃枝煎水沐浴的方法。此类方法类似现在的药蒸、药浴。我在广西的瑶寨尝试过草药的熏蒸疗法，草药熏蒸使我全天进山考察的疲惫和倦意全消。

俗话说："桃养人，杏伤人。"桃是药食两用的水果，但食用也要适度。因为桃子性偏温热，多食易令人生热、上火，尤其是没有成熟的桃子更不能多吃。

刚出生几个月的婴儿最好不要吃桃，婴儿无法消化桃子里大量的大分子物质，容易造成过敏反应。

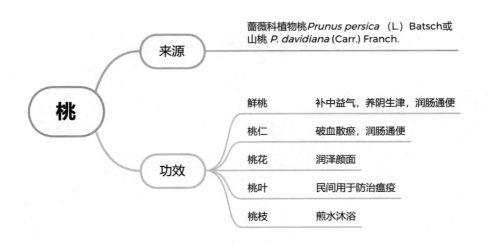

	来源	蔷薇科植物桃 *Prunus persica* （L.）Batsch或山桃 *P. davidiana* (Carr.) Franch.
桃		鲜桃：补中益气，养阴生津，润肠通便
	功效	桃仁：破血散瘀，润肠通便
		桃花：润泽颜面
		桃叶：民间用于防治瘟疫
		桃枝：煎水沐浴

杏
——虎守杏林佳话传

杏的诸多典故中最著名的要数杏林的传说。据《神仙传》记载，三国时期的名医董奉给人治病从不收取诊金，面对病患不断送来的谢意，他说："若要酬谢，重病患者病好了后可在我家门前栽种 5 棵杏树苗，轻病患者病好了栽 1 棵杏树苗。"年复一年，董奉治愈的患者不计其数，他家门前的杏树也蔚然成林。后来，人们就用"杏林"作为中医药学界的代名词。

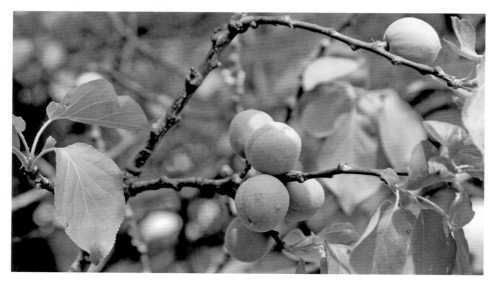

杏原植物

杏和桃一样都原产于中国，是我国最古老的栽培果树之一。早在三四千年前殷商时代的甲骨文中已有"杏"字。

《黄帝内经》提出"五谷为养""五果为助"，桃、杏、李、枣、栗被列为五果。大约在公元前 2 世纪，杏经由丝绸

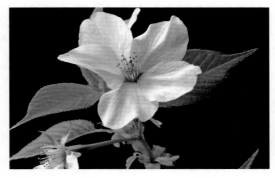

杏花

之路传到波斯，也就是今天的伊朗一带。如今，杏树已经遍布世界各地。

著名唐代大诗人杜牧有诗："借问酒家何处有？牧童遥指杏花村。"在我国传统文化中，关于杏树、杏花的典故不胜枚举。

梅杏桃李

杏主要分布在我国的北方，古时候有"南梅北杏"之说。《本草纲目》里记载："梅，杏类也。"桃、李、梅、杏、梨，还有樱花都是"亲戚"，现代植物分类学将它们归类于蔷薇科。这一组植物的共同特点是花通常呈白色或者粉红色，花瓣和萼片都是 5 个。由于花形、花色、开花时间很相近，一般很难区分。

我有一个口诀："樱、李、梨，花梗长。桃、杏、梅，贴枝长。"等到开花的时候，单看花是贴在树干树枝上的，还是有长花梗的，便可大致将它们分开。

药用桃仁和杏仁比较容易混淆。桃仁呈扁的长卵形，中部膨大；药用的苦杏仁呈扁心形，一端钝圆，比较肥厚。

南杏北杏

杏仁分为甜杏仁和苦杏仁两类，也就是岭南地区常说的南杏和北杏。南杏仁就是甜杏仁，主要做食品。北杏仁是苦杏仁，主要入药，是止咳平喘的代表药。

杏有野生的和栽培的。按《中国药典》所录，苦杏仁主要来自山杏 *Prunus armeniaca* L. var. *ansu* Maxim.、西伯利亚杏 *P. sibirica* L.、东北杏 *P. mandshurica* (Maxim.) Koehne 或杏 *P. armeniaca* L. 的干燥成熟种子。

山杏个头不大，但杏仁个头很大，主要入药用。我小时候吃杏都舍不得扔掉果仁，吃完果肉把果核砸开，取出杏仁来吃。虽然大人已经叮嘱孩子不要吃杏仁，但孩子们还是好奇，总要尝一尝，哪怕是尝到苦味后再吐出来。

苦杏仁吃着苦味很重，而且生吃是有危险的，因为未加工过的苦杏仁毒性比较大，儿童吃 10～20 粒或成人吃 40～60 粒，就可能引起中毒。每年都会发生因吃生苦杏仁导致的中毒事件，严重的甚至可致死。

苦杏仁中毒之后的处理方法在《本草纲目》中也有记载，传统方法是将杏树的根切碎煎汤，即可化解。这个方法我没试过，在中药当中，同一种植物的不同药用部位药性相反的例子还是不少的。比如，麻黄的地上部分发汗、地下部位敛汗。植物自身就带有解药，这倒是一个值得深入探索的课题。但是现在如果遇到这种食物中毒的情况，应该赶快送医急救。

栽培的杏有的偏酸，有的偏甜，主要供生食。在华北、西北各地的栽培品种有 200 个以上。北京较常见的有黄杏、大白杏。

《本草纲目》记载，杏具有生津止渴，润肺定喘的功效。成语有望梅止渴，其实凡是吃过酸杏的人都会说杏也不亚于梅。

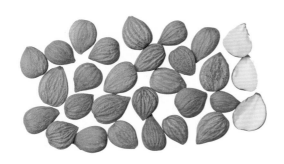

苦杏仁药材

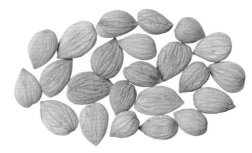

甜杏仁药材

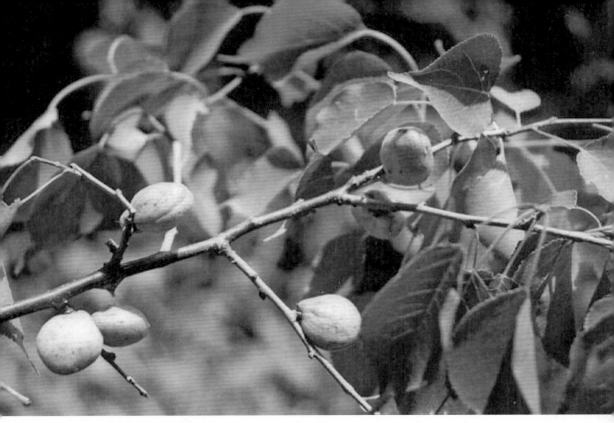

山杏原植物

　　杏虽好吃，但不能吃多。《本草纲目》当中记载了过量食用的不良反应。杏属热性的食物，体质实热的人，多食就容易上火，可能导致口舌生疮，加重口干舌燥、便秘。

　　桃、杏、李三种水果常放在一起比较，他们的性味可说是一个比一个偏性大。

　　《本草纲目》还记载可以将杏晒成杏脯，制成蜜饯。蜜饯中有一种嘉应子，简称应子，它是李子制成的蜜饯。名叫嘉应子是因为产自广东嘉应州（现广东省梅州市）。嘉应子呈咖啡色，色泽发亮，肉质细腻，硬软适中，甜酸可口，具有开胃，止咳的功效。不但在岭南地区，在我国大江南北，甚至在整个东南亚都特别受欢迎。

　　在中国香港看中医，诊所抓好药之后常常会送一包嘉应子或者山楂片。喝完药汤吃一粒，嘴里残留的中药味可以很快消除，给嘴里加点甜味。

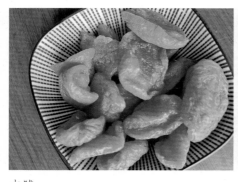

杏脯

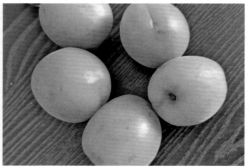

杏

杏仁功效

　　杏仁具有降气止咳平喘，润肠通便的功效。杏仁中含大量不饱和脂肪酸，对人体健康有益。李时珍记载："杏仁能散、能降。"中医理论认为，肺主宣发和肃降，一升一降。但凡咳喘往往都是与肺气不能正常升降有关。

　　中医治咳喘最常用的组合要数麻黄和杏仁，一对经典药对。麻黄宣发，杏仁肃降。它们常出现在治咳喘的经典方剂和中成药里，比如，麻黄汤、麻杏甘石汤等。

　　杏仁除了和麻黄搭档之外，也经常和紫苏叶、桑叶一起使用。在秋天用来治疗凉燥和温燥感冒咳嗽的杏苏散和桑杏汤，杏仁在其中以降肺气著称。

　　另外，杏仁润肠通便的作用显著。一般苦杏仁只用几粒，甜杏仁用一小把即可见效。甜杏仁主要用于食品，具有很高的营养价值，偏重于滋润及养护肺气，作用也比较和缓。

　　岭南人常把两种杏仁一起煲汤或煮糖水，南北杏煲猪肺就是取其止咳平喘之功。岭南的煲汤十分智慧，先把苦杏仁放在开水里煮上几分钟，直到可轻松地搓去外皮。这种水煮去皮的方法其实是从古流传至今的中药炮制方法——燀（chǎn）法。燀字带着火字边，却不是直接用火，而是用沸水。燀苦杏仁现在仍是《中国药典》收载的处理苦杏仁饮片的方法。

　　杏仁引起中毒的原因，与其含有的苦杏仁苷和苦杏仁酶有关。苦杏仁酶能水解苦杏仁苷，产生剧毒的氢氰酸。但苦杏仁酶不耐高温，用开水焯一焯，就可以破坏苦杏仁酶，将这个中间环节切断，酶发挥不了作用，也就不会产生毒性成分氢氰酸了，服用杏仁也就安全了。

杏仁虽有毒，但用水泡到没有苦味了以后，再来腌咸菜则非常可口、非常脆，北京的八宝菜中就有一味杏仁。

除了南北杏仁，《本草纲目》里也见巴旦杏的记载，巴旦杏出回回旧地。巴旦是由波斯语 Badam 而来的，它的果实称为巴旦杏，正规的学名是扁桃 *Amygdalus communis* L.。现在商品中经常见到标示着"美国大杏仁"的，其实有的就是巴旦杏仁。它的果肉一般不作食品，主要吃的是果子里边的种仁。

> 不论华人走到哪里，杏林文化都随之弘扬。我在美国西部到访过一间一百多年前大淘金时代的中医诊所——金华昌。金华昌的大门前，有一棵高达七八米枝繁叶茂的杏树，好像是一面在北美飘扬的不落锦旗，颂扬着海外中医精湛的医术和高尚的医德。

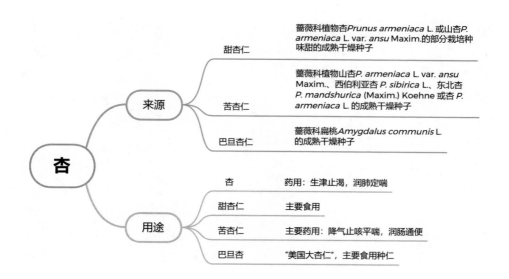

		甜杏仁	蔷薇科植物杏*Prunus armeniaca* L. 或山杏*P. armeniaca* L. var. *ansu* Maxim.的部分栽培种味甜的成熟干燥种子
	来源	苦杏仁	蔷薇科植物山杏*P. armeniaca* L. var. *ansu* Maxim.、西伯利亚杏*P. sibirica* L、东北杏*P. mandshurica* (Maxim.) Koehne 或杏*P. armeniaca* L. 的成熟干燥种子
		巴旦杏仁	蔷薇科扁桃*Amygdalus communis* L. 的成熟干燥种子
杏		杏	药用：生津止渴，润肺定喘
	用途	甜杏仁	主要食用
		苦杏仁	主要药用：降气止咳平喘，润肠通便
		巴旦杏	"美国大杏仁"，主要食用种仁

梅
——一枝先放报春来

梅的文化

梅起初产自中国南方，现在各地都有栽培，长江以南地区为多。中国人对梅的利用和栽培，至少有 3000 多年的历史。《三国演义》杜撰了一段《青梅煮酒论英雄》的故事。曹操与刘备两人，在青梅时节一边饮酒一边谈论天下大势，品评谁是天下英雄。书中写道："随至小亭，已设樽俎。盘置青梅，一樽煮酒。"可见青梅是下酒之物。

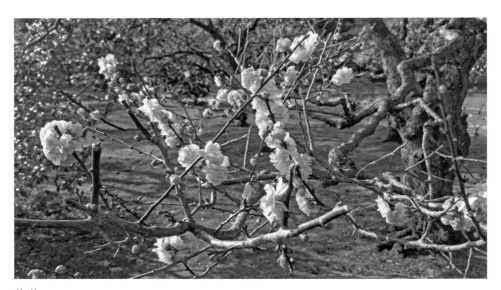

梅花

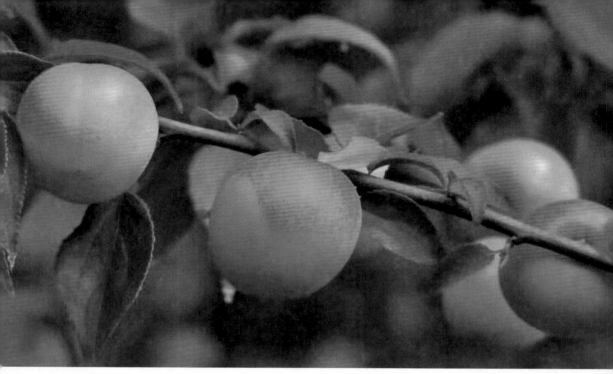

梅原植物

比起青梅煮酒的故事，成语典故望梅止渴也许更能展现梅子的功能。曹操率领大军出征的路上，天气炎热，士兵们口干舌燥，体力渐渐不支。曹操骑在高头大马上，扬鞭朝前方一指，对士兵们说："前面有一大片梅林，结满了梅子，又酸又甜可以解渴。"士兵们听了之后，不自觉口舌生津，又有了行动力，撑到了前方的水源地。

梅雨季节一般指农历的五月，也就是阳历的六七月。这个时间正是梅子果实慢慢成熟的时候，也是江南地区阴雨连绵的时节，衣物、食品都很容易发霉，所以梅雨别名又叫"霉雨"。

《本草纲目》记载了一个洗衣方法，用梅树叶煎的汤可以洗去衣服上的霉点，梅雨季节来时或许可以一试。

酸梅汤

酸梅汤是北京人童年酸甜的记忆，我们小时候特别盼望着过夏天。大人怕小孩中暑，就会买来酸梅汤，那时候酸梅汤可是奢侈品。现在的酸梅汤已经是风靡全国的饮料了，还走出了国门，无论天气热还是不热，想喝就能喝到。

酸梅汤虽好喝，也不能喝太多。胃酸过多的人不适合喝，且喝完要及时用清水漱口，以免太酸伤了牙齿。

酸梅汤的主要原料是乌梅、山楂、甘草、冰糖，有时还会加上些桂花来增加香味。这里用的乌梅就是中药乌梅。乌梅是经过加工的，使青梅变成乌黑色。《本草纲目》里写道："梅实采半黄者，以烟熏之为乌梅。"十几年前，香港的亚洲电视台《芳草寻源》栏目，邀请我做学术顾问，其间拍摄过乌梅加工的全过程，让我对乌梅也有了更全面的了解。

乌梅

根据《中国药典》的记录，梅子需要在近成熟时采收下来，炮制成乌梅需低温烘干，再闷至颜色变黑。

各地的乌梅加工方法有差别。根据福建中医药大学华碧春教授介绍，她的故乡福建上杭是著名的道地药材杭梅的产地，当地制作乌梅不涂木炭灰，而是直接慢慢熏烤成乌黑色。

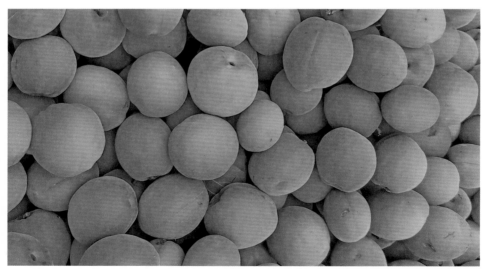

青梅

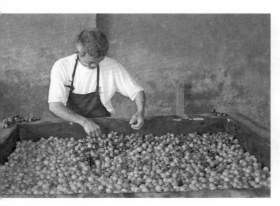

熏烤梅子

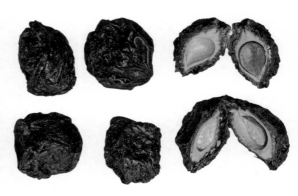

乌梅药材

梅的拉丁学名 *Prunus mume* (Sieb.) Sieb. et Zucc. 中的 *mume* 就来自乌梅的汉语发音。杏和梅在青涩的时候表面看着是一样的，如果用同样的方法来制作"乌杏"，外观可能也差不多。而剖开杏和梅观察果核，即可分辨二者。杏核表面光滑，梅核表面凹凸不平，无论表面怎么"化妆"，果核都是无法改变的。

乌梅是一种常用中药，它的主要功效是生津，安蛔，涩肠，止咳。出自汉代张仲景的《伤寒论》名方——乌梅丸可治疗蛔虫病。

记得我在北京中医药大学上学时，宋老师在方剂学课上讲了一个用乌梅丸治病的案例。老师讲到他在读书时有一年暑假回老家，见到一位本家的嫂子，肚子疼得满炕打滚，患的就是胆道蛔虫病。他给患者开了一剂刚学的乌梅丸，药一吃下去，立刻奏效。这位当时还没毕

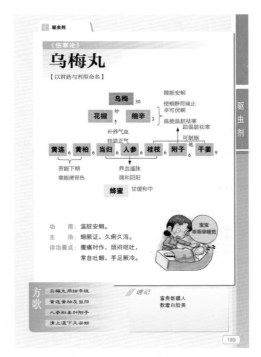

乌梅丸（摘自《百方图解》）

业的年轻人成了村里的名医。

古人总结得已十分到位："蛔得酸则静，得辛则伏，得苦则下。"单用一味乌梅还不能祛蛔，只能安蛔。乌梅丸里的乌梅是酸的，用苦酒也就是醋，泡一个晚上。乌梅加醋服下后，在病患肚子里的蛔虫马上就"安静"了下来。乌梅丸里还有花椒、细辛协同作用可麻痹虫体，最后把被麻痹的蛔虫顺利排出体外。

李时珍还记载乌梅敛肺，止久嗽。二陈汤是由陈皮、半夏为主组成的，主要用来燥湿化痰，理气和中。

二陈汤原始的歌诀是：

> 二陈汤用半夏陈，
> 益以茯苓甘草成。
> 理气和中兼燥湿，
> 一切痰饮此方珍。

二陈汤出自宋代官修的《太平惠民和剂局方》，原书中提到在煎煮二陈汤的时候，要加上生姜七片，乌梅一粒。小小的一粒乌梅如同画龙点睛的一笔。

我个人看来二陈汤的歌诀可把第二句改成：苓草梅姜一并存。这样乌梅就不会被丢下了。

记录在《本草纲目》中的白梅，又名盐梅、霜梅。主治泻痢烦渴，功同乌梅。《本草纲目》记载了白梅的炮制方法：取青梅用盐水浸泡，白天捞出放在阳光下晒，晚上再放入盐水中浸泡，如此反复十来天，白梅就制成了。日久天长，梅子的表面会析出一层白色的盐霜。

另外，白梅还可以外用，可和药点痣、腐蚀恶肉。但若使用乌梅治疗息肉，需要在医师指导下使用，自己不要盲目尝试。

酸梅

梅子可被当作酸味的调料使用，历史可以追溯到《尚书》中的记载。

商王武丁曾对手下大臣傅说（yuè）言道："你是我的好臣子，我要酿酒，你就是酒曲；我要做肉羹，你就是调味的盐和梅子。"盐梅在古代也是贤良臣子的代称。

酿醋的工艺逐渐成熟精良，调味料梅子慢慢不常用了。

岭南地区的名菜烧鹅，做法非常考究，吃的时候必须蘸上酸梅酱，别具风味。酸梅酱就源于3000多年前的梅酱。烧鹅通常个头很大，油脂非常丰富，烧制后皮脆肉滑，皮下还有一层厚厚的脂肪，蘸酸梅酱正好解腻。同理，吃北京烤鸭需要在小薄饼上抹一层解腻的甜面酱以及少许大葱丝。

话梅是常见的零食，特别开胃。如果容易晕车晕船的话，可以在搭车乘船的时候含上一粒话梅，常能缓解症状。

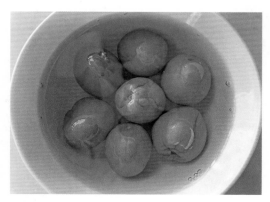

梅还能酿酒，日本的青梅酒很出名。我曾到过日本的青梅市，赏梅并品尝梅酒。日本人的饭团里，一般都会放一颗梅子，这里主要是起防腐作用。

青梅酒

蜡梅

腊月开的蜡梅，其实是蜡梅科的植物 *Chimonanthus praecox* (L.) Link，不是梅花所属的蔷薇科植物。蜡梅开花也比梅花早。蜡梅的花朵基本是蜡黄色的；梅花的花色有白、粉、红、紫红色等。除观赏外，蜡梅还可作香料，也可提取精油。

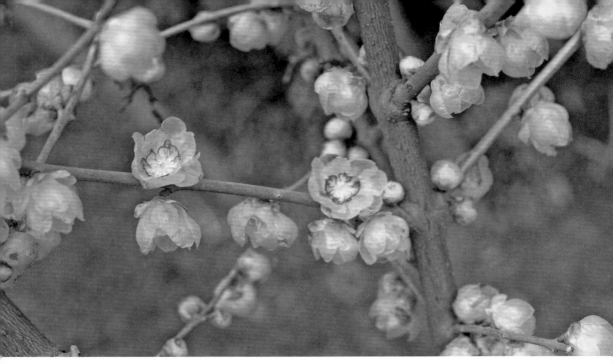

蜡梅

梅花是我国十大名花之一，又与兰、竹、菊并称"花中四君子"，与松、竹并称为"岁寒三友"。从古至今，梅一直是我国经典的观赏树木。梅为花中寿星，树龄可超过千年。梅花香自苦寒来，傲雪凌霜，它是坚强、毅力的象征。

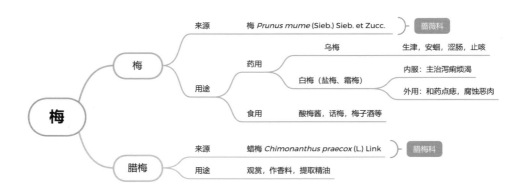

柿子
——凌霜红染有七绝

柿柿如意

柿子被赋予了许多文化内涵。在中国北方，特别是在我熟悉的老家北京，宽敞些的四合院里都种着大树。不同的树有不同的含义，种柿子寓意着红红火火，养石榴期待着多子多福，栽玉兰、海棠代表着年年有余、金玉满堂。

每到秋天柿子熟了的时节，人们摘柿子时总会留几个在树上，等到冬天来喂鸟、喂喜鹊，人和动物和谐共处，图个吉利。

《本草纲目》中记载了一段"柿有七绝"的说法："一曰寿，二多阴，三无鸟窠，四无虫蛀，五霜叶可观，六嘉实可啖，七落叶肥大可以临书。"一曰寿，二多阴，指的是柿子生命力强，寿命特别长，硕果

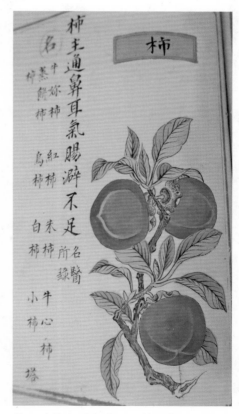

柿子（摘自《本草品汇精要》罗马本）

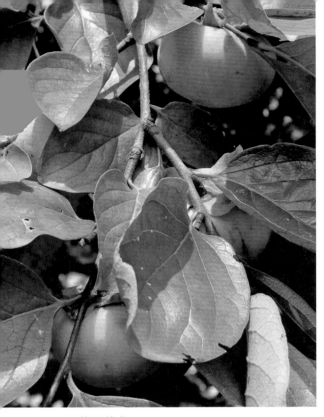

柿原植物

累累，旱涝保收，属于容易栽的"铁杆庄稼"。除此之外，柿子树还是一种非常好的木材，因为它的木质特别坚实，不容易开裂。三，意思是柿子树上没有鸟筑巢。四，柿树的自我防御功能强，几乎没有虫蛀。五，赏柿子也是一景，经霜一打柿子叶特别红，秋天可赏红叶。六，柿子味美。七，指柿树叶革质，可以在叶面上写字。

柿子在我国各地广泛栽培，华北地区是主要产区。红彤彤的柿子是深秋的当令水果。

柿树被明太祖朱元璋赐封"凌霜侯"的名号，在一众果树中比较有地位。据清代《燕京岁时记》记载，明太祖朱元璋少年时当过和尚，也沿街讨过饭。一次他经过一个村庄，两天汤米未进，看到一棵柿子树长满了柿子，他摘下柿子就往嘴里填，一口气吃了十多个，解了腹中难耐的饥饿。后来他当上了皇帝，不忘柿树的救命之恩，封柿树为"凌霜侯"。

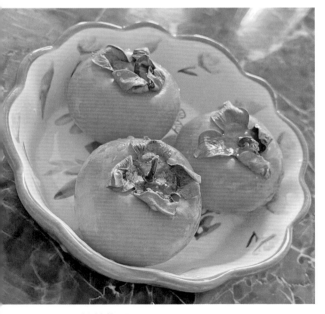

新鲜柿子

柿子与黑枣

柿 *Diospyros kaki* Thunb. 是柿树科的落叶乔木，最高可长到 15 米。中国是柿树的故乡，也是世界上出产柿子最多的国家，柿子的栽培品种成百上千。从古到今，柿子的培育在不断创新，品种数量不断增加。

中国栽培柿树的历史已经超过 3000 年。在先秦时期，柿子就是一种很受欢迎的水果，湖南长沙马王堆汉墓出土过柿子核。宋代苏颂的著作《本草图经》附上了精美的柿子图，可见在那时，柿子的栽培已经相当普遍了。但柿子栽培有一个特点，就是需要嫁接，而嫁接的母本是软枣。软枣的正名是君迁子 *D. lotus* L.，是最理想的嫁接柿树的砧木。君迁子的果实形态与枣类似，所以名中有"枣"，果实成熟时呈紫黑色，别名又叫黑枣。

甘柿与涩柿

南北朝时期，贾思勰的《齐民要术》已记载了有关柿的嫁接及脱涩加工方法。脱涩，即去掉柿子里的苦涩味。柿子的品种大致可以分为两类，"甘柿"和"涩柿"。甘柿又称为甜柿、脆柿，口感又甜又脆，受人欢迎。涩柿的果肉则带有涩味，因其果肉含有大量的鞣酸，需脱涩后才可食用。我国栽培的品种大多属于涩柿的品系。

有一种自然的脱涩方法，就是东北、北京地区常见的"冻柿子"。柿子被冻硬后，再放到凉水中慢慢地化开，柿子周围会形成一个大冰坨，但一定不能用开水烫，开水一

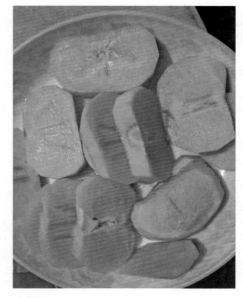

脆柿子

烫柿子就烂了。冻柿子的味道比蜜汁还甜美，咬开一个小口嘬着果汁吃，或者用吸管吸着吃。

还有一种脱涩方法，就是把柿子和成熟的苹果、梨、猕猴桃放在一起，利用其他水果释放出的乙烯来催熟柿子。人工脱涩还有热水捂、喷洒酒精、石灰水甚至乙烯利等手段，通常 2～4 天能完成脱涩。

秋季养生有一个核心点，就是滋阴润燥。柿子是治疗秋燥的一剂良方。坊间一直有个说法，秋冬吃了柿子不容易感冒。

柿饼、柿霜、柿蒂、柿叶

为了便于保存和运输，人们创造出了很多种处理柿子的方法，其中之一就是把柿子做成柿饼。《本草纲目》中记载："晒干者，谓之白柿。""白柿即干柿生霜者。"李时珍这里说的白柿其实就是柿饼。北京出柿饼，我便比较熟悉这种美味的小吃。

我也曾到陕西秦岭的柿子产区参观过当地加工柿饼的过程。果农用铁片制成的小旋刀，飞快地刮掉柿子表皮，果肉上只留柿子把，也就是柿蒂。然后用麻绳把柿子拴起来，让它自然风干，干燥过程中得时不时用手捏一捏，检查是否变软。等柿子变软以后，轻轻地用手把柿子压扁。柿子表面渗出的白霜就是柿霜。

柿饼有润肺，健脾，涩肠的功效。李时珍在《本草纲目》中记载了这样一个病例。有一户人家，三代人都患有胃反，即反胃、脾胃虚寒、消化不良的症状，天天如此，颇是煎熬。三代人当中两代人都被病魔夺去了生命，到了孙子这一辈，幸运地得到了一个验方，就是天天吃柿饼，和着饭一起吃，慢慢地病就治好了。如遇到脾胃不好，经常反胃、腹泻的话，或许可以试试每天吃一个柿饼。但如果有便秘的症状，那就不要尝试了。

柿霜是一种炮制后的产物，干燥过程中渗出的糖分在表面凝结成结晶，似蒙着一层白霜。柿霜的味道是甜的，具有止咳，化痰，润肺的功效。有些人不了解柿霜的形成过程，见到柿子表面的白霜以为是灰或脏东西，用水洗掉后再吃。那就把精华洗走了。其他中药也有类似情况，这些霜是优质药材的表现，析出的"霜"也是有效成分。

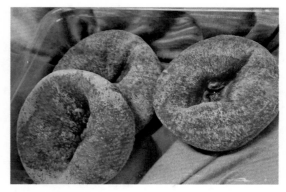

挂着柿霜的柿饼

柿蒂是柿子身上一味很常用的中药，擅长治疗呃逆、嗳气。这种气逆上冲的问题是自身无法控制的，治疗这类症状的成本很低，方法也很简单。用 5 ～ 10 个柿蒂，浸泡 15 分钟，然后煮开，煮开后继续保持小火沸腾 10 分钟，就可以喝了。如果因为吃了冷东西造成打嗝的话，煎煮时可以加几片生姜，效果更好。

柿子叶宽而厚，可以当茶叶冲泡来喝。柿子叶中富含单宁，泡出的茶呈弱酸性，有润燥通便，生津，化痰止咳的功效。

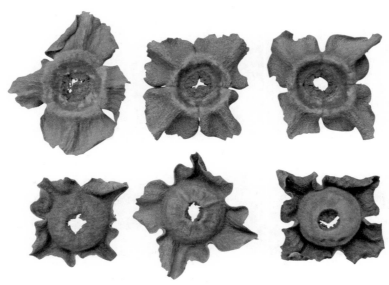

柿蒂药材

饮食禁忌

民间有一种说法："一个柿子十副药。"其实这句话有两层含义。第一层含义是指柿子有很多功能，成熟的柿子对身体很有益处，吃一个柿子相当于吃了十副补药。第二层含义是指柿子食用不当会惹出毛病，还要再搭上十副药才能调理好。

柿子不能多吃，也不能空腹吃。柿子中含有果胶、树胶和鞣酸，遇到胃酸后容易凝集，沉淀在胃里形成不溶于水的胃柿石，造成胃部不适。此外，柿子不能与螃蟹等海产品一起吃。李时珍特为此总结了古人的经验："凡柿同蟹食，令人腹痛作泻，二者俱寒也。"古人的忠告，今人不能忘记。

我在和外国学者交流时，他们常常被中医药当中的一些不可思议的奇招妙招所吸引。中华民族是好客的民族，中医药是一个大家庭，兼容并蓄。在热烈欢迎外来药进入这个大家庭时，中国人习惯给它找个类比的对象，比如，西红柿和柿子、番红花和红花、番木瓜和木瓜、胡桃和桃、番石榴和石榴、番木鳖和木鳖子、胡萝卜和萝卜。但有时候也不免乱点鸳鸯谱，造成一些误解。澄清品种来源一直是使用药材、食材前必要的工序。

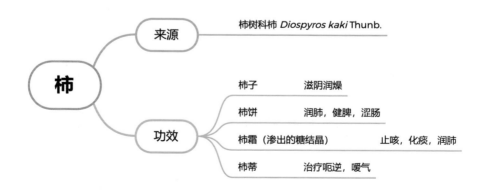

	来源	柿树科柿 *Diospyros kaki* Thunb.
柿		柿子　　滋阴润燥
		柿饼　　润肺，健脾，涩肠
	功效	柿霜（渗出的糖结晶）　　止咳，化痰，润肺
		柿蒂　　治疗呃逆，嗳气

枣
——秋来硕果压枝繁

枣的文化

"大红枣儿甜又香，送给咱亲人尝一尝。"枣是我国最早的水果种类之一，中华民族对枣的感情非同一般。在很早以前，中华大地上就诞生了与枣相关的文化。成语中有"让枣推梨"，比喻兄弟友爱。

中国的民俗中，遇到新婚喜事，亲友们也会送上一把大枣，再加上花

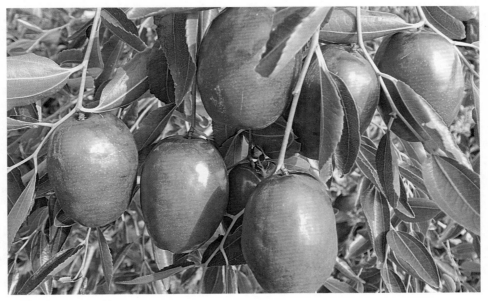

枣原植物

生、桂圆、莲子，寓意"早生贵子"。

枣树的树干十分坚硬。古代雕版印刷常用枣木、梨木，后用"枣梨"代指印书。古书的序言中常说到"付诸枣梨""谋之枣梨"，就意味着这本书准备出版了。作者有时谦虚地表达自己的水平还不够高，会谦称"灾及枣梨"。

枣的家族

李时珍将枣放在了《本草纲目》第29卷的果部里，枣是相当常用的一味中药，干鲜两相宜。

枣其实是鼠李科枣属多种植物的统称，该属植物在全世界约有100种，主要分布在亚洲和美洲，中国有12种。

药用大枣的植物拉丁学名 *Ziziphus jujuba* Mill.，它的发音有点可爱。每次在上课时，我念出拉丁名 jujuba 时，同学们都不免发笑，就这样说一遍就记住了。

一般北方干旱地区的枣最好，有句农谚"旱枣涝梨"，指的是较干旱的气候利于大枣生长，水分多利于梨的生长。枣树的生命力很强，无论旱地、碱地、山区、平原、河滩、荒漠都能生长，寿命也长，可活数百年。

大枣原产中国，以山东、山西、陕西、河北最多。李时珍在《本草纲目》中记载："大枣南北皆有，惟青、晋所出者肥大甘美，入药为良。"

大枣的大小与功效不一定有直接关系，而是各有特色。比如，山西的稷山板枣，虽然比新疆、陕北产的外形小很多，但肉厚、甜度高，掰开果肉，可以见到金黄色的糖丝。后起之秀还有

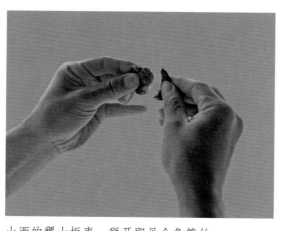

山西的稷山板枣，掰开即见金色糖丝

近年引种到新疆的和田大枣，个头很大。鲜的时候和乒乓球一样大，形状不太圆，果肉也厚。

《伤寒论》所载处方中的枣都以"枚"为单位。个头大的和个头小的大枣，在剂量上会有很大的差别。所以，具体用几枚、怎样用，要询问中医医生的专业建议。

枣之应用

李时珍在《本草纲目》记述："枣为脾之果，故脾病宜食之。"大枣入脾，脾在味为甘。大枣的营养物质十分丰富，现代药理研究表明，大枣具有增强免疫、改善造血功能、抗衰老、抗肿瘤等作用。

大枣可鲜食，也可干用，还可制成醉枣、脆枣、蜜饯等。但是，鲜枣不能多吃。《本草纲目》中提到吃太多鲜枣，易助长湿热，引起消化不良，尤其是青枣。脾胃虚弱的人更不宜多吃鲜枣，吃鲜枣后脾胃会更不舒服。食用时也不能"囫囵吞枣"，要细嚼慢咽。

《神农本草经》将大枣列为上品。其性味甘平，具有健脾益气，养血安神的功效。在中国很多地区，妇女坐月子时的餐食里都会有大枣，用枣补气血，如小米粥里加大枣。

俗话说，一日食三枣，百岁不显老。端午节的粽子、中秋节的枣泥月饼、腊八的八宝粥、过年的年糕等应节食品中更少不了枣。现在以枣为原料的保健品已经多得数不胜数了。

甘麦大枣汤

关于枣的复方，仅仅《伤寒论》和《金匮要略》中的加在一起就有58首。《伤寒论》中的桂枝汤为解表剂，运用至今，其中除了用桂枝和芍药，还用了生姜和大枣这个经典组合，主要治疗营卫不和的虚人外感。

在张仲景的方剂里，往往姜枣同用，调和脾胃，扶正祛寒。现在一到夏天，很多人长期待在空调房里，或喝冰箱里的生冷饮料导致脾胃不适，可用姜枣茶来调理。

甘麦大枣汤也是张仲景的名方，方中只有甘草、小麦和大枣三味药，可养心安神。这个方可以治疗脏躁，即精神抑郁，心中烦乱。李时珍引用了南宋陈自明《妇人良方》的一则医案。南宋时，有一位叫程虎卿的人，他的夫人怀孕四五个月时，悲伤难过，找了很多名医都没有改善。正当不知所措之时，他的朋友给他推荐了甘麦大枣汤，一剂药下去马上见效。

我的一位美国友人曾受更年期综合征困扰多年，她服用过不少西药，却都不见效。我就向她推荐了甘麦大枣汤，效果十分显著。对了症，中医古方的疗效就能立竿见影。

大枣与红枣

大枣是不是红枣？这是我常被问到的一个问题。

在北方药材市场，大枣和红枣就是同一种东西，没有区别。可在中国香港的市场上，他们被分为两种商品。为此我向行内人士请教，终于找到了答案。

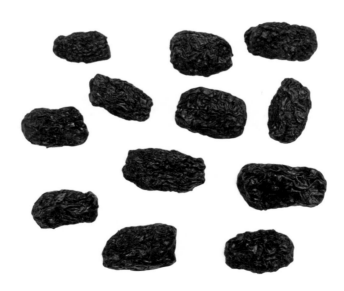

市售大枣（乌枣、熏枣）

在岭南地区，早年商家都是前店后厂，多为小作坊。商家进货后，按枣的大小分类，个头小的，称为红枣。个头大的，经过水煮、窑熏、阴干加工，叫作大枣、乌枣或熏枣，形成了新的商品规格。

目前在广东和中国香港地区，中医大夫如果开大枣，使用的便是炮制过的乌枣。日常餐饮、煲汤用的是个头小的红枣。

一般认为红枣和大枣、乌枣功效的区别在于，红枣性甘温，可补脾和胃，补气生津，调和营卫；大枣或乌枣，偏甘热，除了补脾胃外，还有一定的滋补肝肾的作用。

由于南方的气候和南方人普遍的体质情况，南方人过多食用红枣易生痰湿，食用经过炮制后的大枣，可在一定程度上减少生痰湿的问题。

现在内地不少加工厂家应市场需要，也加工生产乌枣，除供应港台地区及东南亚以外，内地市场也有需求。

常见的商品蜜枣有两种。棕榈科的伊拉克蜜枣，即椰枣，长 5～6 厘米。岭南煲汤用的蜜枣是大枣的蜜饯，有些半透明，表面上有糖霜，还可见到明显的纵向皱痕。

而黑枣，并不是前文中提到的乌枣，而是柿树科植物，与大枣相去甚远。

∽ 小酸枣 ∽

大枣与酸枣是一对"亲兄弟"，酸枣被放在《本草纲目》第 36 卷木部的灌木类中。酸枣树有一个别名——棘。

酸枣生长得漫山遍野，本不值钱，但这些年人工费提高了，使得酸枣的价格也贵了起来。

植物分类学上，酸枣是枣的原变种，它的拉丁学名是 *Ziziphus jujuba* var. *spinosa* (Bge.) Hu ex H. F. Chow.，变种名意思是多刺的。

我上大学时因药用植物科目的实习，去到了八达岭长城脚下。那是 6 月中旬，在灌木丛中就能看到很多绿里透红、未成熟的小酸枣。

评剧名角小（筱）白玉霜在评剧《金沙江畔》中，有一段经典唱段：

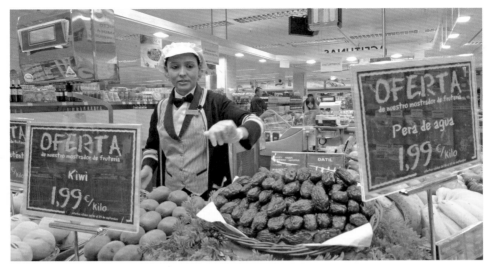

迪拜水果摊上的椰枣（伊拉克蜜枣）

"小酸枣滴溜溜的圆，红彤彤的挂满悬崖边，吃在嘴里冒酸水，吃在嘴里口不干。"

酸枣的果核大，虽说果肉少，口渴时尝上几粒，津液顿生，那感觉胜过任何饮料。

酸枣以干燥成熟的种子入药，叫酸枣仁，有宁心安神，养肝敛汗的功效，可用于失眠。酸枣仁用于安神时，要用炮制过的炙品，且需碾碎。酸枣仁汤是著名的安神方剂，一共五味药，酸枣仁是君药，复方用起来效果更好。我本人在大学期间曾经长期失眠，吃了酸枣仁症状大为改善。

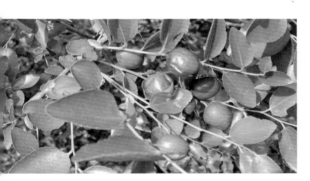

酸枣原植物

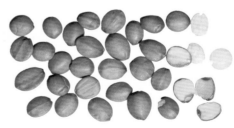

酸枣仁药材

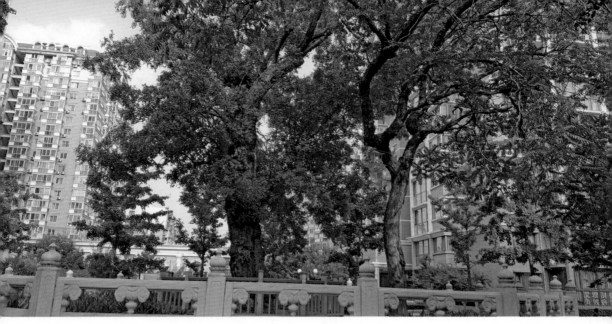

北京市花市大街附近的"酸枣王",树龄已有800年

俗话说:有枣没枣打三杆子。我小时候也打过枣,一竿子打过去,大枣连同小枝和枣叶一起噼里啪啦地落下来,但不会伤到树体。客观上还能起到梳枝、剪枝的作用,第二年枣树还会长得更好,结的枣也会更多。打枣时要戴个草帽,不然枣子掉下来砸到头上生疼。童年的街巷已经时过境迁了,但每当回想起童年的大枣,我心里都是美滋滋的,至今回味无穷。

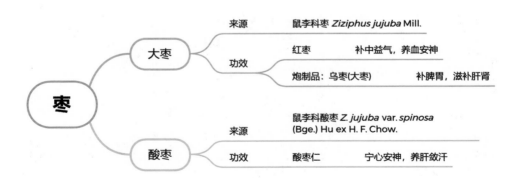

枣

大枣
  来源　鼠李科枣 *Ziziphus jujuba* Mill.
  功效
    红枣　补中益气,养血安神
    炮制品:乌枣(大枣)　补脾胃,滋补肝肾

酸枣
  来源　鼠李科酸枣 *Z. jujuba* var. *spinosa* (Bge.) Hu ex H. F. Chow.
  功效　酸枣仁　宁心安神,养肝敛汗

核桃和栗子
——药不苦口最堪夸

∽ **话说核桃** ∾

有个谜语："两个小木盆，扣个皱脸人，木盆扣得紧，不砸不开门。"这谜语充满童真稚趣，勾起了我的童年记忆。

核桃又叫胡桃，听上去就像是外来的。的确，不少史书记载，核桃是张骞通西域时带回中原的。近代也有研究表明，核桃原产在中亚，包括今天中国新疆一带，所以中国有土生土长的核桃，只不过它的起源不在中原腹地。

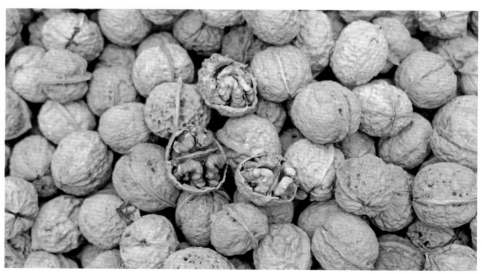

核桃干果

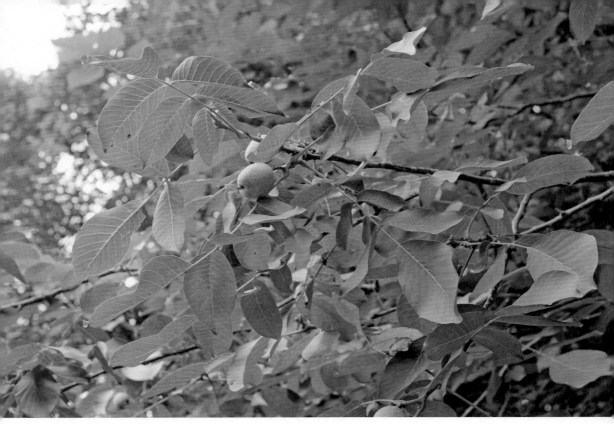

核桃原植物胡桃

核桃植物学名是 *Juglans regia* L.，胡桃科胡桃属胡桃。该属植物遍布整个亚洲温带地区。核桃在 15 世纪传入了英国，又在 18 世纪传入美国，如今核桃已经成了世界上最重要的干果之一。有统计表明，全世界有 50 多个国家和地区栽培核桃，其中产量最大的是中国，约占总产量的 70%。

核桃同时是一种染色剂的原料。染色用的是核桃青色的果皮，不是种仁。

新鲜核桃的外果皮为黄绿色，又生又涩。但青皮不容易剥除，接触到的东西易被染黑。过去偷核桃的人轻易就被抓个现行，被染色的手就是证据。核桃的青色果皮中含有大量鞣质和没食子酸。这两种物质在空气中会被迅速氧化，而变成黑色的物质，着色力还很强，一个星期都洗不掉。

核桃木质地坚硬，可作为优质的建筑、雕刻原料，更是优良的绿化树种。摘下一片核桃叶，放在手里揉一揉，味道特别清香。

核桃采摘后去除果皮，才能露出那层黄色木质的内果皮，这才是市场上

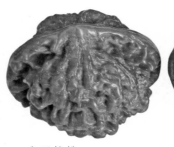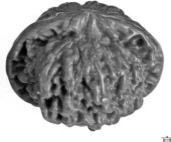

文玩核桃

见到的带壳的核桃，最里面的种仁才是食用的核桃仁。

一般的核桃都需要用钳子等金属工具砸开才能享用。经过多年的选育、栽培，现有了皮薄、仁大、用手都能捏碎的纸皮核桃。

那种皮极厚、外形又好看的文玩核桃是传统的"健身球"，在文玩市场里是抢手货。文玩核桃经过多年的把玩后，表面会形成包浆，颜色红亮泛着油光。核桃雕刻也是传统雕刻技艺的一种，属于上等工艺品。《核舟记》里描写的微雕核桃，在现实中是珍贵的文物。

核桃仁

用核桃仁做的糕点、果子特别多。核桃仁营养价值很高，可以生吃，也可以炒食、油炸、蜜炙，还可以榨油。

李时珍认为，核桃仁味甘，性平、温，有补肾固精，温肺定喘，润肠通便的功效。《本草纲目》记载了一个用核桃仁治疗痰疾的案例，是一例有名有姓的真实病案。患者名叫洪迈云，有痰疾。疗法是以胡桃仁三颗和生姜三片，在睡觉之前一起吃下，第二天早上就见效了。

核桃仁形状很像人脑，根据"以形补形"的说法，民间有"以脑补脑"之说。现代研究发现，核桃的营养确实很丰富，其中不饱和脂肪酸含量很高。核桃可为大脑提供充足的亚油酸、亚麻酸等成分，不过食用需适量。但这些有益的营养成分和作用，与"以脑补脑"无关。

核桃仁中间的木隔膜在药用时有个中药名：分心木，有固肾涩精的功效。用它来煮水代茶饮，能安定神志，可促进睡眠。

山核桃是山核桃属（*Carya*）的植物 *Carya cathayensis* Sarg.，在我国东

部地区（浙江、安徽）一带分布较多。果实是四棱的坚果，比核桃要小得多，俗称小核桃，也很受欢迎。

核桃和山核桃还有个"洋亲戚"，就是美国山核桃 *C. illinoinensis* (Wangenheim) K. Koch，即碧根果。它也来源于山核桃属，市场上的名气也不小，碧根果的形状像是山核桃的"拉长版"，又名薄壳山核桃、长山核桃。与核桃一样，碧根果也是世界上畅销的坚果之一了，现在我国不少地区已开始栽培了。

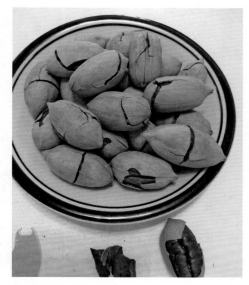

碧根果（美国山核桃）

栗子

每到秋冬时节，北京街头总能见到卖糖炒栗子的小摊，刚出锅的栗子直烫手，趁热剥开栗子壳，吃上一口，热乎乎、香喷喷、甜蜜蜜的，就是这烫嘴的甜味，在供暖没普及的时期，带给北方老百姓冬日里难得的暖意。

有一年我到土耳其考察，发现他们街头也有卖炒栗子的。他们那里产的栗子比中国的栗子还大一号，两个栗子顶一个鸡蛋大。

但中国人更会吃，中国人用糖炒栗子，烹调手法如同中药的炮制工艺。用大砂粒拌着栗子翻炒，过程中加入麦芽糖、蜂蜜、植物油，高温加热下栗子的香气慢慢地全都被释放了出来。

土耳其人吃栗子也有特色，他们用刀把大栗子切个小口，能避免啪的一下烤爆了。然后放在火上慢慢烤，只是干烤。倒是也能烤得熟，但烤不出栗子的香糯口感，和中国的糖炒栗子无法相比。

栗子有"干果之王"的称号，是中国土生土长的植物，来源于壳斗科栗属的栗 *Castanea mollissima* Blume。

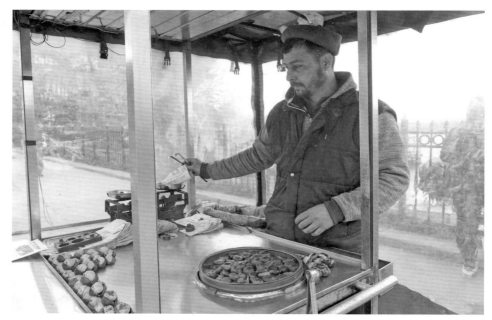

土耳其街头烤栗子摊

栗子在我国南北各地都有分布，种植的历史可以追溯到2000多年前。早在《诗经》里已有板栗的篇章——《定之方中》。"定之方中，作于楚宫。揆之以日，作于楚室。树之榛栗，椅桐梓漆，爰伐琴瑟。"

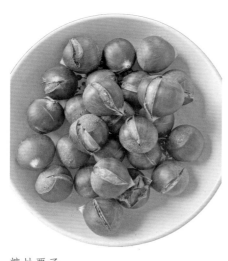

糖炒栗子

之前我在日本生活时，发现日本商场里常见"天津糖炒栗子"的招牌。天津靠海，地形大部分是平原。天津并不是栗子的主产地，但天津是进出口的港口。特别在近现代，天津在中医药贸易中发挥了重要的作用，很多中成药都打上了天津的商标，栗子经过天津销向日本便成为"天津栗子"。

栗子长在山林里。中国栗子出名的产地在湖北大别山罗田县，那里产的栗子称罗田板栗。我研究中药辛夷时，

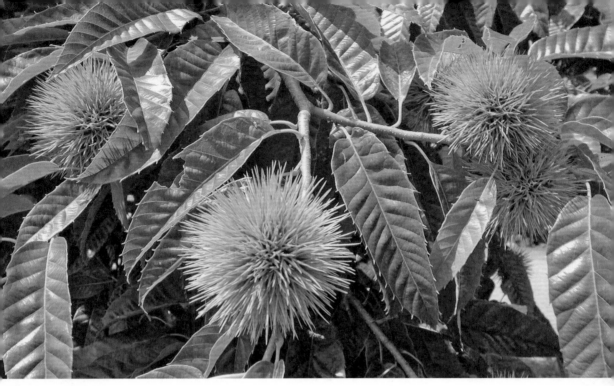

栗原植物

曾经三次去到罗田，见到了当地的栗子。那里离李时珍故乡不远，李时珍对栗子做了很多研究，在《本草纲目》里详细记录了栗子的分类、产地等，和现在植物分类学的描述基本一致。

苏辙与板栗

李时珍认为，栗子性温，味甘，有健脾补肝，益气补肾的功效，所以栗子得了"肾之果"的美誉。

《本草纲目》里记载了一则苏辙与板栗的故事。苏辙晚年身患腰脚痛、足跟痛的毛病，机缘巧合之下，经人传授了一个秘方，就是嚼食生栗子。每天早晨和晚上睡觉前，慢慢地嚼几颗新鲜的栗子，将栗子咀嚼到化成白浆——这可能是没有凝固的新鲜淀粉浆。我自己也试过这个方法，新鲜的栗子口感很好、香甜多汁。

苏辙写下一首七律《服栗》，为自己食栗养生留下心得。

老去日添腰脚病，山翁服栗旧传方。

经霜斧刃全金气，插手丹田借火光。

入口锵鸣初未熟，低头咀嚼不容忙。

客来为说晨兴晚，三咽徐收白玉浆。

《本草纲目》还记载了一例关于寒泻的病案。一位患者因体寒，引发了腹泻，狂泻如水注。李时珍就让患者吃下二三十颗烘烤的熟栗子，很快腹泻就止住了。

栗子可生吃、炒食、煮食、炖食。除了糖炒栗子，还有栗子羹等小吃。板栗炖肉、板栗炖鸡也都是美味菜肴，用栗子和大白菜一起炖的素菜味道也不错。栗子粥也是较易做的膳食，栗子、山药、小米、红枣一起熬，对调理脾胃有益处。

核桃和栗子两大坚果都是不苦口的良药，但一次不宜吃得太多。栗子生吃不易消化，特别是小孩和脾胃不适者。而核桃如果存放时间过久，或者存放方式不当，容易出现"走油"的情况，也就是俗话说的"哈喇了""败油"，发出难闻的气味，这种变质的情况一出现就不可再食用了。

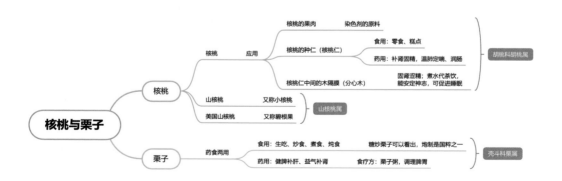

梨与苹果
——常食水果少求医

古往今来，人们对梨的赞赏比比皆是，故事也家喻户晓。《三字经》讲道："融四岁，能让梨。"孔融让梨、推梨让枣，各种梨的故事都在讲述传统美德。

中医和京剧都是中国的国粹。京剧又称为梨园行。梨园，原是唐代长安城内一个种满梨树的果园。开梨花的时候，如同下雪一般晶莹美丽。唐玄宗酷爱舞蹈、音乐，并在这方面十分有建树。他在梨园开了一个"艺术人才培训班"，后来人们便以梨园来代称戏班、剧团了。唐玄宗李隆基也被尊为梨园祖师。

梨是蔷薇科梨属（*Pyrus*）多种植物的统称，包括了众多品种，如雪梨、白梨、秋子梨、库尔勒香梨、西洋梨、苹果梨等。

简而言之，根据品种的产地，梨可以分成两大类，西方梨和东方梨。西方梨主要来自欧洲，口感比较绵软多汁，

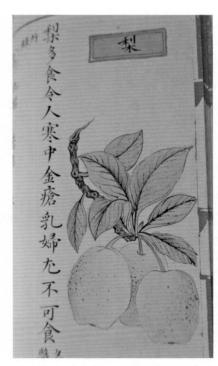

梨（摘自《本草品汇精要》罗马本）

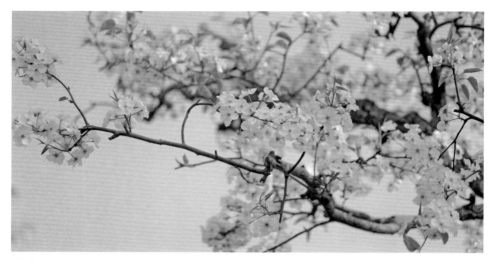

梨花开

常见的吃法是做熟了吃。东方梨指以亚洲为中心分布的一组梨，口感脆甜，生吃较多。

中国是梨属植物的起源中心。司马迁的《史记》中提到："燕秦千树栗……河济之间千树梨。"燕秦指现在河北省的宁晋、赵县一带。梨的适应能力很强，无论南方或北方、山地丘陵或沙荒，都能生长。

秋梨膏

相传名医扁鹊有一天带着两个徒弟到外边出诊，路途中感到特别口渴，徒弟便从山上采了一个野梨给师傅解渴。扁鹊吃后很高兴，就对徒弟说这个果子的果肉洁白如玉，甘甜如乳汁，此乃玉乳也。于是梨有了玉乳的别名。

李时珍在《本草纲目》中描述："梨有青、黄、红、紫四色。乳梨，即雪梨；鹅梨，即绵梨；消梨，即香水梨也。俱为上品，可以治病。"梨是药食两用的代表性水果。

有一则历史传说，唐武宗李炎有一次得病，终日口干舌燥，咳嗽痰喘，吃了很多药都不见效，御医们束手无策。这个时候从四川青城山来了一位道士，他自称带着灵丹妙药，可以治皇帝的病。其实道士的方子很简单，就是将秋梨绞成汁，配上蜂蜜制成膏。皇帝吃了没几天，病果然好了。这个方子

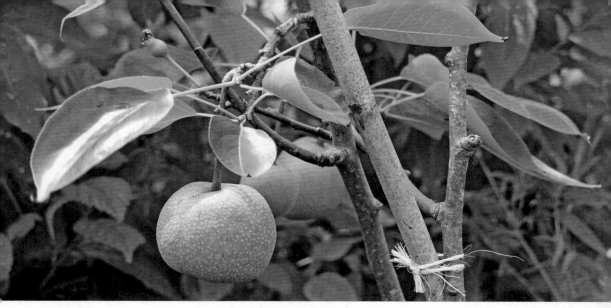

梨原植物

就是流传至今的秋梨膏。

古代用梨治病的医案很多，梨的主要功效是生津清热，润肺化痰。历代医家常用梨入药，治疗秋燥、阴虚咳嗽和热病伤阴证。

治疗咳嗽、咽痛、声音嘶哑的民间验方里用梨常留皮也可不留皮，有时再加入菊花和冰糖一起熬煮，既能清肺润肺，又不会太寒凉。

李时珍在《本草纲目》中把秋梨膏的制法和用法详细记录了下来。且有记载，梨性偏寒，多食容易伤阳气，有脾虚泄泻、消化不良的人，应当少吃。

三个苹果

西方有一种说法，三个苹果改变了世界：《圣经》里的苹果、砸到牛顿的苹果，还有被咬了一口的苹果公司的"苹果"。

《圣经》里亚当和夏娃偷吃禁果，被赶出了伊甸园，这个禁果就是苹果。苹果早已融入西方文化中，几乎无人不知。牛顿因为偶然被苹果砸中了脑袋，受到了启示，发现了万有引力定律。现在牛顿学习生活过的剑桥大学三一学院门前，仍然有很多人在那棵苹果树下留影，更希望能幸运地被树上掉下来的苹果砸一下，也许还能悟出新的道理。

中国历史上有不少关于梨、枣、橘子的典故，但难觅苹果。

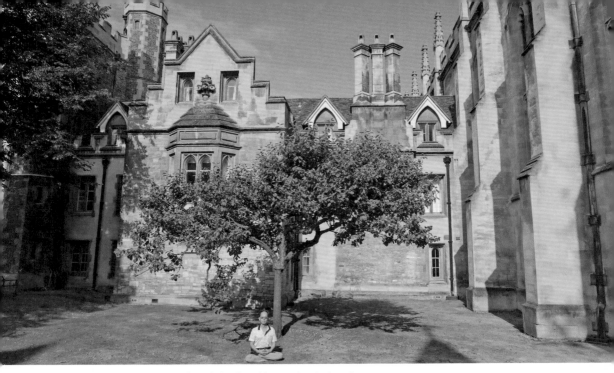

笔者也来到剑桥大学的牛顿苹果树下，想碰碰运气

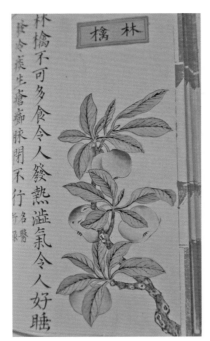

林檎（摘自《本草品汇精要》罗马本）

《本草纲目》里边也没有"苹果"的字眼，古代的苹果另有称呼。《本草纲目》中记载"苹果"为"柰"。

柰，又名频婆。频婆的发音和苹果比较接近。李时珍在《本草纲目》中记载："梵言谓之频婆，今北人亦呼之。"据考证，频婆应该是元代后期从西域输入的一个新品种绵苹果，主要由新疆野苹果 *Malus sieversii* (Ledeb.) Roem. 经过长期驯化栽培而来的，也是一大类苹果的统称。

李时珍在《本草纲目》中还记载了其另一别名，林檎。李时珍在柰的条目下写道："柰与林檎，一类二种也。"在林檎的条目下明言："林檎，即柰之小而圆者。"林檎乃小苹果。李时珍在林檎项下解释道："此果味甘，能来众禽于林，故有林禽、来禽之名。"苹果能吸引很多鸟来啄食果实，因此被称为林檎。

日语的苹果沿用了汉字"林檎"，日本人在说苹果时也会直接用片假名来标音：リンゴ，读音近汉语"林檎"。

栽培苹果美味多

从植物学的角度看，苹果来源于蔷薇科苹果属的植物 *Malus pumila* Mill.。

如今，我国出产的既有中国苹果也有西洋苹果。中国苹果又俗称绵苹果，它的祖先就是新疆野苹果。

苹果和梨有一点正好相反，过去中国更多的是绵苹果与脆梨，西洋的苹果原主产自欧洲中部、东南部及中亚，更多的是绵梨与脆苹果。

苹果是人类最早采食的野果之一，古埃及的壁画里就有苹果的图案。1492 年哥伦布发现新大陆以后，欧洲移民把苹果带到了北美洲。北美洲的气候、土壤非常适合苹果生长，19 世纪以后，美国的苹果种植业不仅得到了大幅发展，还培育出了很多新品种。日本在明治维新后，开始从欧洲引种苹果，又将它们传入亚洲其他国家，澳洲、非洲也相继引进。

中国现在的苹果栽培主要是发展西洋苹果品种，先后从日本、美国引进了国光、红玉、富士等品种。

千百年来，人类培育出的苹果品种数不胜数。苹果越来越好吃，营养也越来越丰富。今天野生的、发涩的小苹果已经鲜有人惠顾了。

古希腊人把苹果称为"青春剂"。英语中有一句大家熟悉的谚语："An apple a day, keeps the doctor away." 翻译成中文就是："一天一苹果，医生远离我。"

中医理论认为，苹果可以补

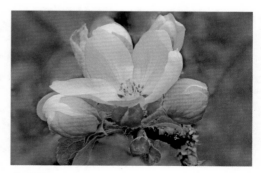

苹果花

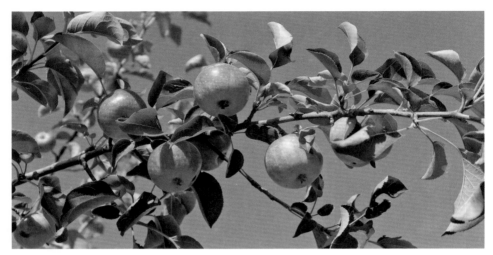

2019 年北京世界园艺博览会上的苹果

心益气，健脾消食，生津除烦。不过，生苹果偏寒凉，吃多了容易引起腹胀、腹泻，胃寒及胃溃疡的人不宜多吃。有一种方法能减少寒性，将苹果去核后切成小块，放在水中煮几分钟，它的性质就变了，具有收敛，止泻的功效。

古希腊的智者希波克拉底，曾留下一句名言，大概意思是食物用好了就是药物，反之则不然。苹果和梨是蔷薇科梨亚科的植物，同亚科中还有中药木瓜和山楂，它们都是常见、易得、有营养的"水果药物"。

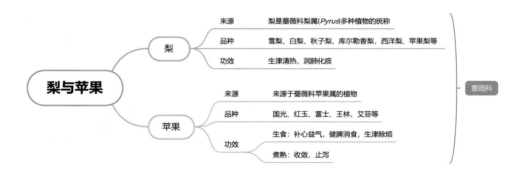

梨与苹果

梨
　来源　梨是蔷薇科梨属(*Pyrus*)多种植物的统称
　品种　雪梨、白梨、秋子梨、库尔勒香梨，西洋梨、苹果梨等
　功效　生津清热，润肺化痰

苹果
　来源　来源于蔷薇科苹果属的植物
　品种　国光、红玉、富士、王林、艾菲等
　功效　生食：补心益气，健脾消食，生津除烦
　　　　煮熟：收敛，止泻

蔷薇科

柑橘
——橘井千年飘药香

⌒∽ **柑橘故乡** ∽⌒

柑橘类果子被收录在《本草纲目》果部第 30 卷。平常普遍称呼为柑橘的其实包括芸香科柑橘属（*Citrus* spp.）多种果实，这个属是一个庞大的家族。柑橘属的小乔木成员有比较好剥皮的橘、不好剥皮的柑，以及橙子、柚子、柠檬、香橼、佛手等。

芸香科植物果实看一眼就认识，好几种果子英文都统称 Orange，但要细

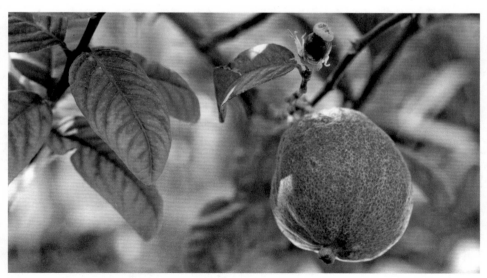

枸橼原植物

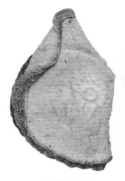
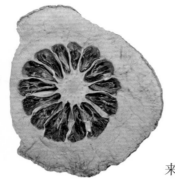

香橼药材

分就不容易了。它们的主要特征是果实结构特殊，被称为柑果。芸香科柑橘属植物的叶子具有典型的特征。柑橘的叶子是复叶，虽然看起来像单叶，但叶柄与叶片之间有明显的关节，这样的复叶叫作单身复叶。

中国是柑橘的故乡，有 4000 多年的历史。历史中有许多文人写下了与柑橘有关的诗篇，其中最具有代表性的要数战国时期屈原的《橘颂》："秉德无私，参天地兮。愿岁并谢，与长友兮。"橘无私的品行，可与天地相比。我愿在花果凋零的岁寒之际，与你为友，与你相伴。

到了南宋，韩彦直撰写的《橘录》是第一部柑橘栽培学专著，记录了27 个柑橘品种，根据记载可以看出当时的柑橘种植已经采用嫁接技术了。

"南橘北枳"出自战国时期《晏子使楚》的一个典故。晏子对楚王说："橘生淮南则为橘，生于淮北则为枳。"同一植物因环境条件不同而发生变异，以此借喻同一个人在社会风气不好的地方也会学坏。

但从植物分类学的角度讲，晏子的"南橘北枳"似有误导之嫌，因为橘与枳其实是两种不同的植物。对于柑橘的品种，春秋战国时代的人分不清情有可原，就是到了现在，非专业人员有时也很难分辨。

红、绿、蓝是光学的三原色，按一定比例混合可以呈现出各种光色。柑橘类也有三大源头，像三原色一样——橘子、柚子、香橼，其他的柑或橘都可看成是它们相互杂交产生的后代。

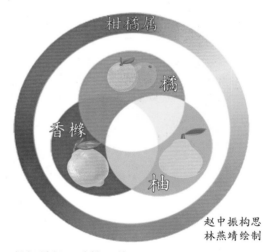

赵中振构思
林燕靖绘制

柑橘属橘、香橼、柚

一橘多药

橘皮、橘肉、橘核、橘络、橘叶都是常用中药。李时珍在《本草纲目》中记载，橘皮在处方里"同补药则补，同泻药则泻，同升药则升，同降药则降"。说明橘皮合作能力很强，能与其他药物精诚协作。

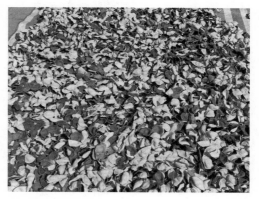
陈皮药材

橘皮入药以陈久者良，所以被称为陈皮。有一首燥湿化痰的名方二陈汤，君药橘皮、半夏都是陈者更佳，从而得名"二陈"。

中药用的陈皮可分为两种，陈皮和广陈皮。橘有许多的栽培变种，中药常用的温州蜜柑、福橘等的成熟果皮干燥后都是陈皮。橘子的栽培变种茶枝柑 *Citrus reticulata* cv. "Chachiensis" 的成熟果皮干燥后是广陈皮，又叫作新会陈皮。茶枝柑主产地在广东新会，就是戊戌变法领袖梁启超的故乡。

我也是到了新会才知道，当地人收柑橘的时候只要皮不要瓤。橘子的果肉剥出来以后就随意堆放在果摊前。我一开始看到人家连橘子都剥好了，还

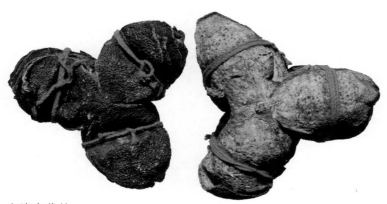
广陈皮药材

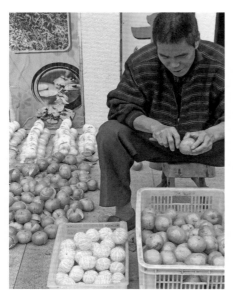

在广东新会，当地人"要果皮不要果肉"

感叹服务真到位，并开口问人家，剥好了的橘子多少钱一斤。小贩看了我，笑着说，你拿去吧，这个不要钱，我们只留橘子皮。那次我从新会回来，除了带回些陈皮，还装了一口袋免费的橘子肉。

《本草纲目》中记载了一个简便的方子，橘皮汤，用于治疗呕吐、干哕。做法简单，将橘皮、生姜一起煎煮，趁热慢慢饮下，症状就会缓解。

橘皮也是食品工业香料来源之一，可制成盐渍的果子蜜饯。如果在屋里点燃干橘皮，能散发出扑鼻的清香，能清除异味。为了防止晕车、晕船，可把一小块新鲜的橘皮卷成卷，塞入鼻孔内或者带在身上不时闻一闻。

橘红，即橘皮外层的红色薄皮。《本草纲目》记载橘红乃佳品，利气，化痰，止咳之功倍于他药。

橘络是附着在橘子瓣上的白色筋络，有行气止痛，活血通络，化痰的功效。

橘核为橘的干燥成熟种子。现在有无核的水果橘子，但中药还是用保留橘核的。橘核有理气，止痛，散结的功效，可以治疗疝气、睾丸肿痛等证。

橘叶可以行气，解郁，散结，它有一段誉满寰中的传说。那就是橘井的故事。西汉时湖南有一位叫苏耽的道人，身怀绝技，且对母亲极为孝顺，后得道成仙。在他离开凡间之前叮嘱母亲，明年在咱们这个地方将有疾疫流行，到时候把院子里橘子树上的叶子摘下来，丢入井中，喝井水就可以防止瘟疫。果不其然，第二年发生了大瘟疫，他的母亲便按照他说的方法喝了橘叶井水，还分给邻里乡亲喝，平安度过瘟疫。自此橘井被传为佳话。

橘子吃多了可能会出现牙周炎、口腔溃疡、便秘等症状，这些都是平时

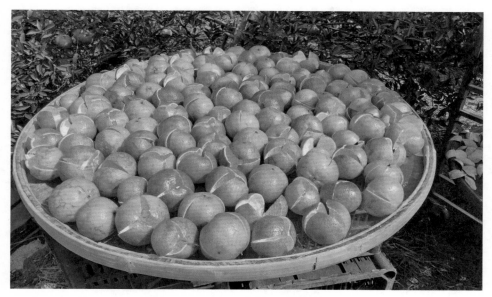

广东新会橘皮

人们说的上火的情况。其实橘子自身带着解药，把剥下来的橘子皮留着泡水喝，水中有些苦味，但很清爽，可以败火。

青皮为橘的干燥幼果或未成熟果实的皮，因颜色发青而得名。它具有疏肝破气，散结化滞的功效。青皮的药力比较猛，俗称"愣头青"。

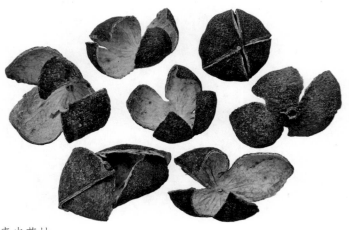

青皮药材

柚子与化橘红

柚子在柑橘属中个头最大，辨识度最高，而且柚子皮和柚子肉不像橘子那样易剥离，剥起来要费点儿力气。柚子是秋季、中秋节的时令佳果，外形也很好看，赏心悦目。

要说和中药密切相关的柚子，首推化橘红。化橘红和前文的橘红并不是一种药。

化橘红来自广东化州产的化州柚的干燥外层果皮，被誉为"化痰圣药"。化州柚的特点是其果皮上长着又细又密的茸毛，而且这个特征是化州当地化州柚独有的。假如把化州柚移栽到化州以外的地方，结出的果实表面的茸毛会一年比一年少，直至最后完全消失，化痰的效果也会大打折扣。道地药材的特性也体现于此。

化州柚未成熟或近成熟的果实，切开后除去果瓤和部分中果皮，外层果皮会被切成五瓣的或七瓣的，通常称为"五爪"和"七爪"。

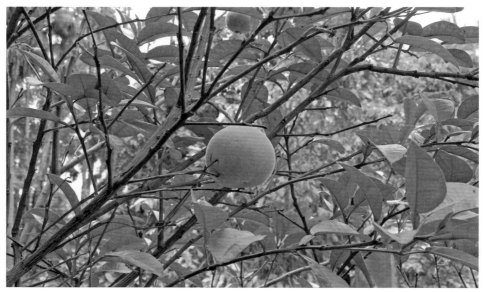

化州柚原植物

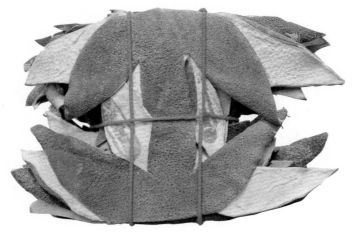

化橘红药材

普通的柚子除了能当水果吃，还可以作为蜂蜜柚子茶这类的饮品原料，另外也可以入菜，烹调成佳肴，如柚子皮烧肉。

水手与柠檬人

柠檬英文 Lemon，一般容易和柑橘类的香橼混为一谈，它们的亲缘关系确实很近。

从 15 世纪开始，人类迎来了大航海时代，欧洲的冒险家们为了寻求香料和黄金，乘船出海，冒着生命危险，出没于惊涛骇浪之中，对船员威胁更大的是长期的海上生活。长期吃不到新鲜果蔬容易得上坏血病，又叫水手病。1593 年，英国死于坏血病的海员就有 1 万多人。

到了 18 世纪中叶，有人发现，

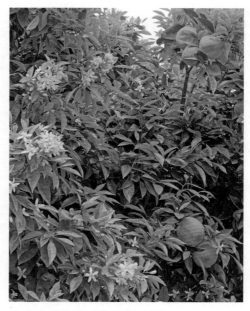

在土耳其街道两旁的橘子树

柠檬如仙丹妙药一样对坏血病有奇效，可以消除病魔，让水手们恢复健康，出海时带着吃可保平安。后来，英国海军规定，凡士兵出海期间，每天每人都必须饮用柠檬水。从那以后，海员们不再担心坏血病了。英国人到现在仍把水手称为"柠檬人"。

直到 20 世纪 30 年代，人们终于发现了柠檬治疗坏血病的奥秘，原来是因为柠檬里面含有丰富的维生素 C。

现在人们都喜欢把柠檬的鲜果切片，做成加冰的冻柠檬水，或加入红茶做热柠檬茶来享用。

> 柑橘家族的水果实在是多，通过杂交等方式培育出来的丑橙、脐橙、血橙、佛手等，香甜又好看。我相信在未来，随着农艺技术的发展，柑橘属的家族还会再壮大。

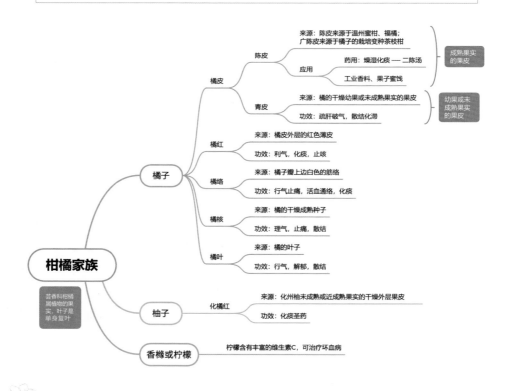

银杏
——千年古树秋叶黄

植物分类里面的科有大有小，菊科、兰科、蔷薇科等都是大科，每一科都有成千上万种植物。而有些科里只有一种植物，如银杏，独科独属独种。

银杏是中国的特有树种，算得上正宗的国宝。我国的国树和国花都尚未确定，牡丹作国花、银杏作国树可能是很多人心中的首选。如果投票，我一定会投银杏一票。因为银杏不但是中国特有的，而且是非常古老的。

野生的银杏主要分布在长江中下游地区。早在两亿七千万年前的二叠纪银杏就出现了，比人类的历史早得多，所以银杏又被称为植物界的"活化石"、植物界的"大熊猫"。

相传佛祖释迦牟尼在菩提树下顿悟成佛。佛教在东汉末年传入中国，后逐步流行开

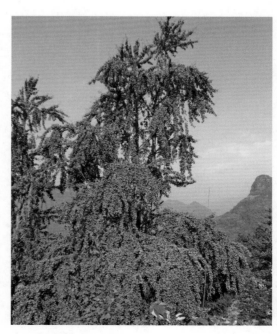

广西银杏树

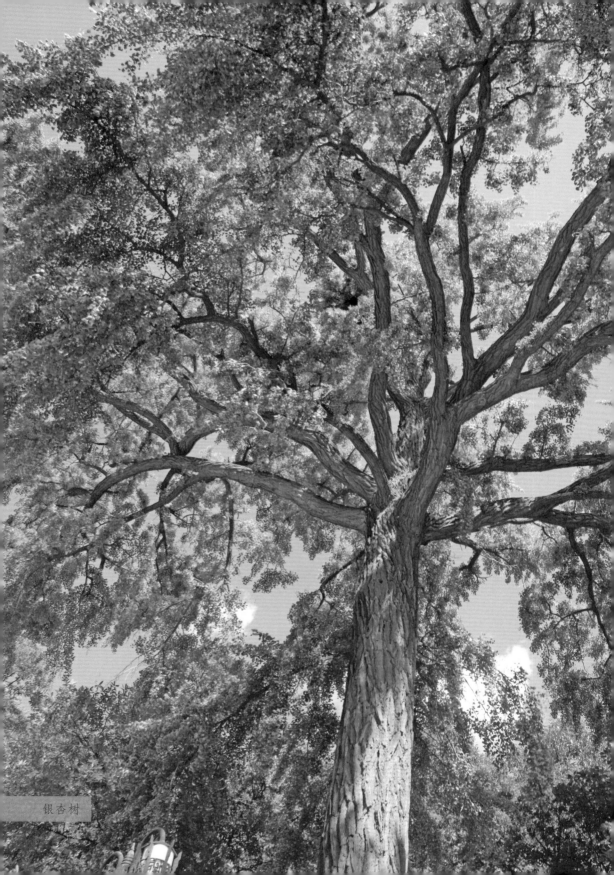

银杏树

来，大量的庙宇兴建了起来，每座寺庙一般都会种植一棵菩提树。但菩提树是热带、亚热带的常绿植物，在北方种较难存活，于是唐代高僧选择了适应性强的银杏树来取代菩提树。渐渐地银杏在我国各地佛教寺庙被广为种植，银杏树也就成了中国的"菩提树"。

古时候，北京一带曾被划归幽州。有句老话："先有潭柘，后有幽州。"北京郊外潭柘寺的历史比北京城的历史还要久远。潭柘寺是一座西晋时期的名寺，寺里有一棵被美誉为"帝王树"的大银杏。相传这棵帝王树是唐代贞观年间栽种的，帝王树的名字是

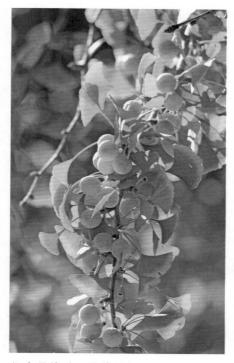

银杏雌株（开花结果）

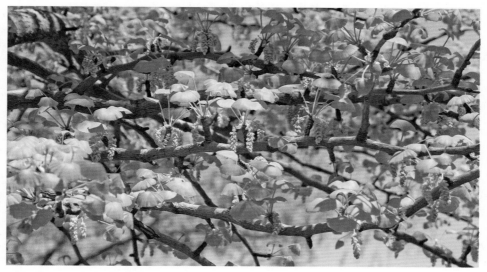

银杏雄株（只开花不结果）

清代乾隆皇帝封的。每年到了金秋时节，帝王树换上金色的盛装，前来观赏朝拜的人络绎不绝。

除了佛教，道教对银杏也是一样的推崇。四川青城山天师洞就有一株老银杏，公认的树龄超过 1800 年，胸径有 2 米多。那里是汉张陵天师修真、创教、显道、仙葬之地，当地人都说那棵银杏树为张天师亲手种植的。

银杏不是杏

银杏叫杏不是杏。李时珍的《本草纲目》也收录了银杏，记载了它的别名叫鸭脚。银杏的拉丁学名 *Ginkgo biloba* L.，种加词 *biloba* 是二裂的意思，指叶子中间开裂成两半，就像李时珍说的叶子呈鸭掌形。*Ginkgo* 是拉丁文，英文、德文等语言沿用了此名，一唤出 *Ginkgo* 的大名，世界通用。

银杏树另有一个称呼，公孙树，指爷爷辈种下来的树，到孙子辈的时候才能结出果实。银杏树是雌雄异株的，有雌树也有雄树。李时珍说："须雌雄同种，其树相望乃结实。"

古时候，仅观察未结果的银杏树很难分辨雌雄。银杏树生长缓慢，一般 20 年后才能结出果实，再分出雌雄。栽银杏树常常靠运气。有的寺庙前栽了两棵同一性别的树，而且这种概率相当高。一般移栽树会损伤树根，只好再栽一棵小树苗，给它们重新配对。又过了几十年后一看，也可能又弄错了。古庙前这种"老夫少妻"或者是"老妻少夫"的现象并不在少数。

长成的银杏树躯干高大，枝繁叶茂，春夏叶子翠绿，到了深秋，一片金黄。银杏后来被引种到海外，先到亚洲其他国家，后在欧美都备受喜爱，东京、柏林、华盛顿都可见到，多地都以它作为行道树。但无论在哪儿，它的故乡仍是中国。

白果不是果

银杏以种仁入药，称为白果，但它叫果不是果。因为银杏是裸子植物，种子裸露在外，没有果实。人们见到树上的黄白色小果是肉质的外种皮，里

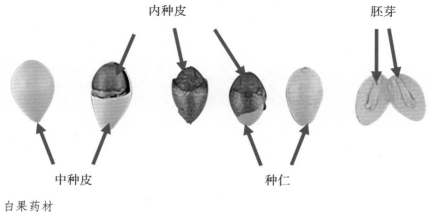

内种皮

胚芽

中种皮

种仁

白果药材

边硬的是中种皮，再往里是膜质的内种皮。

白果有敛肺定喘，止带缩尿的功效。关于白果，有两首著名的方剂。

第一首是出自明代《摄生众妙方》的定喘汤。定喘汤一共有9味药，麻黄与白果共为君药。麻黄可以宣肺散邪；白果可以敛肺定喘。一散一收，有助于恢复肺脏功能，利其宣发和肃降。

第二首是来自傅山《傅青主女科》治疗妇女带下的易黄汤，方中用到白果10枚，和山药、芡实配伍，具有固肾止带，清热祛湿的功效。

傅山，字青主，明末清初著名医家。在梁羽生的武侠小说《七剑下天山》里还提到过傅青主，小说中他的形象不但医术精妙，而且长于武功。在现实生活中，傅山的确好似一座高山，令人仰止，后人难以超越。傅山是山西太原人，精通儒、释、道各家，音韵训诂、书法绘画多有涉猎，实乃一位奇人。他的医书专著《傅青主女科》是我国历史上的一部妇科学专著。以白术为君药的完带汤，就是傅山所创。在我国公布的第一批100首经典名方当中，收录张仲景所创方子最多，排第二位的是张景岳，第三位就是傅山。

～◆ 药食两用 ◆～

白果不仅可药用，在日常生活中当作食品也用得不少。白果被收入国家公布的药食同源的中药名单。北方人喜欢用白果炖汤，南方人喜欢喝白果糖水。白果腐竹糖水很常见，有止咳定喘作用。

虽然白果是药食同源的，老少咸宜，但不能多吃，因为白果有小毒。银杏不是杏，但它和苦杏仁有一方面的功效类似，都能止咳定喘，也都含有一类毒性成分——氰苷。白果生食有毒，易引起身体不适、食物中毒。

白果经水煮加热后，能减轻部分毒性，所以食用之前，不但要去掉黄白色的外壳，而且要去掉内层的红褐色薄皮以及中间的绿色心芽，一次也不可食用太多。

银杏叶

很多人喜欢收集银杏的树叶，压在书里当书签，银杏叶片做书签非常精美、典雅，还有防虫的作用。

银杏的种子白果是中国传统中药，但对于银杏叶，西方研究得比较深入。20世纪80年代，德国舒培药厂（Dr. Willmar Schwab）研发的银杏叶制剂金纳多（Tebonin），在治疗阿尔茨海默病、心血管疾病方面广为应用。

银杏叶的现代应用起源自西方，《中国药典》从2000年版起开始收录银杏叶。

银杏叶若入药，不能用变黄了的叶子，更不能用掉在地上的落叶。药用的银杏叶要在秋季叶子还绿着的时候采收，并且要及时干燥。现在经过改良供药用的银杏叶，来自矮化了的银杏树，更方便采摘。

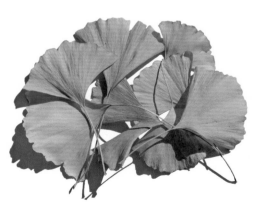

银杏叶药材

银杏叶不可以随意采回来泡茶喝，因为银杏叶里的有效成分主要是双黄酮和内酯类化合物，水溶性极差，必须用有机溶媒才能提取出来。如果用水煎煮，不但有效成分提不出来，反而白果酸这些有毒成分会被提取出来，喝了有害无益。这也可能是为什么我国古代仅用白果，而不用银杏叶的原因吧。

中药有输出，也有外来，更有辗转再回故乡的。银杏就是一个美丽的使者，它不但参与了"东学西渐"的队伍，而且加入了"西学东渐"的大军。

歌德的《浮士德》是德国文学的代表。《浮士德》与古希腊的《荷马史诗》、意大利但丁的《神曲》和英国莎士比亚的《哈姆雷特》并称欧洲文学史上的四大古典名著。之前我在采访德国的汉学家文树德教授时，他提起了歌德的一首银杏诗，在这首诗背后，还有一段动人的爱情故事，这首诗已经被收录到德国的中学课本里。

歌德的这首诗让银杏这种来自东方的植物，在西方世界广为人知。在德国千年古城魏玛，有一座银杏博物馆。当地人把银杏树称为"歌德树"。有机会的话，我一定会去寻访那里的银杏博物馆，去了解歌德的"银杏之缘"。

> 在中医发展的历史进程中，中药的品种不断地增加。从两千年前《神农本草经》的 365 种，到《本草纲目》的 1892 种，再到现在《中华本草》收录的一万多种。许多新的有效药用部位也被不断开发利用，成为造福人类健康的新成员。

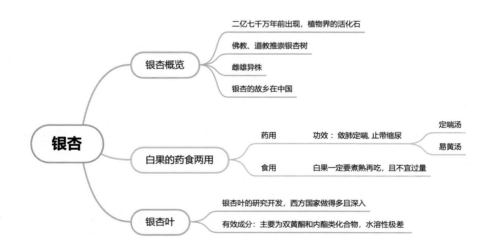

山楂
——冰糖葫芦忆儿时

❦ 冰糖葫芦 ❧

冰糖葫芦是我的最爱，山楂就是串起思乡之情的相思果。

1997年，身在异国他乡的我，从朋友手上借来了春节联欢晚会的录像带，一首歌《冰糖葫芦》勾起了我的童年记忆。那首歌我只听了一遍，就刻在了脑子里，想起了治病又解馋、伴随着美好回忆的冰糖葫芦。

年节期间，少不了大鱼大肉，而集中的大吃大喝很容易造成食物堆积在胃肠道，出现消化不良的症状。这个时候，冰糖葫芦就可以登场了。

还记得小时候，每逢春节，大人们带着小孩逛庙会，都爱给孩子买冰糖葫芦吃。手头宽裕的，来一串长长的糖葫芦，手头紧的也要花五分钱买上一串四个果的短糖葫芦解个馋。

冰糖葫芦的制作过程其实不难。先用竹签把山楂果一个个串起来，可以事先把山楂核去掉，蘸上熬化的白糖稀或麦芽糖稀，在一块铁板上一拍，手按住签子往后一拉，就会形成一大片长出来的糖片嘎巴。糖稀一遇冷会迅速凝固变硬，包裹着圆圆的山楂果，又酸又甜又脆。现在生产的冰糖葫芦外面还包上一层薄薄的江米纸，都是可以一块吃的。

过去，北京的药铺都有卖红棕色的山楂丸的，三分钱一丸，又酸又甜，嚼着嚼着浓浓的中药味

糖葫芦

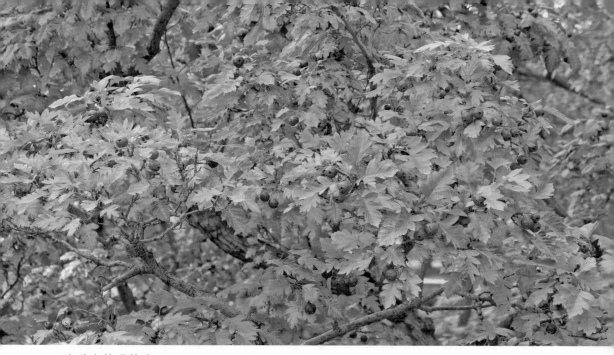

金秋山楂满枝头

就出来了，越嚼越浓。据说清朝末代皇帝溥仪从小体弱多病，易患感冒和消化不良，一日三餐都要吃大山楂丸。他长期坚持餐后服用山楂丸，整个身体状况也有所改善。

百泉药市

山楂，从名字就能知道，它生长在山里。拿北京来说，北京三面环山，房山、密云、怀柔地区都有不少野生或栽培的山楂。河北兴隆、山东青州、辽宁鞍山等地也有非常优质的山楂品种。位于太行山脉的百泉也是出山楂的名产区。百泉的秋天那满山遍野的艳红，便是山里红了。据说那边的山中曾有100个泉眼，故而取名百泉。百泉不仅山楂有名，还是我国古代重要的药材集散地之一。全国的药市各有特色，但其中文物保存最完好的应首推百泉。

药都百泉灵山活水，汇聚了名人奇事，也汇聚了自然、文化、历史、医药诸多元素。百泉始自殷商，成熟于唐宋，闻名于明清，现在隶属新乡市辉县。那里曾经是晋朝竹林七贤纵歌饮酒的地方，苏东坡、岳飞、唐伯虎、乾隆皇帝等众多历史名人都曾驻足于此。

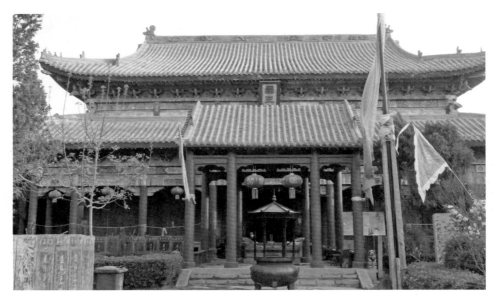

百泉药王庙

与百泉相邻的郭亮村，起源于汉代一位农民起义领袖郭亮，他曾驻守此地。那里有一条挂壁公路，被称为世界上最奇特的十八条公路之一。从1972年至1977年，整整5年的时间，十三壮士用大锤、钢钎、炸药等最原始的工具与方法，以愚公移山的精神，开凿出长达1250多米的"绝壁长廊"。后来很多影视剧都来到此地取景，它的名气就越来越大了。

2018年，我与英国伦敦大学国王学院的徐启河博士，一起到百泉进行实地考察。徐博士是河南新乡人，他的老家离百泉不远，算是半个东道主，他便做了考察团中的向导。

百泉有保存完好的碑林，碑林中有碑刻记录着完整的百泉药市的介绍。百泉药交会兴起于明朝洪武八年，朱元璋曾到此祭祀。此后每年四月初八，百泉都要举行药材盛会，而且规模不断扩大。民间有这样的说法："春暖花开到百泉，不到百泉药不全。"1980年，国家有关部门将百泉药交会列为全国三大药品交易会之一。2008年，百泉药交会被国务院列为国家级非物质文化遗产。

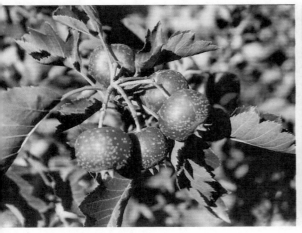
山里红原植物

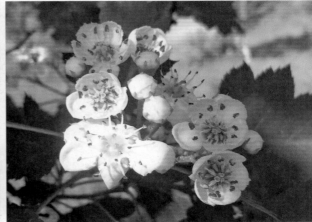
山楂花

　　我们在百泉考察期间，与辉县市政府有关负责人员举行了座谈会，共同探讨了如何开发山楂等药食两用中药材、开拓健康旅游产业等问题，同时也提出了我们的建议。2020年辉县入围"全国旅游发展潜力百强县市"，大家都希望百泉的山楂也能与辉县一起走出大山，走向全国，走向世界。

山楂丸

　　山楂原产自中国，自古就有栽培。《中国药典》规定山楂正品为蔷薇科植物山里红 *Crataegus pinnatifida* Bge. var. *major* N. E. Br. 或山楂 *C. pinnatifida* Bge. 的干燥成熟果实。山楂和山里红是"亲兄弟"，只是有大小之分。山里红是个头偏大的变种，我国北方有的地方称之为红果。山楂和山里红两个植物的果子，都可以当"山楂"使用，一般当水果、做冰糖葫芦的都是个头比较大的山里红。同属的植物还有一种野山楂 *C. cuneata* Sieb. et Zucc.，个头比山楂小得多，入药称南山楂，和山楂有类似的功效。

　　最早将这种药以山楂之名收载到本草书籍中的，就是李时珍的《本草纲目》。《本草纲目》记载山楂名称的由来："猴、鼠喜食之，故又有诸名（如猴楂、鼠楂）也。"据说猴子、松鼠这些山林里的小动物都喜欢吃山楂。

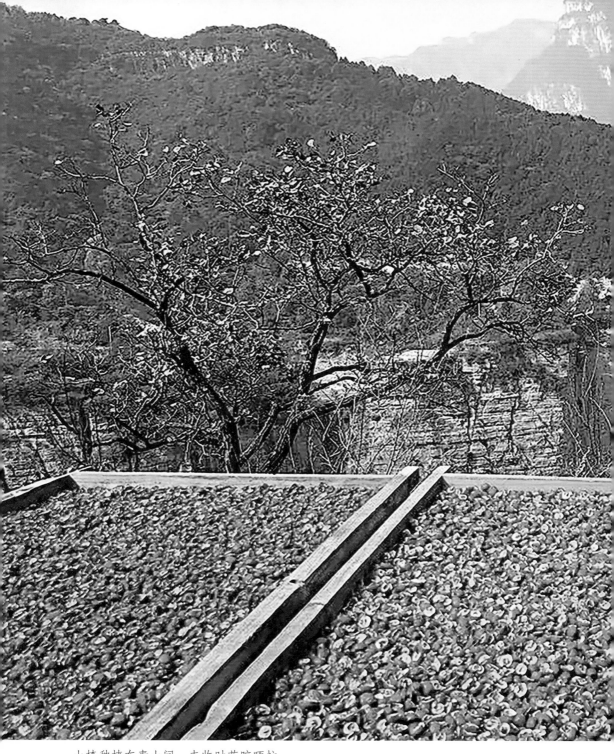

山楂种植在青山间，丰收时节晾晒忙

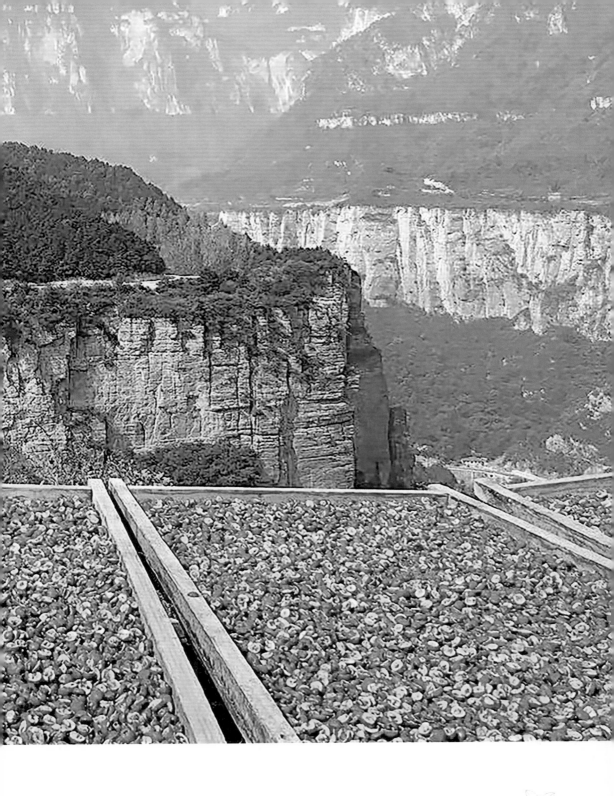

在此之前，山楂多以其他的名称记载，如唐代的《新修本草》在木部中称之为"赤爪木"，宋代的《本草图经》中称之为"棠梂子"。李时珍考证历代本草及有关文章，将众多的别名统一到《本草纲目》果部山楂项下。

《本草纲目》记载："山楂可消化饮食，消肉积……消滞血，痛胀。"

按照中医理论，山楂助消化的作用是通过其"破气"之功。如果吃得太多，易伤中气。因此对于脾胃虚弱，没有食积的人，就不要经常吃山楂了。李时珍记载，凡脾弱饮食物不消化，胸腹胀闷者，可在饭后嚼服两三颗，可缓解症状。但不可多用，多用反而可能会克伐脾胃。

食用太多生山楂容易伤脾胃，它的酸度很高，对牙齿也不好，尤其是有龋齿的人不宜吃生山楂。

通过炮制可降低山楂的酸味，炙品炒山楂、焦山楂、山楂炭，它们的炮制程度、焦煳的程度不一样，适用于不同情况。

炒山楂能缓和药性。焦山楂在炒山楂的基础上加大炮制力度，从而可兼治腹泻。山楂炭是将山楂炒成碳化程度，具有止血功能。

含有山楂的传统中成药有很多，比如，万应山楂丸、山楂内消丸、山楂丸、大山楂丸。这些药全国各地都在生产，组方之间小有出入，但君药都是山楂。现在的制剂中含有山楂的就更多了。日常的零食中最常见的就是山楂片和果丹皮了。有个简单的自制山楂糕的做法：将山楂洗干净、煮熟，然后放入适量冰糖，小火熬煮，一边煮一边搅拌，避免粘锅，直到山楂煮烂煮熟关火，再放凉即可，盛出来放在冰箱里储存，随时可以享用。

山里红与山里黄

通常人们默认山楂是红彤彤的，其实山楂的"亲戚"中也有黄色的。有一种"山里黄"，是产自墨西哥的一种黄山楂。我在墨西哥考察的时候，生活在那儿的"墨西哥通"王维波先生，带我品尝了一下黄山楂。黄山楂果实成熟后保持黄色，又圆又大，味道与山里红差不多。

山楂在海外也很常见，一提起山楂的英文 Hawthorn，人们都知道。国

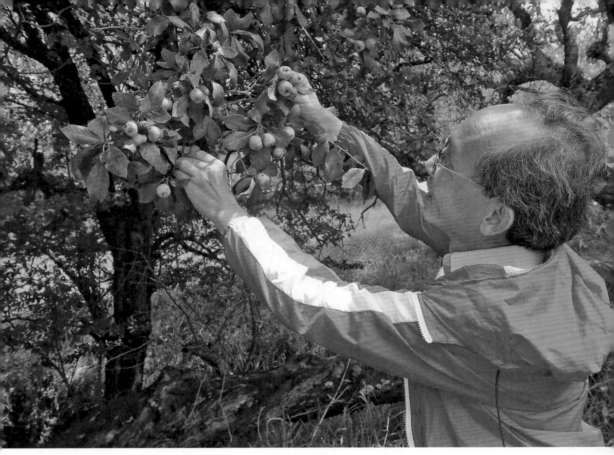

笔者在墨西哥采到"山里黄"

外欧山楂的果实很小，比中国的南山楂还小，它作为西草药在《欧盟药典》《美国药典》中都有收载。欧山楂，原产于欧洲东南部，一般用来做果酱。他们连山楂叶也一起用，作为一种食品添加剂。

　　现代很多研究数据都证明，山楂对于心血管疾病患者是有益的。因为山楂内含有类黄酮物质，能够扩张冠状动脉。而且山楂还含有大分子的单宁，能减缓心率。

　　世界其他地方的山楂也不少，广泛分布在亚洲、欧洲与美洲。山楂属的植物有1000多种，目前开发入药的只有8种，山楂属植物的综合开发利用，还有很大潜力。

山楂

来源
- 蔷薇科植物山里红 *Crataegus pinnatifida* Bge. var. *major* N. E. Br. 或山楂 *C. pinnatifida* Bge. 的干燥成熟果实 —— 药典品种
- 蔷薇科植物野山楂 *C. cuneata* Sieb. et Zucc. 的干燥成熟果实，入药称"南山楂"

功效
- 山楂　消食健胃，行气散瘀，化浊降脂
- 炒山楂　缓和药性
- 焦山楂　兼治腹泻
- 山楂炭　止血

域外山楂　欧山楂、山里黄等

荔枝与龙眼
—— 无患子科两弟兄

⌒⌒ **荔枝与中国** ⌒⌒

荔枝 *Litchi chinensis* Sonn. 是中国的特产，它的英文就是从中文名音译的 Litchi；拉丁属名也是 *Litchi*，种加词 *chinensis* 的意思就是中国的。

1656 年，荔枝被波兰传教士卜弥格（Michel Boym）带到西方国家，并且正式记述在他的著作《Flora Sinensis（中国植物志）》里。

如今，荔枝在世界上很多地方都有栽培。但在古代，荔枝非常珍贵，人

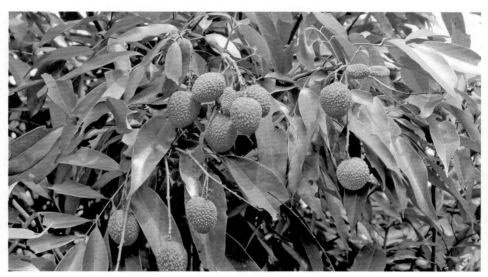

荔枝原植物

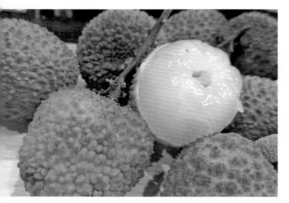
市售水果荔枝

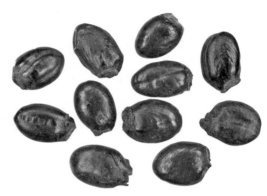
荔枝核药材

们都知道它美味，但不易保鲜，有文字为证。李时珍在《本草纲目》里也引用唐代诗人白居易《荔枝图序》当中的原话："若离本枝，一日而色变，二日而香变，三日而味变，四五日外，色香味尽去矣。"五日以上就没法吃了，可见荔枝变质相当快。

晚唐诗人杜牧云：

> 长安回望绣成堆，山顶千门次第开。
>
> 一骑红尘妃子笑，无人知是荔枝来。

唐代的杨贵妃特别爱吃荔枝，要最上等、最新鲜的荔枝，但无论是岭南还是蜀中的产地都离长安太远了。于是派出八百里加急把刚摘下的荔枝，快马加鞭地送到长安。到了每年荔枝收获的季节，只要看到快马荡起的尘埃，那就是荔枝快送到了的信号，可博贵妃一笑。这给一个荔枝的栽培品种留下了好听的名字：妃子笑。

苏轼晚年被贬到广东惠州时所作《食荔枝》：

> 罗浮山下四时春，卢橘杨梅次第新，
>
> 日啖荔枝三百颗，不辞长作岭南人。

苏轼可算是乐天派，虽被发配到了当时荒凉的岭南之地，但他对生活仍旧充满着信心：每天我若能在这里吃上300颗美味的荔枝，我情愿在这里扎根不走了。

增城摘荔枝

广东的增城是荔枝之乡，我专门去那里采摘过荔枝。除了妃子笑的品种之外，增城荔枝还有很多知名品种，如挂绿、桂味、糯米糍等。

有关荔枝的功效，《本草纲目》记载其可以止渴，通神，益智，健气。俗话说，一颗荔枝三把火，荔枝是属于温热性的水果，其热量和甜度都很高，吃了以后很容易生热、上火。李时珍也在《本草纲目》当中写道："荔枝气味纯阳，其性味热。鲜者食多，即龈肿口痛，或衄血也。"荔枝属气味纯阳之品，吃太多鲜荔枝的话，可能会出现牙龈肿痛，甚至鼻出血。

通过吃荔枝的表现也可以判断出一个人属于寒性体质还是热性体质。我在荔枝园内采荔枝时，就在荔枝树下一边摘一边吃，心满意足地吃了大概有一斤。即使吃了这么多，我也没有上火，由此可以推断，我个人属于偏寒的体质。

荔枝甜到齁人，但吃多了却可能出现一种"荔枝病"，就是过量食用荔枝而引发的急性的低血糖。当短时间内大量荔枝带来的果糖在体内还未转化为葡萄糖时，胰岛素在持续消耗葡萄糖，便会导致尽管

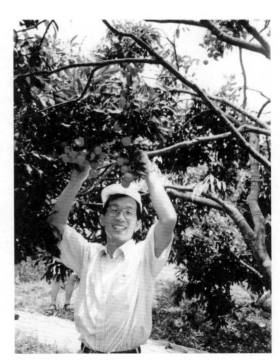

笔者在增城果园采荔枝

"在吃糖"血糖仍在降低的情况。所以为了安全起见，千万不要一口气吃太多荔枝，更不要空腹吃。

另外，荔枝果糖含量很高，也容易附着在牙齿表面，吃完后最好用清水漱漱口，否则容易被口腔的细菌所利用，造成牙齿无机物的分解，形成疼痛难忍的龋齿。

关于荔枝有个民间验方，荔枝肉干加大米熬粥，可以治疗肾虚导致的五更泻，也就是在天快亮的时候拉肚子。等量的荔枝肉干和酸枣仁一起煮水来喝，可以治疗心烦、失眠。

∽ 白居易吃荔枝核 ∾

荔枝的种子有大有小。平常大家吃荔枝的时候都希望核小一点，恨不得没有核才好。

荔枝核入药，中医药人的愿望和美食家不同，更希望荔枝核饱满一点，才能利用其行气散结的功效。现代药理研究发现，荔枝核还有一定的降血糖作用。

《本草纲目》中记载："荔枝核治疝气痛。"《中国药典》也同样收载了荔枝核。

荔枝核呈紫红色，表面非常光亮，甚至可以放在手里把玩。1982年，我刚到中国中医科学院中药研究所读硕士研究生的时候，我的副指导沈节老师专门针对荔枝核做过系统的研究，以至于我对荔枝核印象特别深。

关于荔枝核的功效，还有个故事。白居易因受凉得了疝气病，郎中给他开的处方中就有荔枝核。白居易喝了荔枝核熬的水，没过几天，疝气病就好了。自此之后，白居易逢人便说荔枝核的奇效，无意间成了荔枝核的"代言人"。后来白居易将此事告诉了一名御医，荔枝核治疝气被记录到了后世的医药书中，得以流传。

∽ 龙眼与桂圆 ∾

龙眼与桂圆是一物二名。龙眼，似龙的眼睛，大而圆。药名多用龙眼或龙眼肉，做果品卖的时候名字多用桂圆。原植物为龙眼 *Dimocarpus longan*

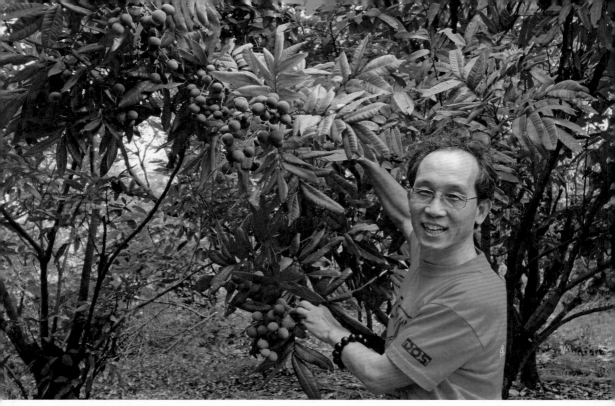

八桂大地寻龙眼

Lour.，拉丁学名中的种加词是汉语的音译，*longan* 读出来就是广东话的龙眼。龙眼主产在广西，广西的简称是桂，又有八桂之乡之称，盛产桂皮与桂圆。

荔枝和龙眼本是一家，都是无患子科的植物。龙眼果实的成熟紧跟在荔枝之后，所以龙眼还有个别称叫"荔枝奴"。这个说法有点委屈了龙眼，好似个随从一样。

龙眼早在《神农本草经》中已被列为上品，久服可强魄，聪明，轻身，不老，通神明。民间把龙眼与荔枝、香蕉、菠萝并称为华南四大珍稀水果。我曾在广西的龙眼树林采过龙眼，在树下现采现吃的味道确实不一样。龙眼的果实外皮比较光滑，剥去薄薄的外皮，半透明的鲜嫩果肉，水汪汪的好似要滴下水来，吃到嘴里的美味更是妙不可言。

～ 张锡纯用龙眼肉 ～

作为中药使用的龙眼果肉，其实和荔枝肉一样，从植物学角度来说并不

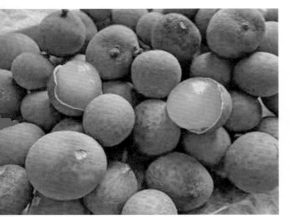

作果品时多称桂圆

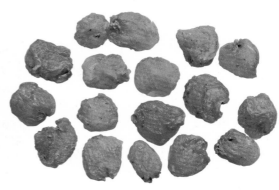

作药材时称龙眼

是果肉，而是假种皮。

李时珍在《本草纲目》中记载龙眼："可开胃益脾，补虚长智。"荔枝性热，而龙眼性平，如果当水果吃的话，以荔枝为佳；若当补益之品，则以龙眼为宜。这是李时珍对龙眼和荔枝最好的概括。龙眼肉性平只是相对荔枝而言；总体而言，龙眼还是偏温性的。

民国时期的名医张锡纯特别擅用龙眼肉。他记录了这样一则医案，一名少年晚上睡不着觉，前来求医。张锡纯给这个少年把脉后，诊断他是心脾两虚。于是，他给少年开出了一个简单的小方子，就是将龙眼肉蒸熟当作点心吃。这个少年一共吃了一斤多的龙眼肉，失眠之证慢慢痊愈了。

龙眼肉现被列入国家药食同源的品种名单，正确用法是把它蒸熟来食用。吃龙眼肉的时候也要适可而止，多食容易滞气造成胃腹胀满。另外，有些孕妇服用龙眼肉后容易产生阴虚内热，则要慎用。能不能吃一定要根据个人体质而定，最好是听从医生的建议。

龙眼肉小方歌

我记得在 2003 年参加香港执业中医师考试的时候，在面试不完整病例的环节，我抽签拿到的考题是四个字：心悸失眠。在分析了病因以后，我给出的答案是归脾汤。

　　考官看了我的答案，点了点头，接着问我这个方子的组成。归脾汤核心是十味药，包括四君子汤的人参、白术、茯苓、甘草，加上当归、黄芪、酸枣仁、远志、龙眼肉和木香。一般在使用归脾汤时，还会加上生姜和大枣作为药引。考官一看十二味药我都写出来了，考试通过！

　　这十味药很好记，我编了一个口诀，也在课堂上跟学生们分享过："四君归期（芪）早（枣），远志龙眼香。"

　　荔枝、龙眼一直都是人们喜爱的果品。我国许多文人墨客题诗作赋，表达对荔枝、龙眼的推崇和赞美。在品尝美味水果的同时品读古诗，身心愉悦，物质精神双丰收。

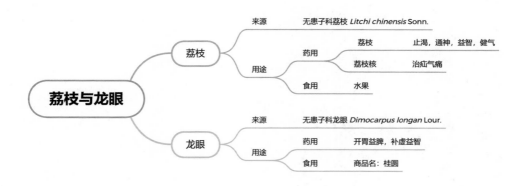

枇杷
——果熟金黄润肺喉

美丽的误会

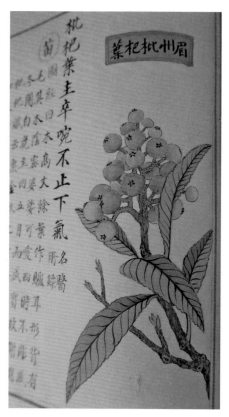

枇杷（摘自《本草品汇精要》罗马本）

枇杷与乐器琵琶同音。苏轼的《食荔枝》中有："罗浮山下四时春，卢橘杨梅次第新。"很多人以为卢橘是枇杷，连罗浮山脚下的说明文字也是这样写的。李时珍在《本草纲目》中详细地考证了枇杷的名字，卢橘并非枇杷，他认为苏轼在此句中使用卢橘有误。

文学艺术创作需要丰富的情感和想象力、活跃的思维，是否准确写实并不是首要的。苏轼见景生情，留下后世传颂的诗篇，曾经的误会也成为后人的谈资。类似历史记载不明确的情况曾多次出现过，如文赤壁和武赤壁。文赤壁位于湖北省古城黄州的西北，是苏轼写《赤壁赋》的赤壁。武赤壁，又称周郎赤壁，是赤壁鏖战的地方，位于现在的湖北省赤壁市。

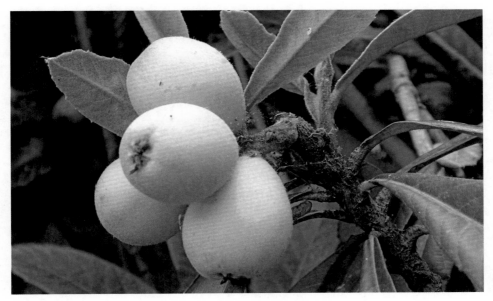

枇杷原植物

李时珍提到西汉文学家司马相如在《上林赋》中写的："卢橘夏熟，枇杷橪柿。"他认为这里罗列的几种果木，枇杷没有必要出现两次，卢橘显然不是枇杷。《本草纲目》【释名】写道，卢是指黑色，而金橘未成熟的时候就是青卢色、青黑色，所以叫卢橘，成熟了就是金色的金橘。所以金橘和卢橘才是同一种东西，枇杷不是卢橘。

枇杷的英文是叫 Loquat，与粤语"卢橘"的读音十分相近，可能也源于卢橘这个误会。

枇杷东游记

枇杷是蔷薇科的植物枇杷 *Eriobotrya japonica* (Thunb.) Lindl. 的果实，它的种加词拉丁文是 *japonica*，意思是日本的。很多西方人以为枇杷原产于日本。这是第二个误会。

其实枇杷原产自中国，是我国长江以南特有的水果，栽培历史悠久。1975 年在湖北江陵发掘出一个 2000 多年前西汉的古墓，出土文物里发现了枇杷核。

枇杷先传到了日本，后传入世界其他国家。日本遣唐使把枇杷带到日本，早期日本称枇杷为唐枇杷。日本人习惯把从中国引进的东西，前面都加上唐字，如辣椒——唐辛子。

还有一些物件是中国起源，后通过日本传向世界的，如漆器。唐代时漆器从中国传到日本，现在漆器的英文被叫成了 japan。

再者像禽鸟朱鹮 *Nipponia nippon* (Temminck) 本是我国特有的鸟类，但拉丁学名用的却是日本的国家名，可直译为"日本，日本"。这就是由于最初动物学家发现它们的地方是在日本，但那不是它们的原产地。这样再来看枇杷的命名就比较好理解了。

第一个对枇杷做出植物分类学研究的是瑞典博物学家卡尔·彼得·通贝里（Carl Peter Thunberg）。1775 年他随荷兰使团前往日本，在荷兰东印度公司担任外科医生，收集了 800 余种植物标本。在他写的《日本植物志》当中，他将枇杷这个新种命名为 *Mespilus japonica* Thunb.，意思是日本的欧楂。

自此以后，日本成了枇杷的标签，世界上很多地方称枇杷为"日本楂果"。这就导致了多数国家的人都认为日本是枇杷的原产国。

鲜果美食

唐代诗人王翰作的著名边塞诗《凉州词》："葡萄美酒夜光杯，欲饮琵琶马上催。"这里的乐器琵琶，像是催人出征的号角。

也有唐代诗人李颀的《古从军行》："行人刁斗风沙暗，公主琵琶幽怨多。"琵琶声倾诉着远行的公主的愁怨。

琵琶

李时珍在《本草纲目》中引用《本草衍义》对枇杷的记载："其叶形似琵琶，故名。"枇杷的叶子长得很像乐器琵琶，由此而得名。也说明乐器琵琶在先，植物枇杷之名在后。有学者考证，琵琶的发音实际来自弹琵琶的两个重要手法，推手前曰批，引手却曰把。

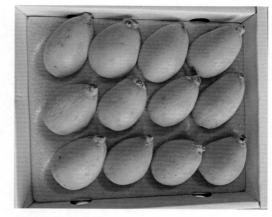
新鲜的枇杷水果

枇杷在每年五月左右就成熟了，变成好看的淡黄色或金黄色。其实，按照果肉颜色可以分为白沙枇杷和红沙枇杷。

大画家齐白石不仅爱画枇杷，也爱吃枇杷。他在一幅枇杷的画作上题写了一首诗："曾遇白沙谙此味，始知人世少枇杷。"白沙枇杷主要分布在江浙一带，果肉是白色的，果皮薄，肉质非常细嫩，但产量比较低。而红沙枇杷就是黄肉的枇杷。《本草纲目》中记载白者为上，黄者次之。现代研究也表明，白肉枇杷的蔗糖含量是红肉枇杷的两倍，看来白者确实更甜。

∽ 枇杷与枇杷叶 ∾

《本草纲目》中记载枇杷果能止渴下气，利肺气，止吐逆，主上焦热，润五脏。

如果感觉咽喉干痒、疼痛、音哑、咳嗽不停，不妨在家里煲上一小锅枇杷雪梨金橘汤。可将1个大雪梨去皮切块，再加3个小金橘，盖上锅盖煮15分钟，再放入2个枇杷，煮10分钟关火，放凉后加入蜂蜜，有润肺止咳，清热化痰的功效。

美味归美味，毕竟枇杷糖分比较高，容易助湿生痰。脾虚或经常腹泻的人应少吃。选择水果也如对症下药一样，因人而异。

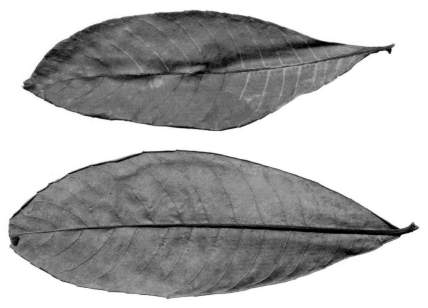

枇杷叶药材

　　和枇杷果相比，中医临床上使用得更多的是枇杷的叶子。常见的中成药枇杷膏和枇杷糖浆里用的都是枇杷叶，并不是果实。古代医家一直是这样用的，而且确有疗效。

　　枇杷叶性味偏凉，可以清肺热，降胃气。《本草纲目》记载枇杷叶，治肺胃之病，大都取其下气之功。气下则火降痰顺，可使逆者不逆，呕者不呕，渴者不渴，咳者不咳。口渴的人吃了它就不渴了，咳嗽的人吃了它就不咳嗽了。

　　李时珍引用了宋代寇宗奭记载的一个病例。有一个妇人患肺热久嗽，身如火炙，就像火烧火燎一般。用枇杷叶、木通、款冬花、紫菀、杏仁、桑白皮再加上大黄制成丸药。饭后和睡前，各含化一丸，不是吞服。一个疗程还没结束，病就好了。李时珍评价枇杷叶，治肺热咳嗽有奇功。同时李时珍补充了用法，如果患者同时患有胃病，应当用姜汁先将枇杷叶进行炮制；如果患者同时患有肺病，要用蜜水炮制的枇杷叶。

2019 年全国中医药电视知识大赛总决赛上，我记得当时有这样一道抢答题：枇杷叶入药，用嫩叶好还是老叶好？采收加工有何特殊注意？这道题包含两个知识点，一个是枇杷叶的采收时间，另一个是枇杷叶的炮制加工。

　　中药的质量与采收时间、炮制加工关联紧密。枇杷叶要用老叶，不能用嫩叶，因为枇杷嫩叶含有微量的氰化物，有一定的毒性。枇杷叶要炮制加工后方可使用，因为枇杷叶背面有厚厚的绒毛，入药的时候应刷去绒毛，或者放入布包中煎。如果绒毛没有去干净，很容易刺激患者的呼吸道黏膜，病还没治好，又惹出新麻烦了，反而让人咳嗽不止。

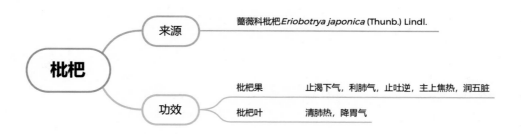

枇杷

来源　　蔷薇科枇杷 *Eriobotrya japonica* (Thunb.) Lindl.

功效
- 枇杷果　　止渴下气，利肺气，止吐逆，主上焦热，润五脏
- 枇杷叶　　清肺热，降胃气

槟榔
——树高百尺采槟榔

槟榔和灵芝一样，名字起得很好。《本草纲目》中，据李时珍的考证，"宾"与"郎"都是古代对宾客的尊称。在中国南方，宾与槟的发音相同。后来人们将这种待客的果品叫作"槟榔"，在"宾"与"郎"两个字左边都加上了木字边。

民间谚语有："客人到我家，一口槟榔一口茶。"就是现在，有客人到了海南岛的傣、黎等少数民族的村寨，或湖南长沙、湘潭一带，当地还保留着以槟榔待客的习俗。过年时家中有客来，先放爆竹迎接，入座后，主人不是沏茶招待，反而是先上两枚槟榔，代表元宝，取发财之意，表示对客人的尊敬与盛情。

槟榔生长在南方，北方人吃不到鲜槟榔，只有干槟榔。

《红楼梦》第六十四回，贾琏与尤二姐见面时说自己忘带槟榔了，问二姐："妹妹有没有槟榔，赏我一口吃。"贾琏就以槟榔搭话，可见当时槟榔已流行到北方。老北京人也曾以食槟榔为嗜好，做零食，作为饭后的消遣。

国家图书馆收藏的清代《北京民间风俗百图》中，描绘了老北京的风土民情。其中就有一幅卖槟榔图，图注写着：柜笼内装安南（今越南）、海南槟榔，沿街售卖，用剪子把它夹碎，买回去当零食吃。当时槟榔、豆蔻、砂仁除见于药铺外，在一些杂货铺也有售卖。

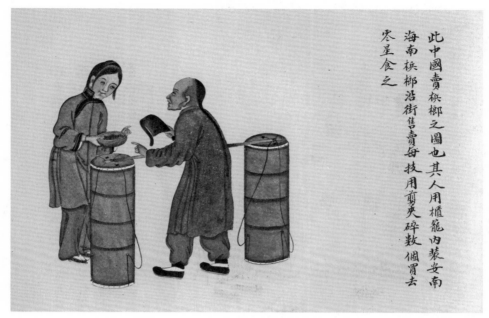

此中國賣檳榔之圖也其人用櫃籠內裝安南海南檳榔沿街售賣每技用剪夾碎數個賣去零星食之

卖槟榔图（摘自《北京民间风俗百图》）

宝岛尝槟榔

槟榔是棕榈科植物槟榔 *Areca catechu* L. 的种子，槟榔是常绿乔木，和椰子树很相似，树高十几米，每棵树可结到数百枚槟榔。

湖南的民歌《采槟榔》流传得特别广，歌中唱道："高高的树上结槟榔，谁先爬上谁先尝。"湖南、海南和宝岛台湾等地的人们比较爱嚼槟榔。

大多气候湿热的地区、出产槟榔的地方都以嚼槟榔来提神。印度、孟加拉国也有卖槟榔的小店，一家接一家，地上的槟榔污迹一块接一块，与湖南、海南相比更有过之。

海南是我国槟榔的主产区，苏轼曾写下："红潮登颊醉槟榔。"描述的是吃槟榔时的模样，嚼槟榔兴奋得面颊泛红。

李时珍在《本草纲目》中记载了那时吃槟榔的方法。李时珍说："槟榔生食，必以扶留藤、古贲灰为使，相合嚼之，吐去红水一口，乃滑美不涩，

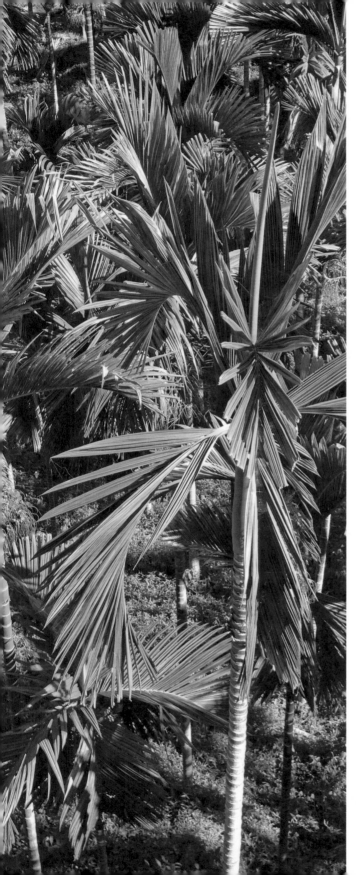

下气消食。"这里的古贲灰是用贝壳烧成的灰。槟榔与这种灰高度亲和，互相帮衬。槟榔灰又分白灰、红灰两种。白灰是用石灰石、珊瑚、贝壳在高温加热燃烧后，用水调制成的。红灰是除白灰之外，又加上了中药儿茶的萃取物，提取制作的。槟榔是强酸性的果实，里面含有大量的单宁酸或多酚类，加入碱性的石灰，起到了中和作用，降低了涩味。

嚼槟榔的同时还要一起嚼另外一种植物的叶子，蒌叶，又叫扶留叶。俗话说："槟榔为命赖扶留。"蒌叶是胡椒科一种藤本植物的叶子，加上它，槟榔的刺激才不会那么强。

我自己也尝过槟榔，那次还差点吃出事。20 世纪 90 年代，我第一次去我们的宝岛台湾考察，当时想着尝个新鲜，就买了一颗嚼一嚼。第一口嚼得太猛，一下就上头了。药效发作是一瞬间的

槟榔原植物

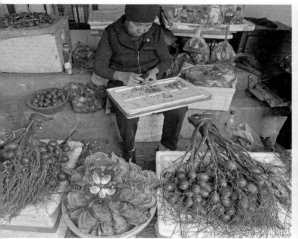
正在处理槟榔的越南摊贩

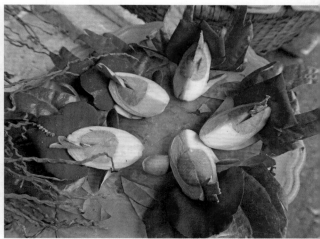
越南槟榔摊上的槟榔

事，顿感胸闷憋气，憋得我站不稳，于是我马上蹲下来，缓了好一会儿，才慢慢缓过劲儿来。

嚼槟榔可能会导致一些严重的后果，所以要慎重。

槟榔能够提神，若把槟榔当零食，可能会上瘾。有研究报导，槟榔中的槟榔碱或槟榔次碱能兴奋中枢神经。槟榔的成瘾性可能与槟榔碱有关。

槟榔驱虫

槟榔作为药材的使用方法与食用方法完全不同。槟榔零食是槟榔的幼果，而药用的则是槟榔干燥成熟的种子。

《本草纲目》中记载，槟榔能消积，杀虫。槟榔可用来杀灭肠道寄生虫，特别是治疗肠绦虫病，效果很明显。

我在海南岛的尖峰岭考察时，听当地人讲过这样一个传说。很久以前，在黎族村寨里，有一对相恋的年轻男女，人们都觉得他们郎才女貌，天生一对，也都祝福他们。但还没等到结婚，女孩的肚子却渐渐大了起来，邻里间风言风语。真是人言可畏，女孩子承受不了流言蜚语，跑进了树林中欲寻

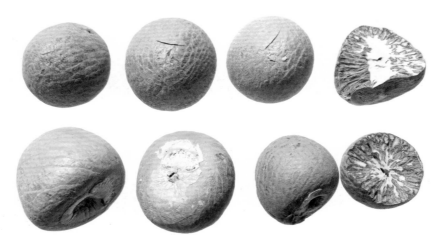

槟榔药材

短见，吞下了很多槟榔果，昏厥在地。当村里人找到她时，发现她的"大肚子"病好了。原来这个女孩是患了绦虫病，吃槟榔排出了不少白色的长长的虫子。真相大白后，村民们解除了疑惑，也意外地发现了槟榔驱虫的疗效。

我国古代治疗绦虫病的时候，经常把槟榔和南瓜子一起用。现在卫生条件好了，绦虫病也少了，用槟榔驱虫的机会不多了。

百刀槟榔

槟榔的成熟种子十分坚硬，硬得像石头一样，扁球形，直径不过 2 厘米。就是这样一颗槟榔，在老药工的手下，能用大药刀切出 100 片。这就是药材行内所说的百刀槟榔的绝活。槟榔的饮片是棕红色和白色相间有大理石样花纹的薄片，像件艺术品。一片片的槟榔片薄如蝉翼，对着光照能透亮。真乃鬼斧神工！

槟榔外壳有大量的纤维，这点和椰子很像，入药时称槟榔的外壳为大腹皮。大腹皮是一味行气利水的常用中药。利水消肿的常用方五皮饮中就有大腹皮。

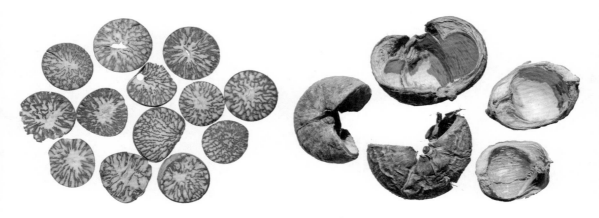

槟榔饮片　　　　　　　　　　　大腹皮药材

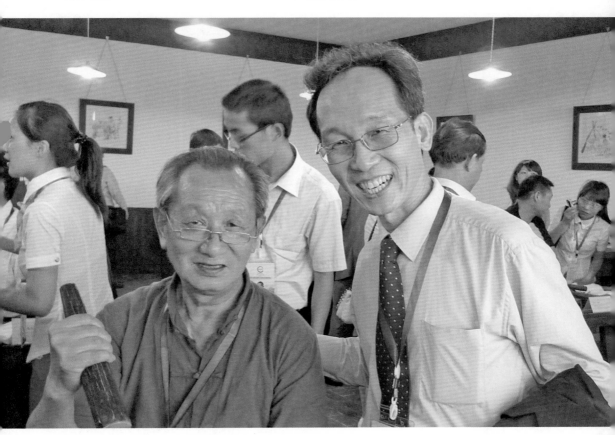

笔者与表演百刀槟榔绝活的樟树老药工

利与弊

一定程度上，槟榔就像是中国古代的"口香糖"。在没有牙膏的古代，人们用槟榔、丁香清新口气。但槟榔不像丁香，嚼过槟榔以后，嘴里不但留不下香味，而且嘴里的唾液还会变成像血一样的红沫子。这是因为槟榔中含酚类化合物，在碱性条件下呈粉红色。

岭南人服食槟榔，用槟榔代替茶来抵御瘴气，但是没有充分考虑嚼槟榔的后患。在古代，特别是在岭南湿热地区，人们嚼槟榔的初衷是为了祛瘴气、驱虫，是不得已而为之的做法。现在已有更便捷、伤害更小的方法解决此问题，无须依靠嚼食槟榔。

槟榔的纤维很粗，再加上石灰，对口腔黏膜有很强的刺激。现代的多项研究结果告诉人们，槟榔在一定程度上是口腔癌的元凶之一。嚼了槟榔以后，乱吐乱扔的行为也会污染环境。

> 李时珍在槟榔的发明项下引用了宋代罗大经对槟榔的评论，岭南人以槟榔代茶御瘴（瘴气），其功能有四：一曰醒能使之醉，二曰醉能使之醒，三曰饥能使之饱，四曰饱能使之饥。嚼槟榔可能会令人陶醉其中，但对于嚼槟榔上瘾，李时珍同时也表达了对这种习惯深深的忧虑。
>
> 槟榔一物有利有弊，但如果还想拿起槟榔嚼，劝君需要三思而后行！

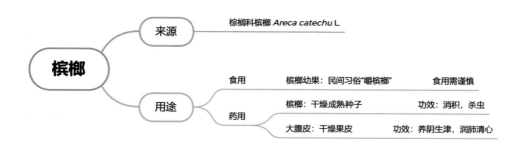

槟榔

来源 —— 棕榈科槟榔 *Areca catechu* L.

用途
　食用 —— 槟榔幼果：民间习俗"嚼槟榔"　食用需谨慎
　药用 —— 槟榔：干燥成熟种子　功效：消积，杀虫
　　　　 —— 大腹皮：干燥果皮　功效：养阴生津，润肺清心

无花果与罗汉果
—— 天堂有果若无花

天堂之果

无花果 *Ficus carica* L. 是桑科榕属的植物，被收录在《本草纲目》中果部第 31 卷。

无花果也被称为"天堂之果"。《圣经》中有这样的记载。伊甸园中，亚当和夏娃因违背了上帝的禁令，偷吃了智慧树上的果实，他们的眼睛都变得明亮起来，看到了自己原来是赤身裸体的，赶快从树上摘下叶子来遮羞。这树叶就是无花果叶，无花果又被称为"天堂之果"，无花果叶被叫作"遮羞布"。

无花果是人类最早栽培的果树之一，原产自西亚。公元前 3000 年左右，地中海沿岸的国家就已经普遍栽种

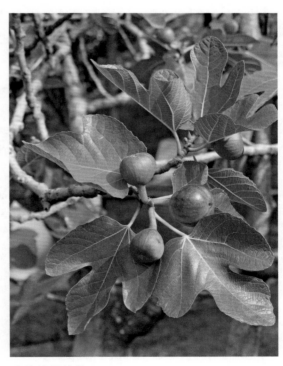

无花果原植物

无花果了，当地人每年都会把无花果作为祭祀的果品。埃及古墓的壁画中有无花果的图案，描绘的是尼罗河沿岸居民在灌溉无花果树的场景。

无花果不仅是人类喜欢吃的果品，还是一种特殊的饲料。法国名吃鹅肝早期是贵族才能享受的待遇。在大自然当中，野鹅在进行长途跋涉之前，通常会吃大量包括无花果在内的食物，把能量储存在肝脏备用。最早古埃及人发现，在野鹅迁徙的季节捕获的鹅，取得的鹅肝特别肥美。后来古罗马人也发现了用无花果来喂养鹅的好处，于是特意用无花果来养鹅。

无花果是一种"神秘"的果实，虽名为"无花"，实则有花，只是花不明显。无花果是一种隐花植物，当作水果吃的部分是它的总花托，花朵都藏在花托里面，从外面是看不到花的。无花果的繁殖也较为特殊，需要靠榕小蜂来传粉。

无花果的总花托顶部有一个微细的小孔，榕小蜂这种特殊的小昆虫，长得像一只特小号的飞蚂蚁，体长约 2 毫米，能钻入孔中，也只有它能自由出入为无花果传递花粉。无花果里像小芝麻粒一样的"种子"才是真正的果实。

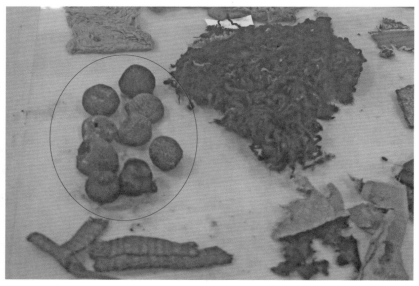

埃及博物馆展览古墓中出土的无花果

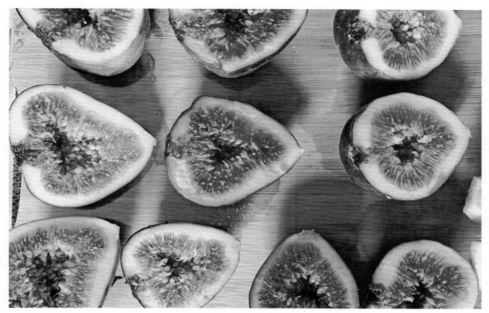

新鲜无花果

药用功能

无花果是一种外来植物。一般认为，无花果是在唐代前后传入我国的。有关无花果的历史记载最早见于唐代段成式的《酉阳杂俎》，至今已经有1000多年了。《本草纲目》中记载，无花果有开胃，止泄痢，治五痔的功效。

桑科植物的分泌液像乳汁一样，现代研究也表明，无花果的"乳汁"中，含有抗肿瘤的活性成分。除了"乳汁"以外，无花果还含有大量的果胶、膳食纤维、脂类，因此还能润肠通便，可以作为缓泻剂。当患者有大便干燥或者便秘的时候，吃无花果或许可以润肠通便。但有脾胃虚寒、腹痛溏便的情况，则不建议吃无花果。

《本草纲目》也有记载，无花果可治疗痔疮肿痛，可将无花果叶煎汤，外用清洗患处。

如今，我国最重要的无花果产区是新疆和田、阿图什等地。阿图什有成片的无花果园，被称为我国的"无花果之乡"。因为新疆昼夜温差大，出产的无花果甜度也很高。当地给无花果起了个形象的别名叫"糖包子"。

岭南采药录与罗汉果

常用中药中有一个比无花果还甜的果实——罗汉果。

如果在网上搜索罗汉果，可能会发现有的网络文章说《本草纲目》已记载了罗汉果，功效如何如何。如今李时珍已经成了一个代表人物、一个符号，《本草纲目》好似一个万能的仓库，凡中医药相关的，总难免被牵强附会，误读也是有的。其实，李时珍并没有记载过罗汉果。

罗汉果药用之名始载于民国时期的《岭南采药录》，记载为中国南方地区制作凉茶的常用原料药。

《岭南采药录》出版于1932年，作者萧步丹，书中多数引用前人典籍记载，收载了许多《本草纲目》《本草纲目拾遗》《生草药性撮要》等文献的内容。

"罗汉"的由来有多种传说。传说几百年前，广西的瑶族寨子里有个乡村医生，名叫罗汉。罗汉经常出没在崇山峻岭中采集草药。后来，他发现了一种藤条，上面结着圆圆的果实，果实表面还有细细的青棕色茸毛。于是他把这种藤条采回来，种在自家的药园里。后来他发现用这种果实煮水喝，嗓子清

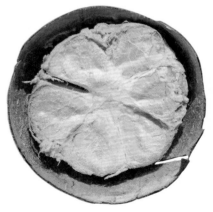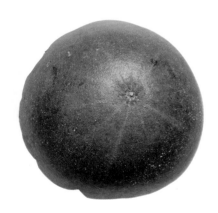

罗汉果药材

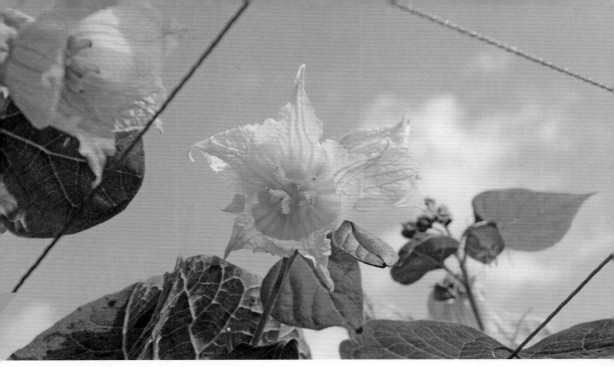

罗汉果花

亮，连唱山歌都特别动听。村民们为了纪念这位乡村医生，就称这种果实为罗汉果。

还有一种说法是罗汉果外观溜圆肥大，与罗汉的形象相似，所以得名罗汉果。

类似的中药传说还有不少，杜仲、何首乌都是以发现者来命名的中药。传说多数反映的是人类美好的愿望，不必太较真。传说能够帮助人们提高学习乐趣、帮助记忆知识。而专业的科学研究必以史实为依据，以文献、实物为准。

罗汉果之乡

罗汉果是葫芦科藤本植物罗汉果 *Siraitia grosvenorii* (Swingle) C. Jeffrey ex Lu et Z. Y. Zhang 的干燥果实。罗汉果主要分布在我国南方的广西、广东、湖南等省、自治区，原来属于少数民族用药，也是广西著名的土特产。

我到过广西金秀苗寨，在那里的少数民族药市里，有各种各样民间的民

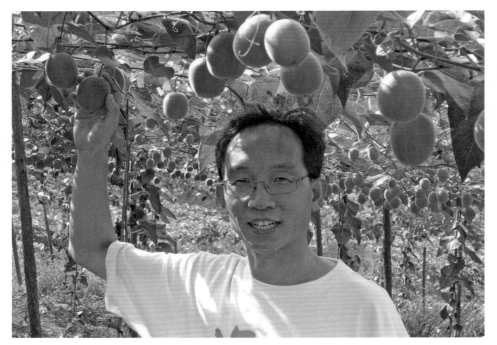

笔者在广西罗汉果基地

族特色草药，罗汉果就是其中之一。当地少数民族用罗汉果煎汤饮用，能润喉开音，清热止咳，还有一定的抗疲劳效果。

近年来，广西永福县一带成功实现了罗汉果的人工栽培。通过技术改良，罗汉果味甜，质佳，产量高，广西永福县享有"罗汉果之乡"的美誉。

罗汉果在夏季开花，花淡黄略带红色。每年9月到10月的时候，罗汉果就成熟了，可以在罗汉果色泽还比较青、触感比较硬的时候采摘。采摘后，放在阴凉通风处摊开晾干。由于果中水分多及气候原因，不易自然干燥，宜入烘坑用微温的炭火来烘，十来天就可以彻底干燥。若看到的罗汉果表面有一点黑，那可能是加工干燥过程中留下的痕迹。优质的罗汉果外壳硬而脆，内有半干的、柔软的果瓤，果皮、瓤及种子都有甘甜味。挑选罗汉果时，可用手拿着摇一摇，里面没有声响的是质量好的，说明里边的果瓤比较充实。

《中国药典》记载，罗汉果有清热润肺，利咽开音，滑肠通便的功效。现代研究也表明，罗汉果的甜不是来自单糖，而是来自罗汉果皂苷，一种天然的非糖类的甜味剂，可以作糖尿病患者的代用糖。

有一个民间验方，当遇到肺热咳嗽、咽喉疼痛、声音沙哑的情况时，可以将罗汉果加上橄榄一起用水煎服。罗汉果可以泡茶喝，口感清甜。平时我会在冰箱里存放几个罗汉果，讲课多的时候就泡一点，甜美可口，喝下去特别舒服。

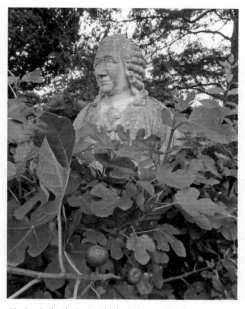

林奈雕像前生长着茂盛的无花果

中医药传承一直是兼容并蓄的，无花果和罗汉果，一个是外来药，一个是少数民族药，它们已走进千家万户。

我在瑞典探访植物学家林奈的纪念馆时，见到一尊林奈的雕像。雕像前栽种了一棵无花果树。无花果树仿佛是对林奈的致敬，也代表了一种科学精神。不见开花，只见结果，从不炫耀自己，却能结出丰硕的果实。

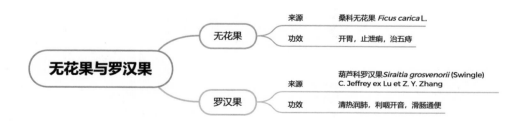

无花果与罗汉果

无花果
来源 桑科无花果 *Ficus carica* L.
功效 开胃，止泄痢，治五痔

罗汉果
来源 葫芦科罗汉果 *Siraitia grosvenorii* (Swingle) C. Jeffrey ex Lu et Z. Y. Zhang
功效 清热润肺，利咽开音，滑肠通便

中兽医药
——福佑天下众生灵

曼哈顿的女中医

针灸可以用来治疗动物的疾病，中草药当然也可以。

2018年，我和专业纪录片团队在拍摄大型人文纪录片《本草无疆》的时候，采访了住在美国曼哈顿的著名女中医金鸣博士，她讲述了一段在美国创业的故事。

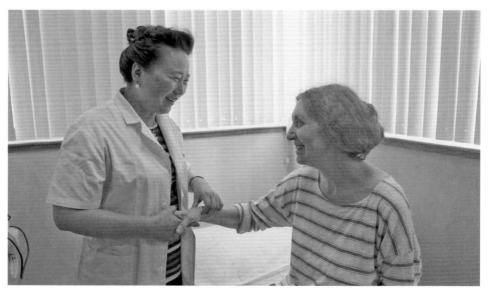

金鸣正在诊所为患者诊疗

那是在 30 年前，彼时美国了解中医药的人还不多，要在美国打开中医药市场谈何容易。无心插柳柳成荫，没想到，金鸣博士创业的突破口，竟是在中兽医药方面。

有一条漂亮的名犬，曾给主人带来了很多欢乐。但它已经十几岁了，步入狗的垂暮之年。狗的健康出了状况，小便淋漓不止，走到哪儿就尿到哪儿。主人非常心疼、着急，虽然请了很多宠物医生来治病，也尝试了不同的治疗方法和药物，但都收效甚微。

一个偶然的机会，名犬的主人辗转打听到了金鸣博士。金鸣博士根据狗的症状，用中医理论进行了分析诊断，认为这条宠物狗的病机是肾气不固，于是金博士就开出了张仲景的一首经典名方——金匮肾气丸。狗吃药不过一个星期，小便淋漓不尽的问题就彻底解决了。后来金博士才知道，原来这条狗的主人是世界流行音乐天王迈克尔·杰克逊。金鸣博士也得到了在美国用中药治病的第一笔诊金。

牲畜中药医

中药治疗动物的历史说来话便长了。

大牲口是农民的命根子。20 世纪 60 年代浩然的长篇小说《艳阳天》曾在广播电台里连续播放，还被拍成了电影。其中有这样感人的一幕，公社的模范饲养员马老四，在农忙季节为了让集体的大牲口保持体力，宁可挖野菜吃，也要把自己的口粮留给牲口。

1976 年我被下放到农村，我们 20 多个知青住在农场马棚改的一排大宿舍里，隔壁就是兽医室。记得门前还有几个木桩和铁吊环，这些设施是兽医专门用来为马治疗肠梗阻和灌药用的。生产队里还有一个养猪场，在母猪生小猪崽的时候，我见到兽医经常用益母草熬水喂给母猪喝。后来我学习了中药才知道，益母草不仅兽医用，它更是一味中医妇科的常用药，能活血调经，催产和帮助产后修复，所以有益母之称。

兽医使用的中药，不仅有益母草，根据《中国兽药典》记载，基本上所

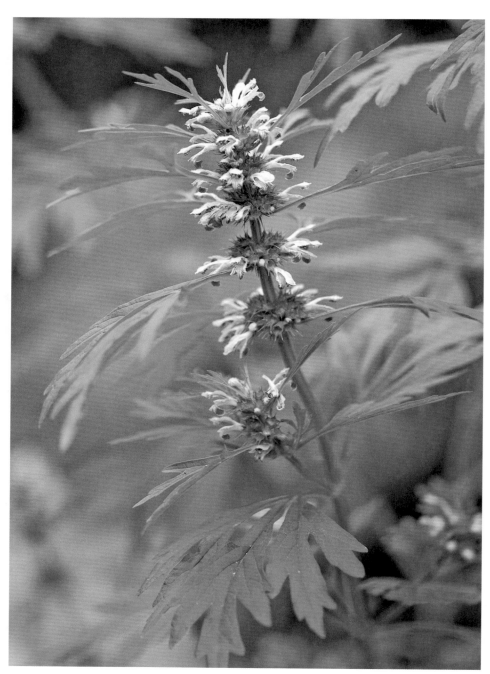

益母草原植物

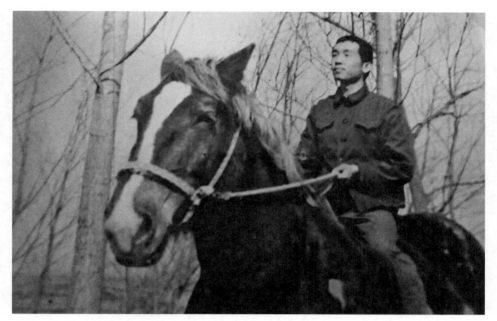

1976年笔者下放在北京市良种繁育场，宿舍隔壁就是兽医室，耳濡目染，也熟悉了牲畜的习性

有能给人用的中草药都可以给动物用。因为治病原理是大致相同的，只是应用时需考虑用药剂量与成本的问题。这是大道相通。

本草与兽医药

兽医药在古代军事和农业方面功劳显赫，征战的战马，运输的骆驼，耕地的牛，家养的猪、羊、鸡、鸭等，生了病都需要找兽医。

中国的畜牧业源远流长，"兽医"这个词最早出现在《周礼·天官》中，比《伤寒论》的出现还要早很多。《周礼·天官》记载中医生分为四科：内科、外科、营养科和兽医，分别叫作疾医、疡医、食医和兽医。前三个是给人治病的，后一个是给动物治病的。这种分类应该说很合理周到，说明了当时兽医的地位和受重视的程度。

《神农本草经》《肘后备急方》《证类本草》《本草纲目》等古籍都记载了

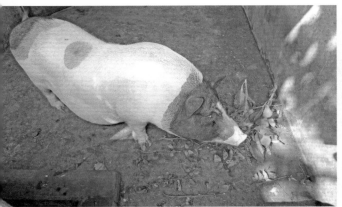
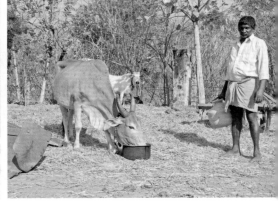

商陆全株有毒，养殖的猪却可以混吞下肚，而安然无恙

印度"神牛"

诸多人畜通用的治疗方法。

成吉思汗和几百年后的努尔哈赤所向披靡，他们随军的所有人员都带着人马通用的草药粉，既保障了兵强马壮，又保持了骑兵战斗力。

2015 年，江西发现了西汉时期的海昏侯墓，被选入中国十大考古新发现。中国中医科学院的科学家在海昏侯墓陪葬品中，发现有地黄。古人认为地黄有助于长寿，生地黄被誉为养阴圣品，野生的地黄可以喂马。

马的寿命一般是 20 年到 30 年，很少有能够活到 40 岁的。李时珍在《本草纲目》中记载了一则传说。一位韩老夫子，用地黄苗喂养了一匹马，马活到了 130 岁，在 50 多岁的时候时还生了 3 只小马驹。

《本草纲目》还有一则记载，一只猫怀了 5 只小猫，却只生下了一只，其余 4 只都胎死腹中，兽医用芒硝将死胎打了下来。李时珍认为这个方法同样可以应用到牛身上。

中兽医彭老爹

中兽医，是中医学宝库的一个旁支。

近代以来，由于现代医学和现代兽医学的传入，中兽医被忽视了，甚至很多人根本不知道这一学科的存在。民间不乏兽医高手，李时珍编著《本草纲目》的时候，不耻下问，常请教渔父、农夫。

上海电影制片厂1956年拍摄的电影《李时珍》当中有这样一个场景：李时珍在向兽医老魏讨教治疗牛病的处方。老魏说到牛生了病，可以摸摸牛的鼻子有没有汗，如果没有汗，便可用麻黄发汗。

我的博士研究生彭勇，他的父亲彭吉山先生，被家乡当地人亲切地称为彭爹、彭老爹，他就是一名中兽医。

2005年，在彭勇的毕业典礼上，我曾见过彭老爹一面，老爷子淳朴善良、和蔼可亲。这位平凡而伟大的父亲，彭勇以前从没跟我提起过，彭老爹的事迹我也是在他去世后才了解到的。

彭老爹从十几岁开始学徒当兽医，在多年的医疗实践当中积累了丰富的中兽医治疗经验，治愈过无数次鸡瘟、猪瘟和各种疑难杂症。彭老爹常年行医，对牲畜的习性了如指掌，一看到牲畜的模样，就能知道牲畜身体上出了什么问题。

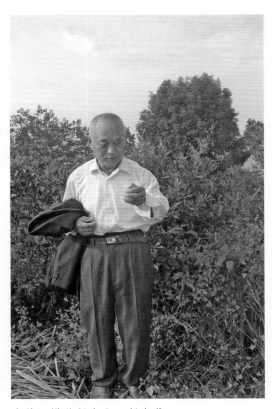

鸡瘟、猪瘟都是让养殖户听到就心惊胆战的病。当地养殖户中也有句话："这么多年搞养殖，只要手里攥着彭老爹的电话号码，我们心里就不慌。"

2006年和2007年的夏季，因为持续高温，我国曾大面积暴发猪瘟，并一度影响了国内猪肉的行情。

中兽医模范彭吉山，彭老爹

彭老爹参照古代的本草典籍，研制出由生大米、生黄豆、生石膏和生甘草组成的四生清凉败毒液，对当时猪瘟的治疗效果很明显，把当地的猪瘟控制在了萌芽状态。这个方子成本低廉、疗效高，后在湖南省内外广泛推行应用。中医治疗温病时，石膏是首选。中兽医治疗温病，同样也用到了石膏。

2011年，有一农户办了一个养鸡场，购买了7000多只土鸡苗。可没多久，突然出现鸡拉白屎的现象，小鸡一批接一批地死亡。养殖户心急如焚，先用了一阵西药却毫不见效。于是他找到了彭老爹，改用中草药治疗。3天以后，不再出现鸡死亡的情况，小鸡们慢慢恢复了健康，养鸡户也避免了更多的经济损失。

现在不仅有给人看病指导用药的《中国药典》，同时也有指导兽医用药的《中国兽药典》。《中国兽药典》第一部收载的是西药，第二部收载的是中药。银翘散、清瘟败毒散、藿香正气散等治疗瘟疫的常用方，在《中国兽药典》里同样榜上有名。

彭老爹虽然没有在正规的医药学府里学习过，但是多年的实践和潜心的钻研，使他积累了丰富的经验。后来，彭老爹被破格晋升为高级畜牧医师。

根据彭勇的回忆，老爹每次来北京都会去中国农业大学的书店，寻找中草药防治牲畜病方面的书籍。彭老爹也把自己的宝贵经验和收集的民间验

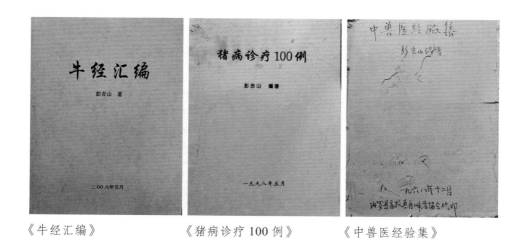

《牛经汇编》　　　　　《猪病诊疗100例》　　　　《中兽医经验集》

方、秘方记录下来，汇集成了《中兽医经验集》等三本书。彭老爹就是这样一位脚踏实地的本草传承人，一位把中兽医发扬光大的赤脚兽医。

彭老爹享年 75 岁，从事兽医工作 60 年，奔走于湘楚大地，倾尽了汗水与心血，一生辛劳从未停歇，最后倒在了工作途中。

2015 年，湖南省汨罗市委追认彭老爹为"老有所为"的优秀共产党员。

中兽医与宠物药

中药不仅可治疗大牲畜，未来还有一个更大的宠物药市场。养宠物的人越来越多了，小猫、小狗已经成了众多家庭中的一员。宠物给人类带来了欢乐和幸福，人宠相伴，相依为命。

人类有疾患，动物也有；人类需要药物，动物也需要。不论是皮肤病、肠胃病、老年病哪样都不例外。并且宠物也需要自己的诊所、医院以及安葬的陵园。

在药物探索发掘的历史中，人类从动物身上得到了很多防病治病的启示，淫羊藿、蒲公英、金鸡纳等药物都是一个个典型例证。

目前，凡是新上市的药物，在进入临床评价之前都需要做动物实验，实验对象从小动物到大动物，积累了足够的实验资料，经证明动物试验有效了，才准许进入临床试验和应用阶段。同时，有效的动物实验数据对于兽医药的开发也提供了参考。

动物是人类的朋友，为人类做出了贡献。如今的养殖动物中，由抗生素滥用引起的弊病也已经引起全社会的关注。

中医药学不仅护佑了人类的健康，也保障了六畜兴旺，护佑着天下的生灵。爱护动物、爱护宠物，就是爱护人类自身。中药在兽医药领域有着广阔的开发应用前景。

石榴
——多子多福红石榴

～ 石榴文化 ～

石榴是寓意吉祥的植物，中国传统文化符号中常有它的身影。北京的四合院人家常种石榴树，期望多子多福。

但石榴并不是中国原产的，石榴起初名为安石榴。安石是一个西域小国，也有人认为是来自"安国"和"石国"两个小国。石榴能来到中国，还要归功于汉代的张骞。

张骞出使西域，往西必须越过帕米尔高原，那是一道天然屏障，是古代中国和地中海各国陆上丝绸之路的必经之地。后来这条路越走越宽，也越走越远，穿过今天的阿富汗、伊朗、乌兹别克斯坦、土库曼斯坦等地，一直到达地中海沿岸，再延伸到欧洲。

中国的丝绸、瓷器、茶叶走了出去，很多西方的动植物也传入了中国。大蒜原称作胡蒜，香菜原称

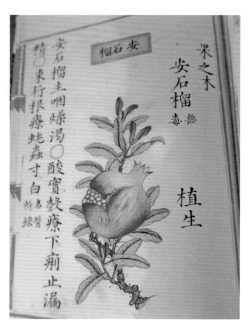

安石榴（摘自《本草品汇精要》罗马本）

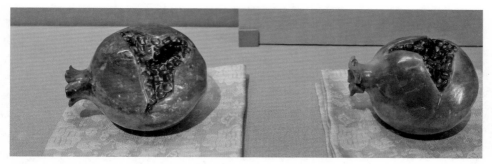

玛瑙石榴（中国台北故宫博物院藏）

作胡荽，核桃原称作胡桃，芝麻原称作胡麻，黄瓜原称作胡瓜……"胡"和"西"的名字让人们一眼就能看出他们的来历。

石榴原产地在波斯，现在的伊朗一带，古波斯人把石榴树誉为"太阳圣树"。在古希腊人眼中，石榴也是多产、多子和生命力的象征。

石榴来自石榴科植物 *Punica granatum* L.，英文名 Pomegranate 的意思是多子的苹果。一点不错，石榴外表形状、颜色和红苹果差不多，里面的籽比苹果多了许多倍。

剥开石榴果皮，立刻露出里面满满的种子。种子是白色的，种子外的肉质外种皮是红色半透明的，晶莹剔透如同一颗颗红宝石，这就是当水果食用的部位。

中国也有适合石榴生长的土壤，石榴深扎于中国土地，融入中国文化。

古人在观赏石榴的时候，留下了很多动人的诗篇。

晚唐诗人杜牧有一首石榴诗：

似火山榴映小山，繁中能薄艳中闲。
一朵佳人玉钗上，只疑烧却翠云鬟。

武则天也有诗句：

不信比来长下泪，开箱验取石榴裙。

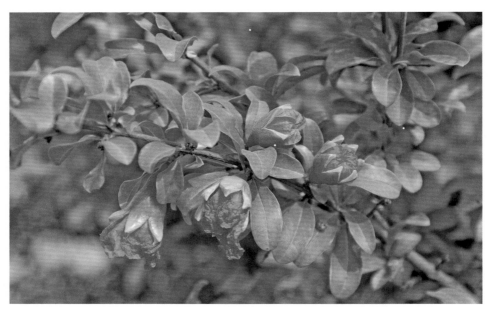

石榴花

橙红色的石榴花透着华丽，特别惹人喜欢，石榴裙特指一类红色裙子。后来"拜倒在石榴裙下"多用来形容为美色折服。

花石榴与果石榴

我小时候仍处在物资匮乏的年代，石榴是稀奇的水果。我上小学时，有一天，一个同学不知从哪儿弄来了一个小石榴。几个小伙伴围在一起，用小铅笔刀，小心翼翼地剥开石榴顶部的皮，掰开分成几份。看着来之不易的石榴，我们一粒一粒放进嘴里，慢慢品尝酸甜的石榴汁。白色的籽吐出来，舍不得扔掉，带回家埋在花盆里，盼望它能长出一个大石榴。不过在北京，种在花盆里是很难长出大石榴的。

陕西临潼、安徽怀远、云南巧家与山东峄县，为中国四大石榴产区。四者之间，难分伯仲。如果非要选最出名的产区，还得是临潼，临潼有个"石榴城"的雅号，占了绝对的地利。

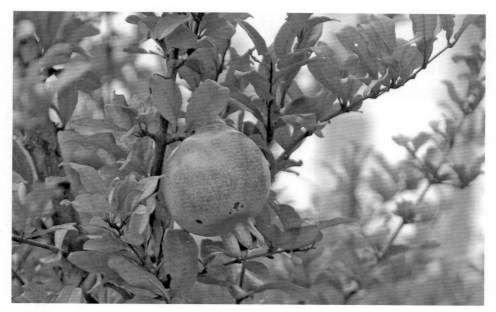

石榴果

　　临潼附近的骊山正是周幽王烽火戏诸侯的所在地。杨贵妃在华清池园林中的七圣殿周围亲手种下过石榴树。临潼还曾发生过促成国共共同抗日的西安事变。从 20 世纪 70 年代开始，那里又发现了秦始皇兵马俑，被称为世界第八大奇迹。这一切好像都在为临潼石榴壮声势。

　　经过长期的栽培选育，现在已经形成了花石榴和果石榴两大类。

　　花石榴，花期较长，从 5 月一直能持续到 10 月，但果实比较小，以观赏为主。农历五月是石榴花盛开的季节，又被称为"榴月"。

　　果石榴，花期较短，主要在 5 月到 6 月，果期在 9 月到 10 月，结出的果实又多又大。

药染同源

　　《本草纲目》记载，石榴的果皮、花、叶和根都可以入药。

　　石榴花可用于金疮出血、鼻出血、吐血。

石榴叶可以收敛止泻，解毒杀虫。民间常用来治疗跌打损伤，把叶子捣烂，敷在受伤的地方即可。

石榴根有涩肠止泻，驱虫之功，适用于驱蛔虫、蛲虫、绦虫。

石榴皮有三大功效：一能涩肠止泻，二能收敛止血，三能驱虫。石榴皮背后还有一段与金元四大家之一朱丹溪相关的故事。有一年夏天，朱丹溪的一位朋友患上了腹痛、腹泻的病症，朱丹溪开了一剂药。平日里药到病除，可这次神医的药方竟没能奏效。这位朋友又求上门来，不巧朱丹溪不在。正值他的学生戴思恭当班，戴思恭便询问了病情，看了老师之前开的药方，在此基础上加入了三钱石榴皮。患者服药后，腹泻很快止住了。当再次见面时，这位朋友毫不掩饰地把腹泻治愈的全过程都告诉了朱丹溪。朱丹溪看过徒弟修改的处方，不禁点头称赞，为学生的成长感到高兴。这段青出于蓝的佳话，在杏林中广为流传。

石榴皮除了药用功能外，还是优质的植物性染料，可称得上"药染同源"。

石榴从最初传入我国新疆时，这种传统的染料就被利用起来了。新疆维吾尔族姑娘舞姿迷人，她们身着的衣裙色彩也十分艳丽，这种衣料叫艾特莱

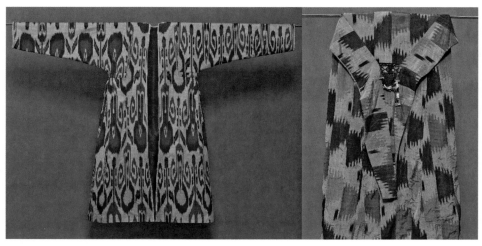

新疆传统艾特莱斯服装

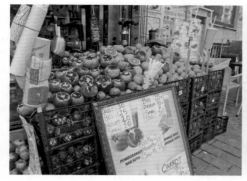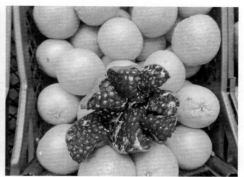

土耳其水果摊上随处可见的石榴与鲜石榴汁

斯绸。"艾特莱斯"是维吾尔语，意思就是扎染的丝织品，带有独特的花纹。石榴皮就是其中一种重要的染料。

土耳其见闻录

土耳其是香料贸易重地，拿破仑当年说过一句话："如果世界是一个国家，那它的首都一定是伊斯坦布尔。"伊斯坦布尔横跨欧亚大陆，是土耳其最大的城市及咽喉要塞。

如果问我土耳其给我留下什么颜色的印象，我会说印象最深刻的是红色。

土耳其的国旗是红色的，街上也满是一种红色的水果，就是石榴。土耳其盛产石榴，伊斯坦布尔街上总能看到卖石榴、石榴汁、石榴果醋的。

这里有个超过 500 年历史的大巴扎（Grand Bazaar）。4000 余家店铺聚集在此，各种肤色的人川流不息。

我随机进入一家草药店，铺子里色彩绚烂、香气浓郁。店老板十分热情，向我详细介绍了当地特产，包括石榴、番红花、小茴香、亚麻籽、胡桃等。在那里可以慢慢剥石榴吃，也可享用石榴制作的鲜榨果汁。

我记得在伊斯坦布尔的一个染坊里，见到一组大染缸和染料，用料就有红花、靛蓝、茜草、姜黄和石榴皮。

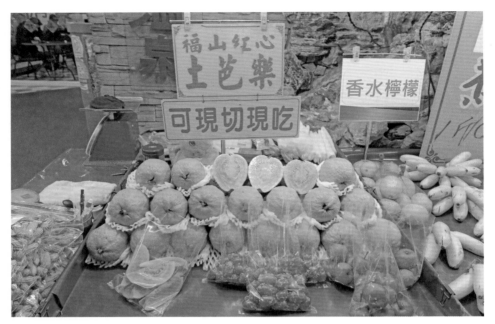

台湾夜市上的番石榴

番石榴

现在还有一种热带水果与石榴名称相近，番石榴，台湾地区俗称它为芭乐。经过人工选育，番石榴已经成了我国南方常见的水果。

番石榴的名字明白地告诉人们它是外来的。番石榴原产于美洲，是桃金娘科的植物 *Psidium guajava* L.。

番石榴里也长有许多种子，但与石榴不同的是，番石榴的种子嵌在果肉中间。果肉有浅绿色的、粉红色的。好似苹果有绵苹果、脆苹果一样，番石榴的品种有口感绵软的和爽脆的。

番石榴也可以药用，它还有一个石榴所不具备的长处，就是番石榴含有鞣质，有涩肠止泻的作用。有一种婴幼儿的常见病，俗称秋季腹泻，是由轮状病毒感染引起的。番石榴的嫩叶对轮状病毒有很好的抑制作用，而且见效快。

番石榴这个外来植物、晚来的客人也正在慢慢融入中医药大家庭。

安石榴，丝绸之路上的友好使者，两千年前来到中国，好客的中国人喜欢它，也接纳了它，并且为它的繁衍营造了良好的文化氛围。

安石榴虽然隐姓但并不埋名，石榴早已成为中华水果的一员、中华园林的一员、中华医药的一员，石榴身上充满了中国元素。

心安之处是故乡。每到金秋时节，石榴还会开心地一笑，绽放出的是一粒粒晶莹丰硕的种子。

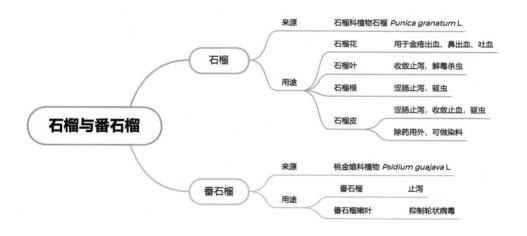

石榴与番石榴

石榴
- 来源　石榴科植物石榴 *Punica granatum* L.
- 用途
  - 石榴花　用于金疮出血、鼻出血、吐血
  - 石榴叶　收敛止泻，解毒杀虫
  - 石榴根　涩肠止泻，驱虫
  - 石榴皮　涩肠止泻，收敛止血，驱虫
  - 　　　　除药用外，可做染料

番石榴
- 来源　桃金娘科植物 *Psidium guajava* L.
- 用途
  - 番石榴　止泻
  - 番石榴嫩叶　抑制轮状病毒

诃子
——位同甘草藏药王

看藏医话藏医

《本草纲目》里有一味药叫诃黎勒，这个名字一看就不是中原词汇，表示它是一味外来药。诃黎勒就是常用中药诃子，有"藏药之王"之誉。诃字从右向左念就是可言，正如它的药效，吃了它以后咽喉清爽，说话声音清脆洪亮。

西藏的面积占我国国土的1/8，平均海拔在4200米以上，自然条件十分恶劣，在南极、北极之后，被称为世界上的第三极。

我曾两次去西藏考察，第一次是在2000年，青藏铁路还未竣工，便坐飞机直飞拉萨。突然降落到高原，我脚下就像踩上棉花一样，感到头晕目眩，出现了高原反应。

2019年，我第二次去西藏时就有经验了，选择坐火车，沿着青藏铁路缓缓而上，体验了更特别的高原风情，饱览世界屋脊的天路之美。一路上我望着车窗外蓝蓝的天、白白的云，当火车穿过可可西里无人区时，用摄像机捕捉那些飞奔的藏羚羊和野驴。火车在翻越海拔5200多米的唐古拉山时，车厢内还补充了氧气，所以坐在车内并没有感觉不舒服。

时隔20年，故地重游，心情别提有多激动了。拉萨市内建筑发生了巨大的变化，不变的似乎只有布达拉宫。当地盛情的朋友还安排我乘坐了一次直升飞机，让我有机会进行了一次真正的航拍拉萨。到了夜晚，在雪域高原的星空下，我们欣赏了大型实景剧，观看了舞台上再现的1300多年前，文

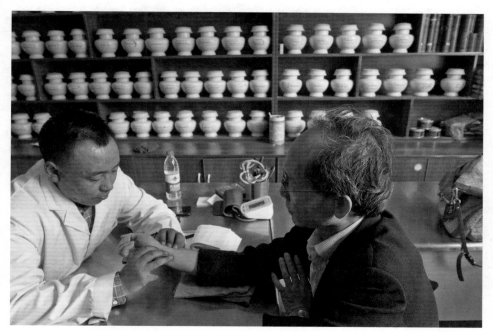

笔者请藏医把脉

成公主历尽千辛万苦入藏的故事，令人荡气回肠。

在拉萨，我拜访了藏医药非物质文化遗产传承人，当了一次患者，切身体验了藏医的医疗服务。

藏医与中医一样也把脉，但藏医的特色是六指诊脉，把脉时左右开弓，双手并用，六个手指同时搭在患者的手腕上。

我在工作中被中医诊断的机会不少，对自己的身体状况有个大致了解。藏医诊断出来的结果与中医诊断的结果大致相同。各家理论虽有不同，但最终的结论是有异曲同工之处的。

中医有阴阳五行学说，藏医学理论体系有三因学说，气、火、水土。藏医称气为隆，称火为赤巴，称水和土为培根，藏医以此解释人体生理现象和病理变化，这也是藏医理论的核心。

公元 4 世纪时，印度医药传入西藏，丰富了西藏医药的内容。公元 641 年，唐文成公主入吐蕃时，又带去了唐朝的医药典籍和医生，促进了汉藏

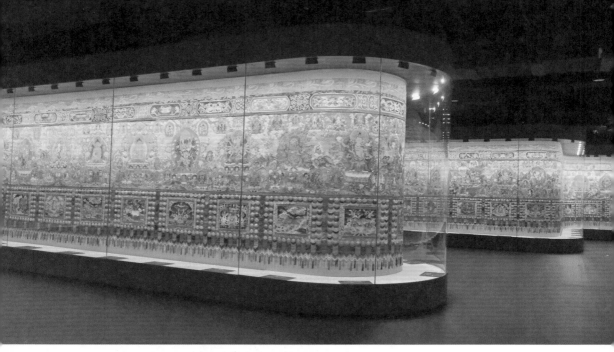

最长的藏画（长 618 米）（青海藏医药文化博物馆展览）

医药的融合。公元 8 世纪，藏医药取得了前所未有的发展，藏医学的鼻祖宇妥·元丹贡布主持编著了《四部医典》，为藏医学体系的形成奠定了基础。

《四部医典》在藏医学中有着至高无上的地位。我在西宁的博物馆见到了正在展出的一部《四部医典》，由现代的工艺美术大师用金、银、珍珠、珊瑚等材料书写而成，重达 1.5 吨。

大道相通，藏医学和中医学强调的都是人与自然的和谐，注重的是调整人体内部的平衡，注重饮食、起居、药物内治与外治相结合。

看藏药说诃子

青藏高原以其特殊的地理气候环境，孕育出了当地特有的药物，雪莲花、西藏红景天、藏龙胆、藏木香、藏茵陈等都是著名的藏药。

在传统的藏药当中，组方的药味比较多，一般会将药材直接打粉制成丸剂使用。与中药相比，藏药的动物药和矿物药比例较高，用量也较大。代表性的药物有二十五味珍珠丸、珊瑚七十味丸等。

藏医药的配方中有一个药特别重要，那就是诃子。

藏传佛教中的药师佛，左手持一个钵盂，右手拈着一枝诃子的树枝。在布达拉宫对面，药王山的半山腰有一座药王庙，佛前供桌上摆放着诃子。在大昭寺的文成公主像前，摆着巨大的砗磲贝壳底座，上铺着黄色丝绢，也供奉着诃子。

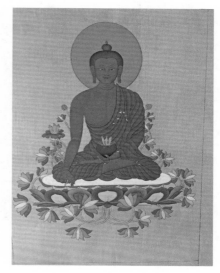

唐卡药师佛（扎西曲扎绘）

诃子在藏医药当中的重要性，相当于甘草在中医药当中的重要性。

藏医药理论认为，诃子同时具有六味、八性、十七效，能治疗多种疾病。因此，在藏药学的另一部经典著作《晶珠本草》里，诃子被称为"藏药之王"。

诃子在中原也是常用药，有收涩的作用，用于治疗久泻、久痢、久咳不止等。以现在的医学理论表述，诃子主要作用在两个方面，一个是肠胃系统，另一个是呼吸系统。

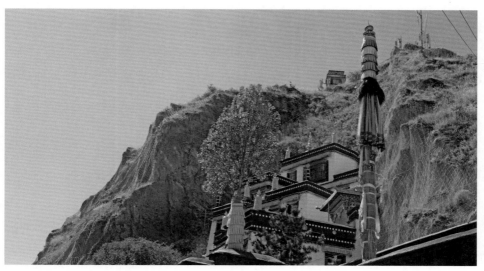

拉萨药王山公园

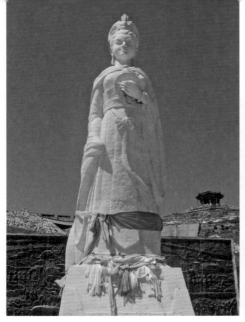

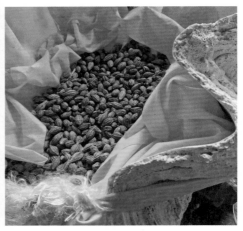

文成公主像　　　　　　　　　　文成公主像前供奉的诃子

中药诃子与藏药诃子是同一个药物，但所列出的功能主治完全不同，不能简单地用中医理论来解释藏医药的应用。

诃子并不是西藏当地的特产，是古代时从印度、尼泊尔进口的。诃子在西藏这么常用的原因，除了受印度医药影响外，可能还和当地人体质的特别需求有关。西藏海拔高、气压低，水烧到 70～80℃ 就开了，饭都煮不熟。在还没有高压锅的年代，那里的人只能吃夹生饭，很容易患胃肠道疾病，所以需要涩肠止泻的药。诃子正有这样的作用。

脾胃为后天之本，中医也讲究治病不能忘记调理脾胃。汉代张仲景在《金匮要略》中有首方子名为诃黎勒散方，主要用的就是诃子，有温涩固肠、收敛止泻的作用。

初入中国时，诃黎勒是正名，诃子一直作为诃黎勒的俗名。在《本草纲目》中用的名称还是诃黎勒。随着时光的推移，外来的药材渐渐本土化了，到了清代汪昂的《本草备要》中，"诃子"从俗名变成了正名。

诃子最初主要是经过海路进口到国内的。我国在 20 世纪 50 年代，开展了药用植物资源的普查，彻底查清了诃子的基原与资源分布。诃子来自使君子科植物诃子 *Terminalia chebula* Retz.，而且发现我国云南就有丰富的野生诃子资源，储备丰富，后来又进行了大量的人工栽培。目前我国已经从诃子的进口国变成了出口国。

《本草纲目》中引用的唐代《岭南异物志》记载，广州法性寺有四五十株诃子。时过境迁，法性寺现称光孝寺，唐朝的诃子树已经不在了。现在寺内的诃子树是清朝栽种的，算来时间也超过了250年。如今，高高的诃子树，枝繁叶茂，青果子挂满枝头。

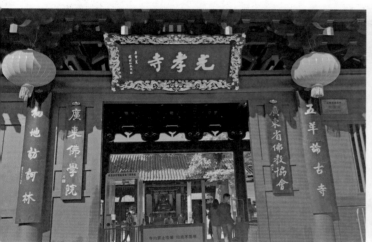

广州光孝寺

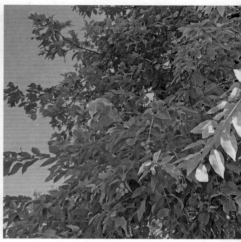

寺内诃子树

青果与橄榄

诃子入药用的是成熟果实，偏于涩肠止泻；未成熟的幼果同样也可以入药，称为西青果。古时候因为其由尼泊尔进口，来自西方，又经西藏运往中原，故又称藏青果，可用于清利咽喉。

无论叫西青果也好，还是叫藏青果也罢，说明药源是外来的。同时可知，中国本土一定还有一种叫青果的植物。《本草纲目》里记载青果为橄榄别名。原来青果就是橄榄 Canarium album (Lour.) Raeusch.，来自橄榄科，可以清利咽喉，解鱼蟹毒。中国有橄榄分布，可供鲜食也可晒干食用，属于岭南的特产。之所以被称为"青果"，是因为果实外表是青色的。

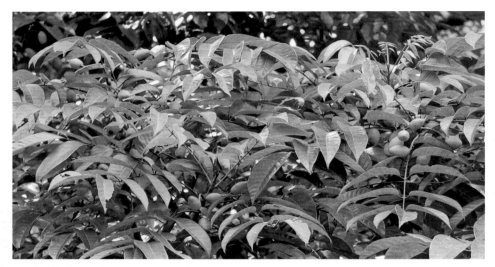
橄榄原植物

　　吃过橄榄的人都知道，橄榄的口感比较酸涩，但多嚼上几口慢慢就能感觉到它的回甘了。忠言逆耳，良药苦口。橄榄的特点需要慢慢品味才能感觉到，就像逆耳的忠谏之言一样，所以橄榄又有谏果之称。

　　为总结诃子和橄榄的来源，我编了两句歌诀：

　　　　　　诃子本名诃黎勒，幼果又称藏青果。
　　　　　　青果原生在我国，地处岭南橄榄科。

　　我自己很喜欢吃橄榄，因为它可以利咽生津，先苦后甜的味道值得回味，也不伤牙齿。

　　《本草纲目》中收载了一个橄榄救人一命的小故事。古代吴江一户富裕人家，家里大鱼大肉常年不断。一天，家里吃鳜鱼的时候，老太爷被鱼骨卡在了嗓子里，吐不出来也咽不下去，拖了半月之久，一根小小的鱼刺折磨得他痛苦难当。有一天，来了位名叫张九的卖鱼人。张九看到老太爷的情况，便说用橄榄可以治好。但家里只找到一些橄榄核。张九就将橄榄核研成了细粉和水给他调服，不一会儿，卡在嗓子里的鱼骨就变软咽下去了，疼痛也消失了。

2019 年 8 月 8 日，我从西藏回到香港的第三天，迎来了新任印度驻香港总领事韩慧仪 Priyanka Chauhan。我陪同她参观了香港浸会大学中药标本中心。

当我提到诃子这味药材和诃黎勒的名字时，她特别兴奋，并且告诉我，这让她感到很亲切，在印度这种植物就叫"诃黎勒"，诃黎勒在印度还能做染料。

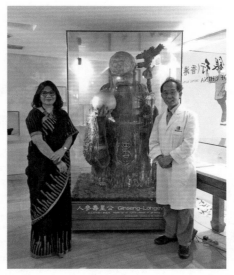

包括诃黎勒在内，庵摩勒与毗黎勒在印度阿育吠陀传统医学中也经常使用，三者合称为"三果"。相对应地，庵摩勒与毗黎勒在中药里就是余甘子和毛诃子。

世界各地的传统医药同中有异、异中有同，既相互渗透，又相互影响。正可谓本草无疆。

笔者与印度驻港总领事韩慧仪 Priyanka Chauhan 在香港浸会大学中药标本中心

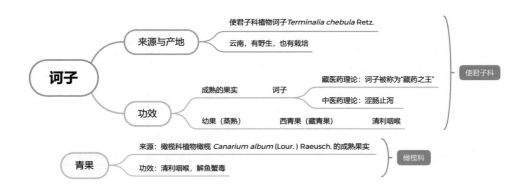

诃子

来源与产地
　使君子科植物诃子 *Terminalia chebula* Retz.
　云南，有野生，也有栽培

功效
　成熟的果实　诃子
　　藏医药理论：诃子被称为"藏药之王"
　　中医药理论：涩肠止泻
　幼果（蒸熟）　西青果（藏青果）　清利咽喉

使君子科

青果
　来源：橄榄科植物橄榄 *Canarium album* (Lour.) Raeusch. 的成熟果实
　功效：清利咽喉，解鱼蟹毒

橄榄科

胡椒
——家藏百石胜王侯

李时珍吃胡椒

胡椒被称为"香料之王"。现在西餐馆餐桌上基本都摆着两样东西，胡椒和盐。

李时珍在《本草纲目》中记载：胡椒大辛，大热，纯阳之物，肠胃寒湿的人比较适合吃胡椒，身患热证的人吃了则会动火伤气伤阴。李时珍得出此

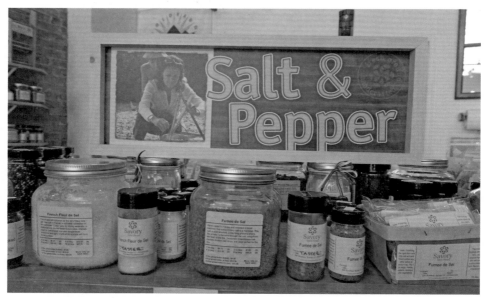

美国香料草药店中售卖的胡椒与盐

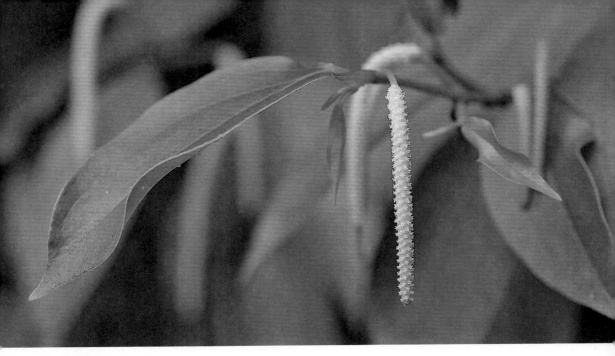

胡椒花序

条结论，皆因他有切身体会。
《本草纲目》中专门记录了一段
李时珍的亲身经历以示后人。
"岁岁病目，而不疑及也。后渐
知其弊，遂痛绝之，目病亦止。
才食一二粒，即便昏涩"。李
时珍总是感到眼睛不适，起初
没意识到这与胡椒有关，后来
才渐渐意识到可能是胡椒吃得
过多了。于是他开始忌口不吃
胡椒了，很快眼睛就好了。眼
睛康复之后，他为了验证一下，
又试着吃一两粒胡椒，结果眼
疾复发了，他由此肯定这个病
症是因吃胡椒导致的。

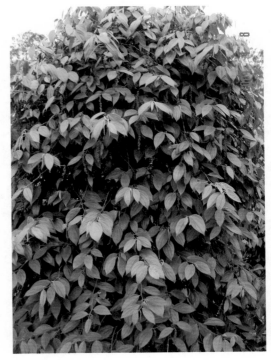

胡椒原植物

古代喜欢胡椒的大有人在。唐代宗时期，曾经有一任丞相名叫元载，为官并不清廉，被抄家时发现他除了万贯家财之外，还藏有八百石胡椒。用现在的计量单位换算，大概有数十吨。这说明那时胡椒跟金银财宝一样值钱，相当于硬通货。

就算到了明朝，胡椒的价格可能有些变动，没有唐朝时那么值钱，但仍然属于紧俏物资。从李时珍自小就能吃到不少胡椒，由此也可以推断，李时珍的家境应该比较殷实。

胡椒外来

胡椒始载于唐代的《新修本草》。从唐代开始，吃胡椒变得十分流行。

唐代的一位官员，也是一位博物学家，叫段成式。他写了一本书《西阳杂俎》，这是一本包罗万象的笔记小说。段成式幼年跟随父亲去四川上任，他父亲是一位美食家，他受父亲影响，写成了这部笔记小说集。其中记载了许多志怪传奇，还有动物、植物、食物等方面的内容。

书中写道："胡椒……子形似汉椒，至辛辣，六月采，今人作胡盘肉食皆用之。"胡椒跟中国原产的花椒外形相似，辛辣至极，六月采收，人们在做肉菜的时候用它来调味，这有点像现在的黑胡椒牛排、胡椒猪肚鸡汤的做法。

当年我在读这段文字的时候，还没见过胡椒原植物。我在读硕士研究生时，每天早上我借着帮谢老师打开水的机会，顺便问老师一个问题，老师总是有问必答。

有一天，我问老师胡椒和花椒怎么区分。那天早上谢老师忙着出去开会，留给我一张便条，回答了我的问题。这个字条我现在还保留着。

胡椒——外来，胡椒科，藤本。

花椒——国产，芸香科，木本。

虽然字不多，但言简意赅。

胡椒名中有"胡"字，肯定是外来的中药了。胡椒原产自东南亚、南亚等热带地区。在我国有 60 种胡椒属的植物，主要在台湾、广东、海南栽培。

我第一次采胡椒是在海南儋州的热带作物研究院，胡椒在那里被引种成功后，又被推广到了兴隆的华侨农场。

除了胡椒，中药里还有很多外来物种，经过我国科学家多年的引种，现在都已经栽培成功了，如西洋参、砂仁、白豆蔻等。

黑白胡椒

胡椒的果实能入药，主要因为其含酰胺类生物碱，其中胡椒碱是重要的有效成分。现在的药理研究表明，胡椒具有抗炎、抗癫痫、降血脂等作用。

中医理论认为胡椒能温中散寒，下气止痛，止泻，开胃。

现在人们常见的胡椒商品有黑胡椒和白胡椒两种，其实无论黑、白，原植物都是一种，胡椒科的胡椒 *Piper nigrum* L.。

果实半熟时采收、晒干，使果实自然干缩变黑，这时得到的就是黑胡椒。果实完全成熟变成红颜色时采收，用水浸泡几天，再把外果皮和果肉去

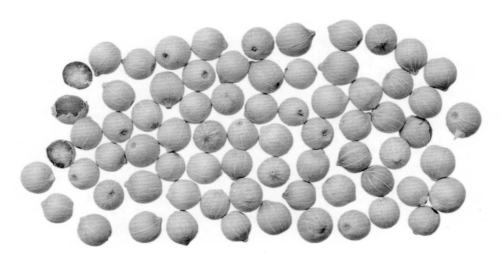

白胡椒药材

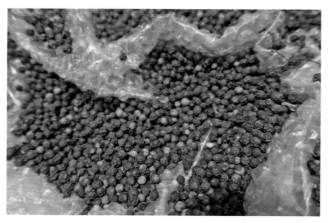
马来西亚市售黑胡椒

掉，晒干之后得到的就是白胡椒。

白胡椒的味道比黑胡椒更辛辣，因此散寒、健胃的功效更强，药用价值也就更高一些。但在调味料方面，它的知名度，反而不如黑胡椒。

胡椒的暖胃效果很好。分享一个生活小妙招。如果脾胃受凉了，出现胃痛、反胃、打嗝，可以煮个蛋花汤，加点白胡椒或黑胡椒，喝完之后胃里暖暖的，不舒服的症状很快就能消失。黑胡椒现被列为药食同源的药材。

现在的市场上除了黑白胡椒，还可见青的胡椒、红的胡椒。其实青的胡椒是将胡椒幼果以快速干燥的方法处理过的胡椒。它的加工工序有些类似茶叶加工中的杀青。

所谓的红胡椒其实不是胡椒，它是来自漆树科的秘鲁胡椒木 *Schinus molle* L. 及其近亲巴西胡椒木 *Schinus terebinthifolius* Raddi. 的果实，类似胡椒，但和胡椒根本没有关系，放在胡椒产品中只起点缀作用。

胡椒的原产地是印度，胡椒与咖喱也是关系密切。咖喱来源于南印度的泰米尔语的 Kari，意思就是黑胡椒。咖喱是一组香料的组合，各地的配方虽然可能有些出入，但无论复方如何变化，黑胡椒是必不可少的原料，黑胡椒在咖喱中好似中药复方中的君药一样重要。

胡椒风云录

有人说，香料贸易的历史就是寻找胡椒的历史。

早在3000多年前，胡椒便由印度传到了埃及和欧洲。黑胡椒被称为

"香料之王"，在历史上曾充当过货币的角色，在中国，有如李时珍所说的"以充土贡"，可以代替地租使用，能流通，可想而知唐朝元载在家里囤积胡椒的目的。

曾经强盛的阿拉伯帝国一度统制了地中海的航线，那是欧洲通往东方的咽喉要塞。他们控制香料贸易，坐地加码，赚足了利润，东方的香料进入欧洲遇到重重障碍。于是欧洲人就动脑筋想办法，硬闯闯不过去，就绕过阿拉伯帝国控制的区域，开始探索新的航路通往东方，目标之一就是寻找胡椒、丁香、肉豆蔻等香料。

哥伦布和麦哲伦，一个发现了新大陆，一个完成了环球探索。海洋帝国之间风起云涌，葡萄牙、西班牙两国像双股剑，他们摆脱阿拉伯人的控制，在茫茫大洋上自由航行，为全球贸易打通了脉络，有了后来的地理大发现。这一切的原动力好似都是在圆一个"胡椒梦"。

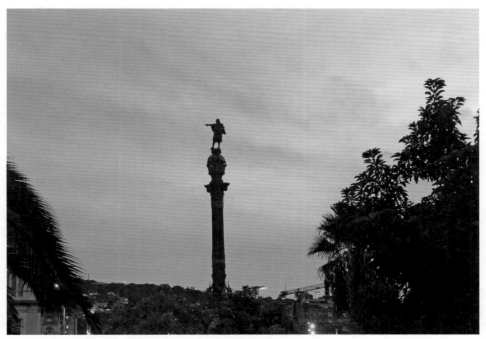

哥伦布纪念碑是西班牙巴塞罗那的重要地标

看着一粒粒圆圆的胡椒，我好似看到了一个个地球仪。回顾历史，一些看似平凡的草草木木被商贾车载船运，东来西往，使得人们的生活更加丰富多彩。药材、香料，牵动了经济，融入了文化，促进了交流，也影响了人类的命运。

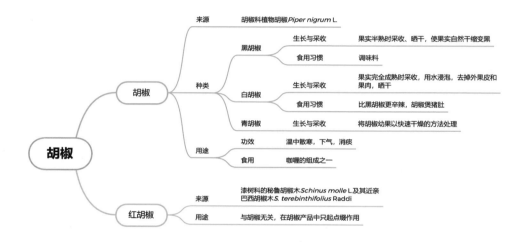

茱萸
——登高扦枝佳话成

"独在异乡为异客，每逢佳节倍思亲。遥知兄弟登高处，遍插茱萸少一人。"唐代王维这首《九月九日忆山东兄弟》千百年来脍炙人口，广为传诵。

遍插茱萸

九月初九重阳节，又叫重九节。奇数为阳，偶数为阴，阳数中九为最高，双九即为双重阳极之数，而得重阳之名。古代的帝王称九五至尊，取五居正中、九为阳极之意。

重阳节日月都逢九，二阳相重，古人也认为这时是疾病容易流行的时候。重阳节插茱萸、饮菊花酒，利用中草药进行避瘟驱毒的活动，也反映了古人预防疾病的观念。

重阳时节人们佩戴茱萸、菊花，既有辟邪的寓意，又是美观的饰品。菊花被称为"延寿客"，有延年益寿的寓意。而重阳节佩戴的茱萸跟防病驱邪有关，人们把吴茱萸称为"辟邪翁"，吴茱萸也有相关的功效。重阳节佩戴的应是具有芳香气的吴茱萸。

吴茱萸

吴茱萸为芸香科植物吴茱萸 *Euodia rutaecarpa* (Juss.) Benth. 及其变种的接近成熟的果实。

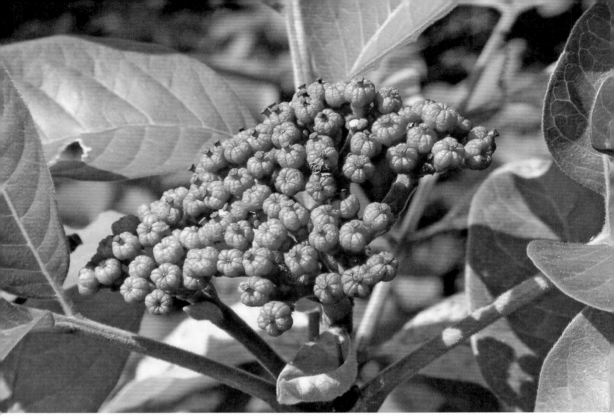

吴茱萸原植物

　　吴茱萸开小白花，秋后成熟时，果实大小似花椒，会裂开 5 个果瓣。果实嫩的时候是黄色的，然后会慢慢变成紫红色。吴茱萸在秦岭以南均有分布。

　　唐代陈藏器记载，茱萸南北总有，入药以吴地为好，所以有吴之名也。吴地大概指古代吴国的领地，也就是现在的江苏部分地区。

　　苏颂是北宋中期的博物学家，他在《本草图经》中也曾提到吴茱萸：今处处有之，江浙、蜀汉尤多……九月九日谓之上九，茱萸到此日，气烈熟色赤，可折其房以插头，云辟恶气御冬。他记载江浙、蜀汉尤多，不代表北方没有，且"今处处有之"。

　　南梁吴均所著的《续齐谐记》中记载了一段吴茱萸防疫的神奇传说。相传，汉朝的桓景跟随一位能医重病的方士费长房学道。费长房对桓景说，九月初九你家将有大灾，赶快告诉家里人准备一个彩色的袋子，装上吴茱萸，系在胳膊上，出门登高去。桓景照着做了，一家人登高回来一看，家里饲养的家畜都突然死亡了。家人因为外出才得以幸免。

汉代刘安的《淮南万毕术》中还有这样的记载："井上宜种茱萸，茱萸叶落井水中，饮此水无瘟疫。悬其子于屋，避鬼魅。"这和民间"橘井"的传说非常相似。橘井的故事中人们是将橘子叶放到水中。其实吴茱萸和橘子同样来自芸香科，它们的叶子具有相似的芳香辟秽的功效。芸香科植物的特点是香气浓郁，只要揉一下它的叶子就能闻到香气。同科的花椒、柚子、橙子也是如此。

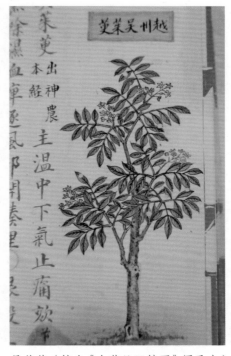

吴茱萸（摘自《本草品汇精要》罗马本）

吴茱萸汤

吴茱萸气味辛烈，历代医家多用吴茱萸的辛温大热之性来温里散寒。张仲景有一首名方——吴茱萸汤，能温肝暖胃，是治疗呕吐、头痛的经典名方。

有一个传说，春秋时期吴国每年都要向邻国楚国进贡。吴国使者听说楚王有胃寒腹痛的顽疾，为了讨好楚王，就把本国产的吴茱萸等药献给了楚王。但楚王没看上这些药材，以为吴国使者是在戏弄他，把使者赶出了王宫。楚王身边的一位朱姓大夫识得进贡的药材，悄悄把药材保管了起来。第二年楚王腹痛旧病复发时，大夫就将吴茱萸拿出来煎药给楚王服下，药物马上起效。楚王重赏了这位大夫，并问用的什么药。大夫就把事情原委汇报了一遍。楚王听后便让楚人广植茱萸，同时药名中的"茱"字也为纪念这位朱大夫，加上了一个草字头，就有了吴茱萸之称。

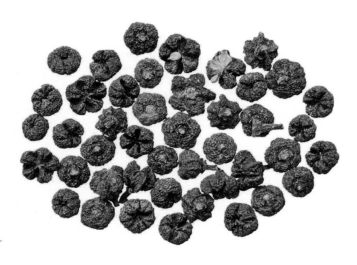

吴茱萸药材

当然，这只是一个传说。不过，通过这个故事，让人们记住了吴茱萸温中止痛的功效，及它的主产地在古代吴地、江浙一带。

吴茱萸也可以外用。中国中医科学院有一位国家级的名老中医谢海洲教授，是国宝级的专家。谢老十分平易近人，也是我非常尊崇的老师。我曾经跟谢老一起到河北安国、广西靖西药市进行实地考察。谢老介绍过一个他外用吴茱萸的妙招。碰到男子阴囊湿疹的情况，用吴茱萸煎汤，外洗，一般五次就可治愈。

山茱萸

中药里的另外一种茱萸，名叫山茱萸。它是来源于山茱萸科植物山茱萸 *Cornus officinalis* Sieb. et Zucc. 的干燥成熟果肉。山茱萸味酸涩，性温，无毒，有补益肝肾，涩精固脱的功效。

山茱萸的生活环境是温带山地，生长于海拔 400～1500 米的林缘或森林中，分布很广，适合阴凉湿润、土质肥沃的土地。现在山茱萸有两个主产区，河南和浙江的桐庐、淳安。除河南、浙江外，其他地方虽有分布，但产量都不够多。我到过河南伏牛山的产区，现在当地山茱萸的人工栽培技术已经大面积推广了。

山茱萸是一种乔木，寿命和人差不多，可以活到 100 来岁。山茱萸一般

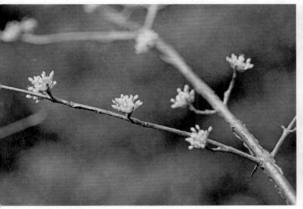

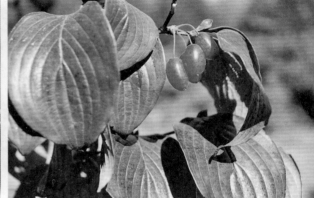

山茱萸花   山茱萸原植物

在树龄 10 年时开始开花结果，在 25 岁到 70 岁的这段时间，是它生命力最旺盛的时期。每逢春天，黄色的小花开得特别艳丽，远远望去给人铺天盖地的感觉。秋天里，红色的果实会挂满枝头，一粒粒果实就像一颗颗红色的玛瑙一样，山茱萸果实虽然美观但并不美味，味道特别涩。

李时珍在《本草纲目》里提到山茱萸又名肉枣。其实，从植物学来看，山茱萸与大枣、酸枣都没有关系。山茱萸和枣相似之处是果实成熟后，外表都是红的，而且里面有一粒种子，就像大枣的枣核一样，两头尖。但山茱萸果肉很少，只有薄薄的一层，药材市场上它还有个别号叫"枣皮"。

到了收获山茱萸的季节，当地的老人家会坐在山茱萸树下，用手将果核挤出来。他们向我介绍，一

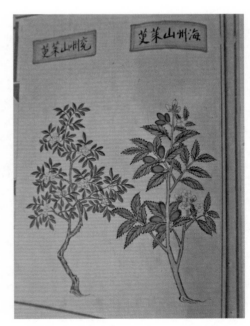

山茱萸（摘自《本草品汇精要》罗马本）

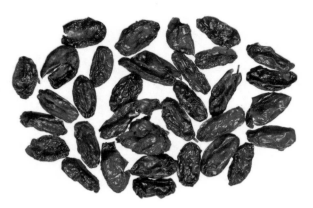

山茱萸药材

个老婆婆一天可以挤出10公斤的果实。在山茱萸的产地，满地都是山茱萸的果核。日积月累，地上就积了厚厚的一层果核，形成了一条自然而独特的迎宾大道。

家喻户晓的六味地黄丸就用到了山茱萸。而且山茱萸可药食两用，具有很高的营养价值。在保健品开发方面，未来也具有广阔的前景。

"遍插茱萸少一人。"王维诗中的茱萸究竟是指哪一种？引起了后人的猜测。我陈述了个人的见解。究竟是山茱萸还是吴茱萸？也欢迎有兴趣的朋友们继续探讨。

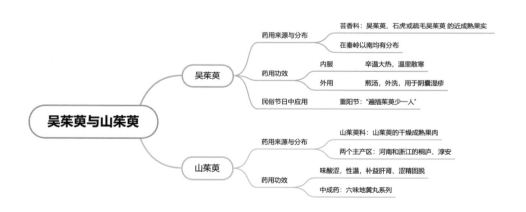

吴茱萸与山茱萸

- 吴茱萸
  - 药用来源与分布
    - 芸香科：吴茱萸、石虎或疏毛吴茱萸 的近成熟果实
    - 在秦岭以南均有分布
  - 药用功效
    - 内服　辛温大热，温里散寒
    - 外用　煎汤，外洗，用于阴囊湿疹
  - 民俗节日中应用　重阳节："遍插茱萸少一人"
- 山茱萸
  - 药用来源与分布
    - 山茱萸科：山茱萸的干燥成熟果肉
    - 两个主产区：河南和浙江的桐庐、淳安
  - 药用功效
    - 味酸涩，性温，补益肝肾、涩精固脱
    - 中成药：六味地黄丸系列

茶
——中华国饮天下茗

∾ 茶的分类 ∾

开门七件事：柴米油盐酱醋茶。茶收录在《本草纲目》第 32 卷。

我与茶叶行的老师傅聊天时，他们曾感叹：和药材打了半辈子交道，可以将常用药材认得差不多了，但和茶打了一辈子交道，茶叶还认不全。老师傅话说得很谦虚，但同时也表明，茶的商品规格实在太多。

自然界中有野生的大茶树，现在更多见的是培育的便于采摘的小灌木。

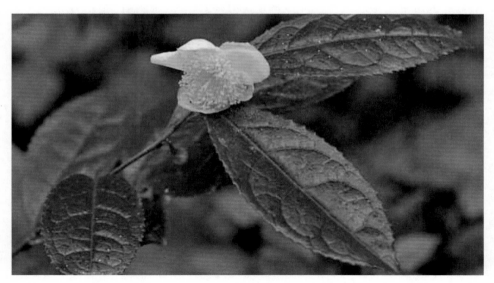

山茶

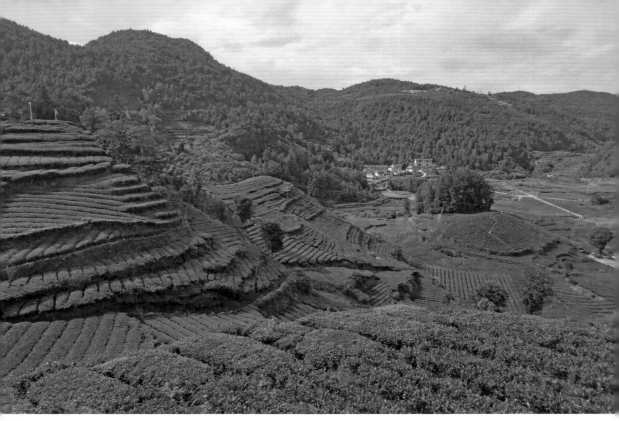

在宝岛台湾走访到一座美丽的茶园

茶的分类也可以很简单。从植物学角度看茶都是一种来源：山茶科的植物茶
Camellia sinensis (L.) O. Ktze. 的嫩叶。

　　1753 年，瑞典的植物学家林奈命名给茶的种加词是 *sinensis*，意思是中
国的。无论海内外，人们都知道茶与中国有密不可分的关系。

　　如果从加工方法来分，茶大致可分为三类：没发酵的、发酵的和半发酵
的。再细分下去，还可以分成六大基本茶类：绿茶、红茶、乌龙茶、黄茶、
白茶、黑茶。各种茶的初加工中，发酵过程是关键。比如，绿茶是没发酵的，
红茶是完全发酵的，乌龙茶是半发酵的。绿茶比较出名的有西湖龙井、信阳
毛尖、太平猴魁、黄山毛峰。红茶有祁门红茶、滇红、宜兴红、遵义红。乌
龙茶有铁观音、大红袍，以及中国台湾产的文山包种和冻顶乌龙。利用高温
破坏茶叶中酶活性的杀青工序，对于绿茶、乌龙茶等茶的加工尤为重要，而
红茶、白茶不杀青。

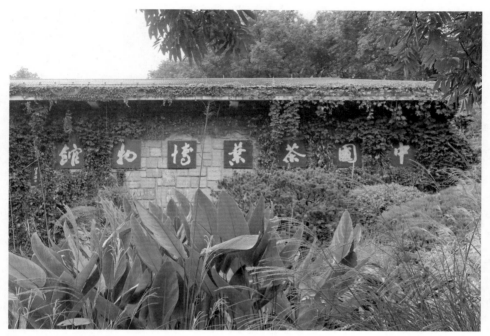

西子湖畔的中国茶叶博物馆

茶圣与茶经

茶叶的发展史可追溯到上古时期。传说神农最早发现了茶的药用功能，茶能解毒，"神农尝百草，一日遇七十二毒，得茶而解之"。

李时珍在《本草纲目》中记载，茶即古代的"荼"。茶字的草字头代表两个十，中间的人字与八相似，下边的木可以分解为八十，这三

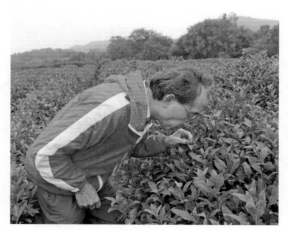

笔者在杭州茶园

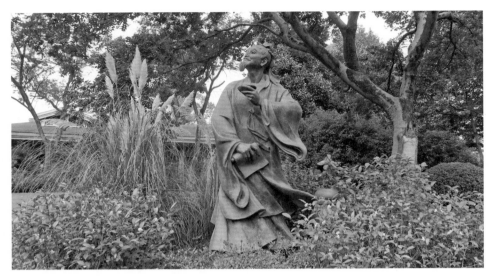

中国茶叶博物馆的茶圣陆羽塑像

个数字加起来是一百零八。因此，人的 108 岁也称为茶寿。

　　魏晋南北朝时期是我国茶文化的萌芽期。当时饮茶的主体为上层贵族。最早明确记录茶的本草学著作是唐代的《新修本草》。唐朝国力强盛，经济发达，文化繁荣，著《茶经》的陆羽就是唐朝人，被后人奉为茶圣。《茶经》对茶的起源、生产、加工、烹煮、品鉴等工艺都作了深入细致的说明。

　　宋代以前人们煮茶，宋以后就演变为泡茶了。这是个重要的分水岭。北宋画家张择端《清明上河图》，生动地描绘了东京汴梁的繁荣景象，画中有了茶馆和赶集的人饮茶歇脚的情景。宋代大文人范仲淹、王安石、苏轼、陆游等都喜欢茶，也创作出了大量的品茶诗作。明代，宁王朱权主持编修了《茶谱》。时过境迁，人们饮茶的习惯和方式也在不断改变。

茶马古道

　　茶和日常生活、国民经济、国际贸易都密切相关。李时珍说："茶之税始于唐德宗，盛于宋元，及于我朝（明朝），乃与西番互市易马。""下为民生日用之资，上为朝廷赋税之助。"上到皇亲贵胄，下到贩夫走卒，各行各

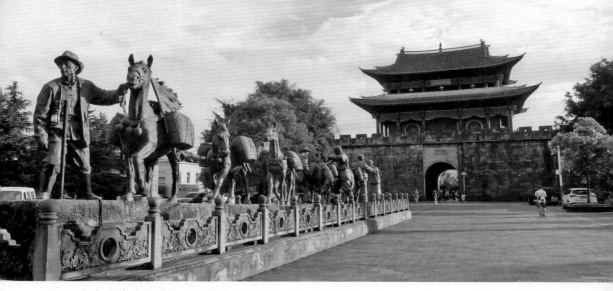

云南腾冲茶马古道上一组塑像

业都离不开茶。

中国古代对外交流主要有三条通路，路上的**丝绸之路**，海上的**丝绸之路**，还有一条以滇藏为出口的重要贸易通道——**茶马古道**。

唐贞观 15 年（641），茶叶作为文成公主的陪嫁品之一被带到了西藏。西藏地处高原，当地人常年以酥油、牛羊肉为主食。而茶叶既能分解脂肪，又能防止燥热，所以藏民就有了"一日不可无茶"的生活习惯。藏区产马不产茶，但茶是必需品。中原有茶而少战马，于是以茶易马，互惠互利的"茶马"交易就出现了，逐渐形成了一条交易通道，史称"茶马古道"。

云南腾冲是茶马古道上最重要的、最难行的一段。与北方丝绸之路的漫漫黄沙不同，茶马古道不但有水，还有许多毒蛇猛兽，原始森林荆棘遍布，有些山路踏错一步就是万丈深渊。茶马古道也被称为世界上最高、最险的文明交流通道，那是曾经的马帮一步一步用血肉之躯踏出的古道。

从唐至清的 1000 多年间，茶叶就是通过这条茶马古道，从云南运到西藏，运到印度，进而到达西方国家。茶叶是中国对世界的一个贡献。

2018 年，我在拍摄纪录片《本草无疆》时，到英国走访了英国皇家植

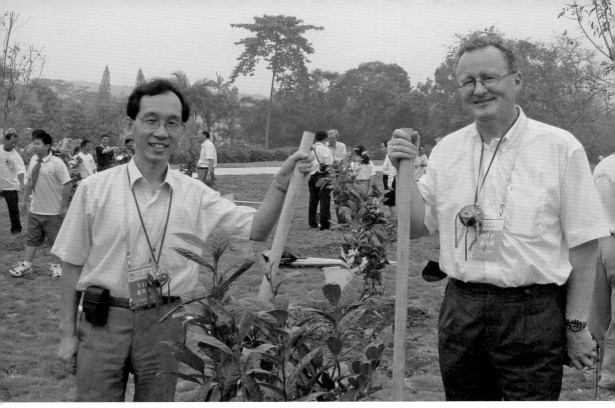

在广西药用植物园笔者与世界传统药物学会主席鲍儒德一起栽种下一株金花茶

物园和当地的集市，了解了一些英国人对茶的看法。

源自中国的茶叶，早在 17 世纪 30 年代就被荷兰人带到英国。茶叶、瓷器、丝绸、屏风代表着高雅绚丽的生活方式、上流社会的时尚。这股"中国风"在英国宫廷流行，达官显贵人人饮茶，后来这股"中国风"从宫廷"吹"到了民间，以至伦敦的药房都增加了茶这味草药。英国馆子里也多了这种提神的饮料。英国皇家植物园种植着一株从中国远渡重洋而来的茶树。

英国人爱上了茶，渐渐地离不开茶了，但是英国本地不产茶，全靠进口茶叶。

现在世界上有 60 多个国家和地区产茶，除了中国，主要的国家有印度、孟加拉、斯里兰卡，他们的茶叶产量都位居世界前列。

喝茶的人现已经遍布全球，茶也成为世界三大饮料之一，茶与咖啡、可可三分天下。在这三大饮料当中，我偏爱喝茶。这不仅因为茶是我国特产，更是因为喝茶对人体有诸多好处。我在香港浸会大学的同事卫明老师是一位茶疗专家，多年潜心研究茶疗，我们常一起品茗、论茶。

茶疗

中医理论认为：茶叶具有清头目、除烦渴、消食、利尿和解毒的作用。

李时珍记载茶是苦而寒的，属于阴中之阴，沉也降也，最能降火。但是正因为它苦寒，所以容易伤及脾胃。

不过，不同的茶寒凉之性是不同的。绿茶在所有茶中是最寒凉的，比较适合阳盛的体质，虚寒之人不宜多饮。红茶是全发酵茶，口感很柔顺，比较适合脾胃虚寒之人饮用，冬天适宜饮红茶。乌龙茶性质平和、不寒凉，不仅可以去除食物带来的油腻感，还可以降血脂。

《本草纲目》中收录的用茶治病的复方一共有 16 首，可视病情、病因不同参考选用。李时珍也记载到，茶久食，令人瘦，去人脂，使人不睡。失眠的人，睡觉前不要饮茶，或者到了下午不要饮茶。

现代药理研究表明，茶的有效成分有茶多酚、咖啡碱、茶氨酸及多种维生素与矿物质。茶多酚具有杀菌的作用，咖啡碱可以提神，茶氨酸给人以愉悦的口感。茶具有兴奋中枢神经系统、降血脂、抗氧化、降血糖、抗菌、抗病毒等作用。

2006 年 10 月 31 日，美国 FDA 首次批准了一个植物药 Veregen，它就是从绿茶中提取出来的有效成分茶多酚制成的软膏。

茶之器

人们常说："水为茶之母，器为茶之父。"中国人喝茶，不但讲究原料，还讲究加工，讲究水，也讲究器具。再好的茶叶，在纸杯中泡出来，也是纸浆味的。

用紫砂壶泡茶是饮茶品茗的一种好方法。紫砂壶是我国的一大特色工艺品。在紫砂壶的产地，江苏宜兴的丁蜀镇，有很多不同的紫砂壶与健康的说法。其中有一点是肯定的，茶水放在紫砂壶中不容易腐败变质。泡茶需要用矿泉水，山泉水最好。紫砂壶的质地透气性强，能在一定时间内保证茶水的品质。

服用中药期间并非不能喝茶，茶也是一味药。在大部分情况下，喝中药时不喝茶为好，或者询问医生的建议，避免茶与药性冲突。但治头痛的经典名方川芎茶调散则强调要用茶调服，该组方中的茶能增加清头目的功效。

茶与人类的经济生活密切相关，还曾引发社会的变革与风暴。美国波士顿倾茶事件便是美国独立战争的导火索。

茶是中国的"国饮"。饮茶可以养生治病，还可以娱悦身心。小小茶叶，造福了民生，促进了文化交流。唐宋时期日本僧人多次来华学习佛学，并将茶介绍到了日本，后逐渐演绎发展出了日本茶道。茶禅一味，修心养性，这是一种境界的升华。

一片绿色的茶叶是大自然的馈赠，也凝聚了人类的智慧。饮茶、品人生，观茶、看世界，茶的故事讲不完。

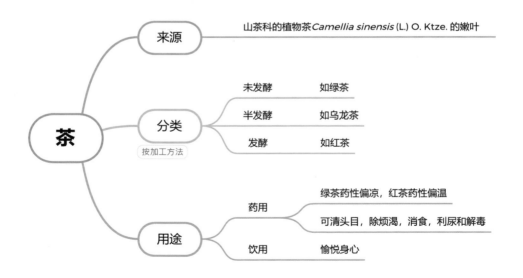

茶

来源　山茶科的植物茶 *Camellia sinensis* (L.) O. Ktze. 的嫩叶

分类（按加工方法）
未发酵　如绿茶
半发酵　如乌龙茶
发酵　如红茶

用途
药用　绿茶药性偏凉，红茶药性偏温
　　　可清头目，除烦渴，消食，利尿和解毒
饮用　愉悦身心

草药茶
——草木精微一盏存

所谓草药茶是将中草药与茶叶配用，或以单味或复方中草药煎煮、冲泡，随即饮用的中医治疗方法。菊花茶、苦丁茶、夏桑菊茶等都可算是广义上的草药茶。

《本草纲目》当中不含茶叶的代茶饮药方就有20多首，而且至今民间仍应用十分广泛。如薄荷茶、桑叶茶、柳叶茶还有木槿花茶等。现在称为

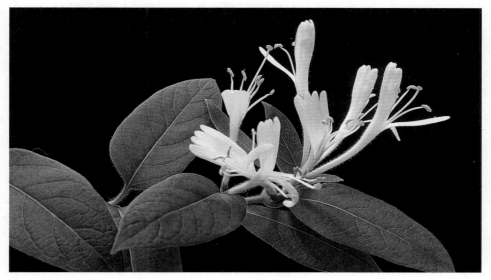

金银花原植物忍冬

Herbal Tea 的茶，指的就是有保健作用的、可以冲泡的茶，用的不是山茶科植物茶的叶子。在许多餐饮场所，除了红茶之外，还会提供多种袋泡茶（Tea bags），口感好，冲泡简便，特别受欢迎。

草药茶的种类

茶叶多种多样，搭配合理的话便相得益彰，一年四季可选择不同的茶饮。春天阳气上升，万物复苏，百花齐放，这时喝花茶比较好。

所谓花茶，就是在绿茶中加入花，根据不同地方的习俗、不同人的体质而相应有所变化。如加入茉莉花、桂花、白兰花、玫瑰花等。

对北京人来说，最熟悉的花茶就是茉莉花茶。茉莉花是绿茶最好的搭档。在南方，茉莉花茶习称"香片"。

春天喝花茶，其芳香可以醒脾、理气开郁、化湿。中医养生理论强调，春天要保持开朗的心情，尽量不要郁闷生气，这时花茶可以有所帮助。

夏日炎炎，气候闷热，暑热和湿气扑面而来，能清暑解热的荷叶茶最为应景。荷叶能利湿热、降血脂，适合受肥胖困扰的群体。

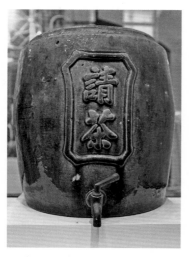

入选"香港馆藏选粹"特别邮票系列的凉茶罐

还有一款凉茶也适用于酷热的夏季，有夏枯草、桑叶、野菊花三味药，简称"夏桑菊"。它的功效和古方桑菊饮类似，重点在于疏散风热，平肝降火，我把它看作一款迷你版的桑菊饮。杭菊就是作为药茶而发展起来的，随之又有了贡菊。滁、亳、怀、济、祁菊都有茶饮价值。

秋季天气比较干燥。人们容易感到皮肤或口腔不适，这时候需要滋阴润肺，煮马蹄水、梨水都是不错的选择。此外，还可以适当加入一些中药一起煎煮或沏泡，如麦冬，也属于草药茶的范畴。

到了冬天，天气慢慢凉了，人体的新陈代谢减缓，温热性的茶会更合适，可饮姜母茶。

《本草纲目》中记载了春夏秋冬的草药茶以及可在茶叶里加上的其他辅料，如蜂蜜、麻油、姜、葱、糖、醋等。在李时珍的故乡湖北蕲春，两餐

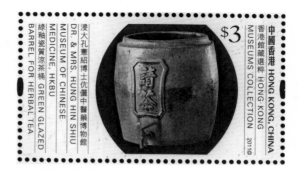

凉茶罐纪念邮票

之间会上一种茶点，以茶叶与炒米、芝麻、红糖、黄豆、盐共同做成，既是茶，也是点心。来的客人越尊贵，添加的材料就越多。

中国的绞股蓝茶在日本非常流行，被称为甘茶蔓。绞股蓝源自葫芦科植物 *Gynostemma pentaphyllum* (Thunb.) Makino，早在明代的《救荒本草》已有记载，它虽然并非来源于五加科，却富含与人参皂苷类似的皂苷类成分，人们也称绞股蓝为"南方人参"。

绞股蓝有增强免疫力、调节人体生理机能、降血压、降血脂的功效。非常有意思的是，绞股蓝有味甘和味苦两种，虽外形一模一样，但一尝便知不同。一般作保健茶饮的是用味道甘甜的品种。绞股蓝的药性偏凉，脾胃虚寒的人要慎服。

藤茶，来源于葡萄科藤本植物显齿蛇葡萄 *Ampelopsis grossedentata* (Hand.-Mazz.) W. T. Wang。它的使用历史更早一些，早在元代忽思慧的《饮膳正要》已经有记载。明清时期，成为江西客家人的日常饮用茶。藤茶具有清热解毒，消炎利咽，降压减脂，消除疲劳的功效。

藤茶表面满满都是一层白霜，所以又称"白茶"，这层白霜是藤茶叶子在加工过程中析出的黄酮类化合物，主要成分是二氢杨梅素。

岭南凉茶

草药茶的种类不胜枚举，名气最大的要数凉茶了。凉茶在 2006 年被列

入第一批国家级非物质文化遗产名录。

岭南地区环境湿热，广州、香港等地凉茶铺星罗棋布。凉茶品种繁多，如五花茶、二十四味等，可说是应有尽有。凉茶不仅可以祛湿降火、解燥消暑，而且人们可以根据需要自行选择。

饮用草药茶也有些注意事项。

首先，草药茶和药一样，饮用的时候安全第一，一定要辨明品种。比如，五花茶药性平和又能祛湿，是每家凉茶铺必备的产品。我在广州等地的不同场合问过很多人五花茶的组成，答案五花八门，甚至有人告诉我："用什么花都可以。"

事实上，并不是什么花都可以。2003 年，我在香港处理过五花茶中误用洋金花引起的中毒事件。一旦用错了"花"，后果不堪设想。比较公认的五花茶的配方是金银花、木棉花、鸡蛋花、葛花和槐花。

其次，饮凉茶因各人的体质而异。在岭南地区，人们常会被人问道："您是'寒底'还是'热底'？""寒底、热底"指的就是平时的体质，简单地分为寒、热两大群组。凉茶指的正是这些茶性质大部分偏凉，喝凉茶要先分辨自己的体质。

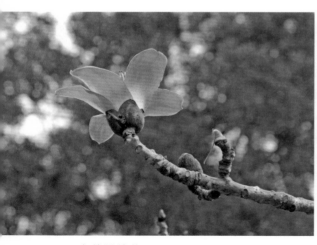

木棉原植物

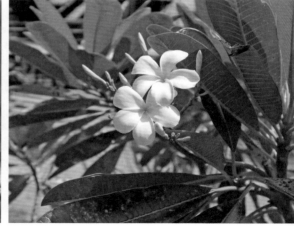

鸡蛋花原植物

有些人特别怕热、冬天不怕冷，平时也很容易上火，这一类人的体质普遍是偏热的，通常称"热底"，适合喝凉茶。有的人特别怕冷，容易手脚冰凉，不喜欢吹空调，这类人就是所说的"寒底"体质，不太适合喝凉茶。

胡秀英与苦丁茶

苦丁茶叶苦、无毒，以"苦登"之名收载在李时珍《本草纲目》中，主要用冬青科的常绿乔木，俗称茶丁。说到苦丁茶，我不由想起了著名的植物学家百岁老人胡秀英。她早年毕业于哈佛大学，获得了博士学位，主要研究的是冬青科植物。胡博士是植物学界的"常青树"。这位百岁老人曾送给我一本她编著的《草药与凉茶》。她身体力行研究凉茶，研创了一种"三冬茶"，由三种冬青科植物的叶子组成。胡博士能长寿，并健康地工作，常喝草药茶，就是她的保健秘诀之一。

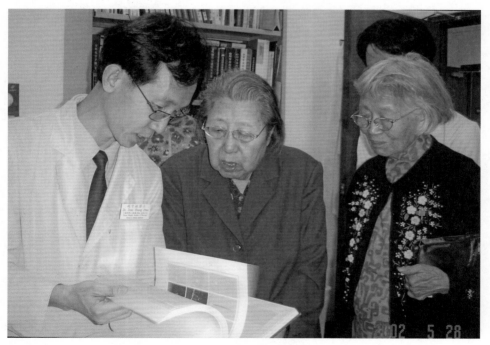

胡秀英（右）、诚静容（中）两位教授在香港浸会大学中医药学院参观指导

草药茶——草木精微一盏存　**283**

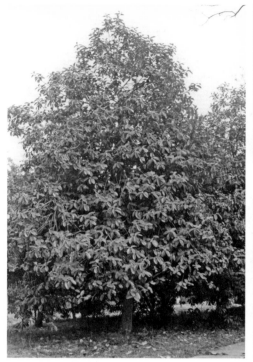

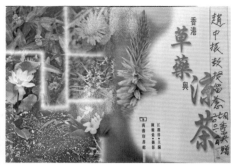

胡秀英主要参与编著的《香港草药与凉茶》

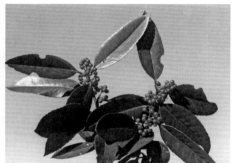

大叶冬青原植物

大叶冬青果

中国的茶品种丰富，各地饮茶习惯也不尽相同。但无论是"有药有茶"也好，还是"有药无茶"的代茶饮也好，都应根据不同的季节、不同的体质和身体状况来选择。

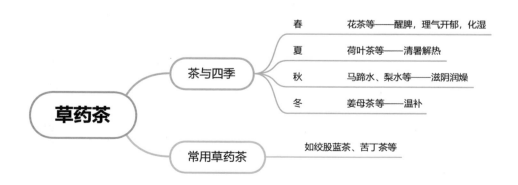

草药茶

　茶与四季

　　春　　花茶等——醒脾，理气开郁，化湿
　　夏　　荷叶茶等——清暑解热
　　秋　　马蹄水、梨水等——滋阴润燥
　　冬　　姜母茶等——温补

　常用草药茶　　如绞股蓝茶、苦丁茶等

西瓜
——夏日食之祛暑烦

西瓜入中原

西瓜 *Citrullus lanatus* (Thunb.) Matsum. et Nakai 是来自葫芦科的常见瓜类。葫芦科囊括了多种水果和蔬菜，如做菜的冬瓜、南瓜、丝瓜、黄瓜、苦瓜、佛手瓜，以及做水果的甜瓜、白兰瓜、哈密瓜……西瓜是祛暑佳品，被收录在《本草纲目》果部第33卷。

西瓜，瓜如其名，是从西边传入的瓜。西瓜几乎是知名度最高的瓜类水果，现在全世界除了南极洲之外，六大洲都种植西瓜。中国是全世界种植和出产西瓜最多的国家。

西瓜原产地是非洲撒哈拉沙漠一带的荒漠地区。可以想象最初享用西瓜这种大自然恩赐的不是人类，而是大象、犀牛之类的动物。一些古埃及壁画中已描绘过西瓜，说明在四五千年前，古埃及文明已经开始栽培西瓜。

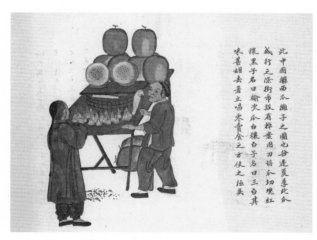

摆西瓜摊图（摘自《北京民间风俗百图》）

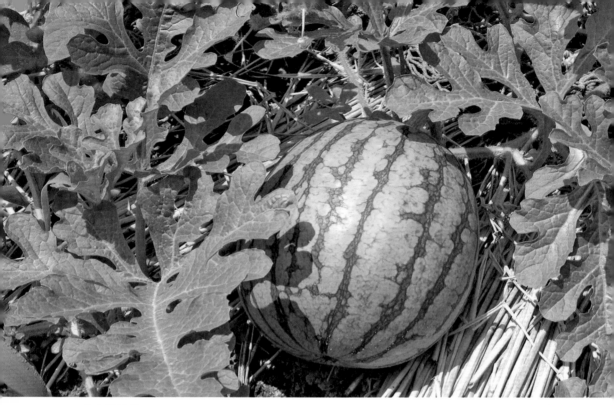

西瓜原植物

　　关于西瓜传入中国的时间，学术界有不同的观点。李时珍在《本草纲目》里引用胡峤《陷虏记》的记载："峤征回纥，得此种归，名曰西瓜。西瓜于五代时期始入中国，今则南北皆有。"胡峤，五代后晋人，曾随军深入契丹，后被俘，居契丹七年，回到中原后写了回忆录《陷虏记》，文中提到了西瓜。

　　胡峤引种西瓜一说，有学者考证这可能是一个误会，胡峤只在契丹吃过西瓜，五代时西瓜还未传到中原。学术界另外一种观点认为，西瓜传入中国的第一次记载是南宋时期才有的。到底哪种说法正确，可留待学术界继续探讨。

　　可以肯定的是，到了明代，外来的西瓜已经很受欢迎了，而且出现了不少培育的品种。

　　李时珍在《本草纲目》中有详细的西瓜性状描述，观察瓜皮可分为有棱的和无棱的。瓜棱指瓜皮上的纹路。瓜皮的颜色有绿色的、青色的。瓜瓤有白色的、红色的，并认为红色瓜瓤的味道比较好。

今天，祖国的大江南北都有西瓜，比较起来，我个人觉得还是新疆的西瓜最好吃。新疆不仅西瓜好吃，哈密瓜也甜。当地有"早穿皮袄午披纱，围着火炉吃西瓜"的说法。因为新疆昼夜温差格外大，适合瓜内糖分的蓄积。

现在市面上人工培育的西瓜品种不断翻新，除了最普遍的红瓤西瓜外，还有黄色的、橙色的，也有通过三倍体育种技术培育的无籽西瓜。小的品种有拳头大，大的甚至可重达几十公斤。时而可见利用模具、光照等条件栽培的瓜皮上有字的西瓜。

西瓜内外皆是宝

西瓜是一种由下位子房发育而来的果实，植物学上称之为瓠果。瓠果的外果皮与花萼一起形成，外皮很坚韧，中果皮与内果皮的界限不甚分明。西瓜瓤是瓠果异常发达的肉质胎座。

《本草纲目》记载，西瓜的瓜瓤性寒，味甘、淡，可以消烦止渴，解暑热，利小便，解酒毒。西瓜的果瓤通常供生食或榨汁饮用，不仅味道清甜爽口，而且富含多种人体健康必需的维生素以及钾、镁等矿物质。

西瓜瓤已经够美味了，瓜瓤里面的干果——瓜子也很诱人，可以当作小吃零食。

西瓜子内的种仁富含不饱和脂肪酸和植物蛋白质，具有一定的降血压、预防动脉粥样硬化的作用。

专门用来收西瓜子的西瓜叫籽瓜或者打瓜，个头不大，瓜子特大、且多，瓜瓤却不好吃。

相比之下，西瓜皮常被忽略。在人们的印象中，西瓜皮可能与厨余杂物的联系更多。其实，西瓜皮也是一

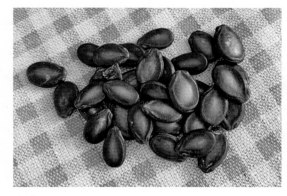

小吃西瓜子

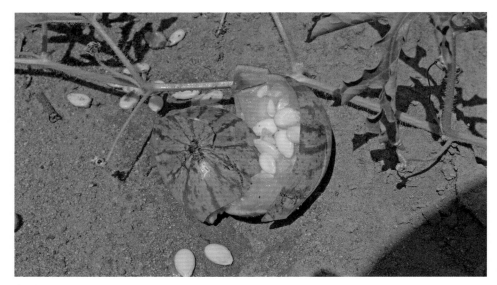

籽瓜

味好药，而且西瓜皮还有个很文雅的名字叫西瓜翠衣。李时珍提到，西瓜皮甘、凉，可将西瓜皮烧灰研末，含在嘴里，可治疗口舌生疮。清代温病名家王孟英有一首名方——清暑益气汤，以西瓜皮起到清解暑热的作用。

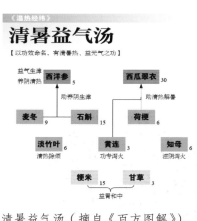

清暑益气汤（摘自《百方图解》）

西瓜皮含有大量葡萄糖、苹果酸等。烹饪方面，它可以作为一种素菜食材，凉拌、煮汤、炒食都可，还可以把西瓜皮剁碎了拌上肉馅包饺子。由于西瓜皮和黄瓜一样水分很足，包的时候需要一点技巧，即便在和馅儿之前使劲把水攥出去，包的时候还是会出汤。我自己也是练了很多次才成功的。其他菜肴里也可加上西瓜皮，做成醋熘西瓜皮或糖醋西瓜皮。

⌒⌒ 西瓜制霜 ⌒⌒

西瓜可以制霜，也就是常用药西瓜霜，用于治疗口腔溃疡、咽喉肿痛，药效明显。

我读大学时，北京中医药大学的中药炮制实验室有位许老教授，炮制学徒出身，炮制技术一流。他一手绝活不仅能把鸡毛煅烧成炭，还能保持外形不变，又黑又亮。他也曾为我们展示西瓜霜的制作过程。

西瓜霜可以用瓦罐做，不过有更简单的做法，不需要任何容器，直接以西瓜皮做外壳。记得许老师先把西瓜瓤全部掏出来，一部分分给围观的同学们吃。剩下的西瓜瓤切成小块，再和芒硝一起放回西瓜皮里边，像腌咸菜一样一层一层分隔开，将西瓜开口密封起来，放在阴凉通风处。过了一周再上炮制实验课的时候，西瓜皮表面渗出了一层晶莹剔透的白霜。慢慢刮下来，这就是西瓜霜。

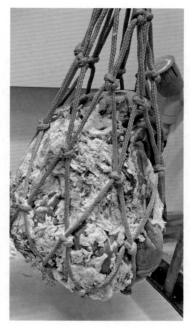

现在自制西瓜霜也是如此，看，成功了！

"望闻问切"挑西瓜

在烈日炎炎的夏天，户外工作令人口干舌燥。这时候要是能吃上几块西瓜或者喝上一杯西瓜汁，那简直是一种享受。西瓜是夏天的应季水果，可以清热利暑，挑选西瓜是有诀窍的。

挑西瓜如鉴定中药，挑选的步骤像中医诊断一样，看、摸、敲、听。

一看，看西瓜的外壳，瓜体要周正匀称，瓜皮的纹路要粗大、清晰，这是李时珍说的瓜要有棱。有一个品种就叫"黑绷筋"，瓜棱很明显。再看西瓜的瓜脐，也就是花萼残留处，凹陷的瓜脐为好。后看瓜把，瓜把一掰即断的好，断面要新鲜。

二摸，摸瓜皮，皮滑而硬为佳。

三敲，轻轻地敲一敲，有一点弹性为好。

四听，仔细听一听，成熟程度合适的西瓜有"砰砰"的闷声。

我回想起读书时的另一段经历，那时候的三伏天，每天一到下午，瓜农的拖拉机就把西瓜准时送到研究院大院门口。我们几个研究生经常去买西瓜，我一个同学老家在北京大兴，正是出产西瓜的地方，别号"北京西瓜之乡"。他说："我们那儿种西瓜，我挑西瓜最在行。"我也不甘示弱，说："我是学中药鉴定的，西瓜这味药我也会挑。"每天下午同学们一起凑热闹、挑瓜，看谁选得好，输了的就请大家吃西瓜。一个多月下来，我们互有胜负，西瓜从头伏吃到末伏。一开始不觉得什么，这样过了一个月后，我们一个个不是便溏就是腹泻。

这就应了《本草纲目》里李时珍特别记载的注意事项，西瓜是天然的白虎汤。白虎汤是清热的名方，白虎汤里主要组成药味是石膏，石膏的药性特别寒凉。可想而知西瓜药性之凉。同时，西瓜伤脾可能助湿，不能贪多。

> 在当下物产足够丰盛的时代，人们既要照顾好自己的嘴，更要注意照顾好自己的肠胃。保持良好心态，注意饮食均衡，规律作息，才是有利健康的大道、正道。

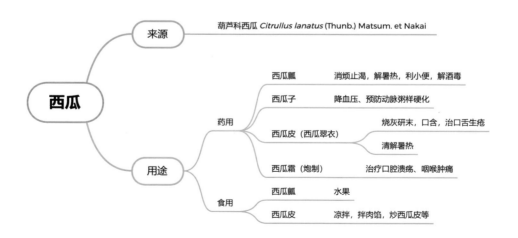

猕猴桃
——海外扬名返故乡

✧ 猕猴桃出游记 ✧

水果猕猴桃，在国际市场上，有一个更响亮的名字——奇异果。提到奇异果人们很自然地会联想到新西兰，奇异果是新西兰的"国果"。实际上，猕猴桃真正的故乡原来是中国。

19 世纪，西方的传教士、探险家纷纷来到中国，其中有一位被称作植物猎人的英国园艺学家威尔逊（E. H. Wilson）。他曾用 12 年时间深入中国

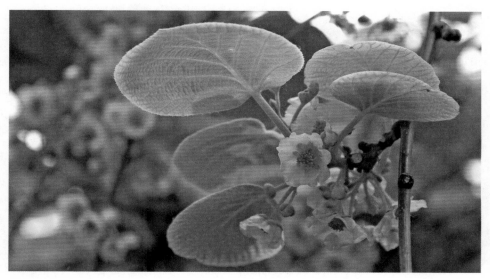

猕猴桃花

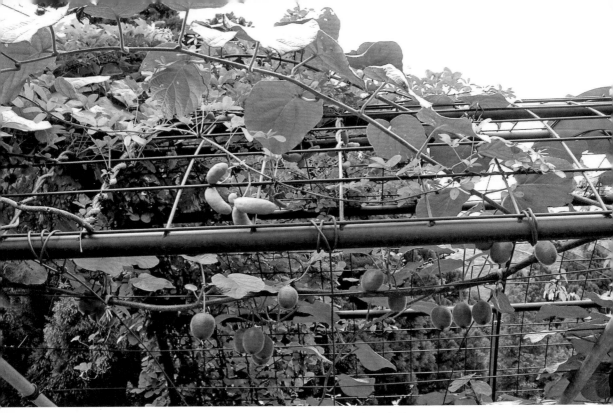

獴猴桃藤攀附在高高的棚架上，垂挂着的獴猴桃果就要成熟了

的西部考察，对中国植物学的现代研究产生了重大的影响。分布在湖北西部的獴猴桃，引起了威尔逊的注意，他把獴猴桃介绍给了在湖北宜昌的一些在华洋人，并把獴猴桃引种到了英国和美国。由于獴猴桃雌雄异株，不走运的是他带回西方的都是雄株，导致獴猴桃只在这些国家的植物园里安家落户而已，并没有结出果实。

1903 年，新西兰女教师伊莎贝尔（M. I. Fraser）利用假期来到中国宜昌，看望她在中国当传教士的姐姐。伊莎贝尔在返回故乡时把獴猴桃的种子带了回去。伊莎贝尔的一位学生的亲属艾利森（A. Allison）是农场主，獴猴桃种子被艾利森种植在他的农场里。

1910 年，獴猴桃终于在新西兰结果了。新西兰当地有一种翅膀和羽毛都退化了

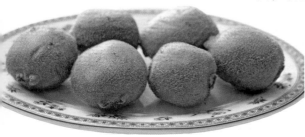

獴猴桃

不会飞的小鸟，新西兰的国鸟——几维鸟（Kiwi）。Kiwi 这个单词是新西兰土著毛利语的形声词，因几维鸟的叫声 Ki-Wi 而起。该鸟有长而尖的喙，身体浑圆呈褐色。因猕猴桃果实的外形和这种鸟相似，圆滚滚的、着生褐色绒毛。新西兰人就以几维鸟 Kiwi 的名字称猕猴桃，猕猴桃的英文名也就成了 Kiwi，后来翻译成中文的时候就有了奇异果此名。

经过一代代品种的栽培选育，到 20 世纪三四十年代，新西兰的猕猴桃生产已成规模，并且出口其他国家，逐渐打出了品牌，风靡世界。

从新西兰考察回来后我写了一篇随笔，新西兰给我的印象有青、赤、黄、白、黑五色。青指新西兰连绵起伏的大草原，是苍翠交织的山林。赤指新西兰每日相伴的晚霞，及印证地球生命起源布满了红藻的红石滩。黄指新西兰原野中大片金黄色的油菜花田及山坡上那一丛丛鲜黄色的槐花。白指新西兰草地上悠闲的羊群、山峰圣洁的冰川、蓝天陪衬下的白云。黑指新西兰人钟情的高雅之色，不仅足球队穿黑色队服，连飞机都涂成了黑色，备受保护的自然环境里，黑夜中闪烁的繁星，更衬得黑色可贵。

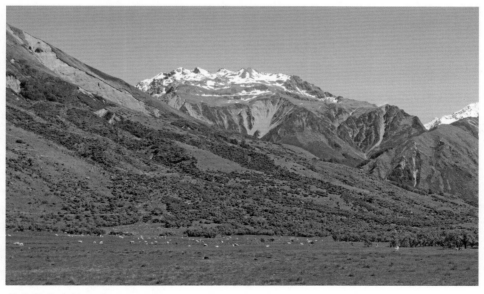

猕猴桃落户新西兰

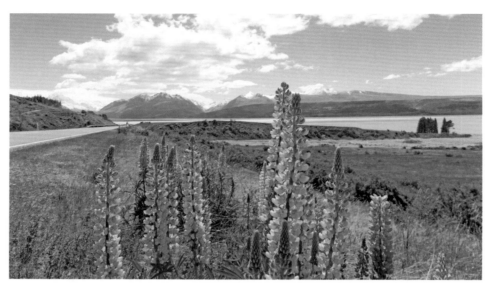

新西兰湖畔的鲁冰花

猕猴桃回乡路

20世纪70年代以前，我国水果市场上很少能见到猕猴桃。我第一次见到猕猴桃大概是在1975年，记得当时我还问了售货员这是什么。仅凭外观，猕猴桃与更为大众的苹果、梨、桃相去甚远，足以令人感到新奇。当时人们还接受不了这种口味，没什么人吃，它的价格很便宜，一毛钱能买一书包。

其实，猕猴桃是一种非常古老的植物。1977年，中国科学院南京地质生物所的研究人员在广西发现了猕猴桃叶子的化石，经分析该化石距今已有2000多万年了。

猕猴桃最早被记录在《诗经》中："隰有苌楚，猗傩其枝。"苌楚便是指猕猴桃。唐朝诗人岑参有云："中庭井阑上，一架猕猴桃。"说明1200多年前，人们已经在庭院中搭架栽种猕猴桃，如架上的葡萄一般供人观赏，并可入药。但在世界范围内，猕猴桃作为水果不过100来年的历史。我国的猕猴桃产业大发展是21世纪的事了。

四川的雅安是中国的猕猴桃之乡，雅安与西藏接壤，茶马古道也经过这里。雅安独特的地理环境和汉藏交汇融合的地域文化，造就了雅安的"三雅"："雅雨""雅鱼""雅女"。雨水多、鱼味美、女孩子漂亮。一年 2/3 的时间里，雅安都是细雨蒙蒙的。雅安碧峰峡是大熊猫科研与自然保护基地之一，雅安又多了"一宝"。

现在的雅安漫山遍野可见猕猴桃，品种多样，不仅个头大小不一，切开之后，果瓤颜色也不同，有绿芯的、黄芯的和红芯的，

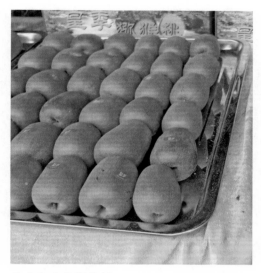

雅安街头猕猴桃摊

味道有偏酸的、有偏甜的。虽然猕猴桃在水果市场是这些年才刚刚开始走红，但其药用历史，可追溯到千百年前。

似桃非桃功赛梨

历史上最早收录猕猴桃入药应用的是《神农本草经》，但所载条目名为羊桃，并且药用部位是根，不是果。《神农本草经》记载它同时有别名羊肠。《名医别录》中记载羊桃，二月采集，阴干。

安徽中医药大学的王德群教授对《神农本草经》做了深入的研究，这里借用王老师的考证结果作参考："羊在山坡上可食之桃，是猕猴桃也。羊桃之名，直到今天，仍被山民使用。"

现在猕猴桃根被广泛用于抗癌方面，但其药性有小毒，所以一定要在中医师的指导下才能应用。

《本草纲目》第 18 卷记载了羊桃，藤本，茎大如指，似树而弱如蔓，春长嫩条柔软，叶子有毛上绿下白。结合现代植物研究，李时珍所记载的原植物指的应该就是猕猴桃。但是李时珍把猕猴桃与羊桃当成了两种植物，他

在第33卷果部中又立了猕猴桃一项，该处描述的显然是猕猴桃的果实。猕猴桃项下的描述："其形如梨，其色如桃，而猕猴喜食，故有诸名。"猕猴桃果实的形状像梨，颜色像桃，而且猕猴爱吃，才有了"猕猴桃"的名字。从现代植物学角度分析，猕猴桃与梨和桃并没有亲缘关系，猕猴桃来自猕猴桃科中华猕猴桃 *Actinidia chinensis* Planch.。

我在猕猴桃的故乡还听到了这样一个传说。在古代，一种攀绕在树上的老藤结的野果，其貌不扬，并不招人喜爱，谁也不碰它。有一年，奇怪的事发生了。前一天晚上挂满藤蔓的野果，第二天早上不翼而飞。人们怀着好奇又等了一年，第二年的白露前后，野果又快成熟了，人们悄悄地隐蔽起来，静静等候这一晚的变化。到了晚上人们发现，原来是一群猴子来参加秋收，把果实都摘了去，这才让人们敢去品尝这些野生的山果。

猕猴桃具有调中理气，润燥生津，利尿通淋的作用。《本草纲目》记载，猕猴桃性寒，多食容易令人寒泄，损伤人体阳气。对于脾胃虚寒的人，不建议多吃。

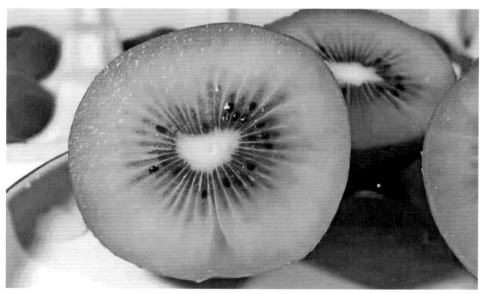

四川雅安产的红心猕猴桃

有个民间治疗胃热干呕的验方，将猕猴桃和生姜一起捣烂，取汁服用，能清胃止呕，又不伤胃气。

猕猴桃具有广泛的综合利用价值。现代研究也表明，猕猴桃维生素 C 含量很高，是苹果的 30 倍，未来还有很好的开发应用前景。

> 墙内开花墙外香。猕猴桃，一个在中国原本并不起眼的野果，现在成了世界水果王国的后起之秀。
>
> 从"猕猴桃"到"奇异果"的旅程也给我们一个启示，植物现处的生长环境未必就是其最佳的生存环境。有些植物可在异地生存发展。原产中国的桃子、大豆、茶叶等输出海外；马铃薯、玉米、甘薯、葡萄远道而来在中国繁衍生息。同时这也促进了文化的交流和经济的发展繁荣。

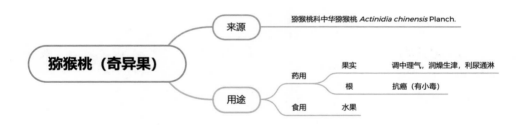

猕猴桃（奇异果）

来源　猕猴桃科中华猕猴桃 *Actinidia chinensis* Planch.

用途
- 药用
  - 果实　调中理气，润燥生津，利尿通淋
  - 根　抗癌（有小毒）
- 食用　水果

糖与中药
——万户千家供灶王

◡ ✦ 饴糖与民俗 ✦ ◡

糖的名称很多，但是从原料来分，常吃的糖就是两大类。一类是以大米、大麦等粮食为原料，经发酵糖化后制成的饴糖；另一类是用甘蔗、甜菜等作物为原料，经压榨纯化制成的蔗糖。

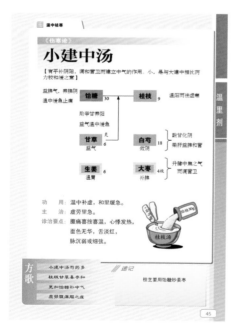

小建中汤（摘自《百方图解》）

中国最早的糖是饴糖，成语"甘之如饴"就是从饴糖来的。中国传统习俗中有小年祭灶："腊月二十三，糖瓜儿粘，灶君老爷要上天。"

过去家家户户都供着灶王爷，有塑像的、有画像的。传说中灶王爷在农历腊月廿三或廿四这天，要上天向玉皇大帝汇报这家人在过去一年里的表现。玉皇大帝根据灶王的汇报来决定是赐福还是降祸。有副著名的灶王对："上天言好事，回宫降吉祥。"

人们都希望这位通天的灶王老爷能够在玉皇大帝面前多美言几句，所以用火熔化饴糖抹在灶王爷的嘴上，或摆放在灶王的神像前，让他说出来的话都是甜味的，说的都是美言。

饴糖是粮食发酵炼制出来的淀粉糖，同时也是一味重要的中药。张仲景《伤寒论》中一首著名经方小建中汤，是用来调理中焦脾胃的方子，方中用到了：桂枝、芍药、生姜、大枣、甘草和饴糖。

《本草纲目》将饴糖收载在谷部造酿类中。《本草纲目》的序言里曾引用过一段李时珍的自我介绍，他自小喜欢读书，就像吃糖一样的享受，"长耽典籍，若唉蔗饴"。通过这句话也可以知道，明代的糖主要有蔗糖和饴糖。

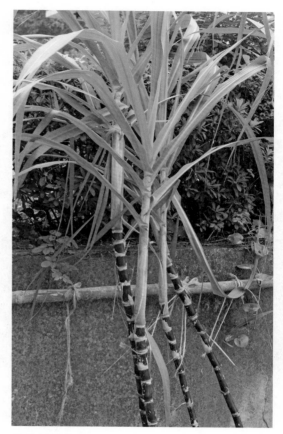

甘蔗原植物

关东糖

人体每时每刻都离不开糖。看似简单的糖实则种类众多，红糖、白糖、冰糖、葡萄糖、麦芽糖，麦芽糖又叫关东糖。关东糖是中国特有的叫法。关东糖又叫糖瓜儿，奶黄色，脆得掉渣儿，融化后黏得像糨糊，是传统的小吃。

我在日本工作时，同实验室的一位日本同事到中国出差，回来后我问他这次吃到了什么美食没有。他的样子吞吞吐吐，欲言又止，有些羞涩地向我说出了一段难忘的经历。他出差时，接待方特别热情，送了他不少当地的

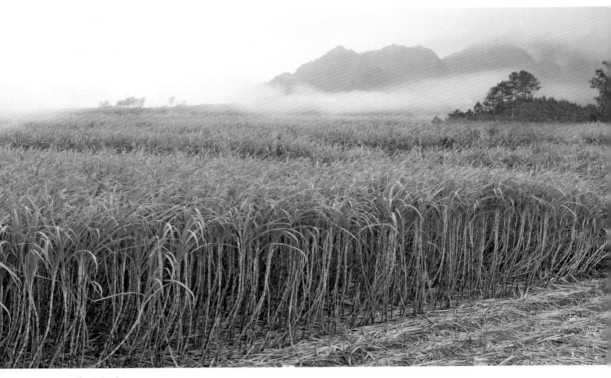

蔗田如海

名产小吃，其中就有关东糖。我那位日本同事不了解关东糖的特质，一口使劲咬了一大块，一下把刚补的假牙给粘了下来。他很内向，也很要面子，不愿给接待方添麻烦。结果在中国出差的整整一个星期他都在牙痛中度过，一直挨到回了日本才找牙医把牙补上。最后他也说："虽然牙痛，但关东糖真甜"。

改变世界的植物

《本草纲目》把甘蔗列在了果部。虽然我国自古就有甘蔗分布，但用甘蔗制糖的历史，远不如用粮食制饴糖的历史长。关于中国制糖的历史，学术界也有不同的观点。季羡林先生编写过一部《中华蔗糖史》探讨这个问题，他的观点倾向于蔗糖制造始于汉朝至隋朝之间。

中华民族既善于创造又善于学习。根据《新唐书》的记载，唐太宗派人到位于恒河中下游的印度古国摩揭陀国，学习到了熬糖法，通过熬煮炼制出了质地比较纯正的蔗糖。

宋代有位名叫王灼的学者编写了《糖霜谱》一书，为我国第一部制糖专著。南宋时期我国的制糖业得到了大力发展，蔗糖不但可自给，还成为一种重要的输出商品。

《本草纲目》中涉及了很多自然科学和技术方面的内容，有些技术知识方面的内容可以参照明代的另外一部重要著作《天工开物》。

《天工开物》成书比《本草纲目》晚了约半个世纪。与《本草纲目》相比，《天工开物》不算厚，有 8 万多字，分为上、中、下三篇共 18 卷，书中有 123 幅精美插图，内容涉及 130 多项中国古代的生产技术。书中详细记载了制造白糖的方法、沙糖脱色的方法，当时中国的制糖技术处于世界领先地位。

作者宋应星在《天工开物》中记载了甘蔗有两大类。一类是平常吃的甘蔗，直径较粗，外皮的颜色偏紫，叫作果蔗。但这一种不适合造糖，砍下来后可以直接生吃，汁甜如蜜。另一类就是糖蔗，茎秆偏细，外皮硬，纤维很粗，口感差，还容易把嘴划伤，一般不生吃，就用来制糖，包括红糖、白糖。

"倒吃甘蔗"，形容越来越甜、越来越好。但是，"甘蔗没有两头甜"。甘蔗靠顶端的部分味道很淡，基本不甜。甘蔗头可以用来繁育后代。种甘蔗的农民一般把顶端的一节埋在土里，节间还可长出小芽，到了下一年就可以长出新的甘蔗。

目前全世界种甘蔗面积最大的国家，第一是巴西，第二是印度。

我国的甘蔗主要分布在广西，那里有一眼望不到边的甘蔗田。当地人称之为"百里蔗海"。我在广西也砍过甘蔗，收甘蔗的过程与我当年下放在农村当知青收玉米的过程差不多。

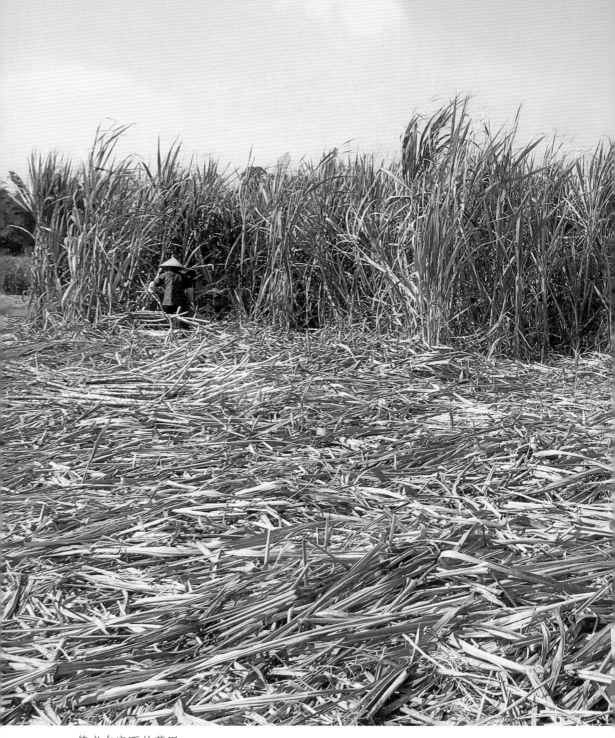

笔者在广西甘蔗田

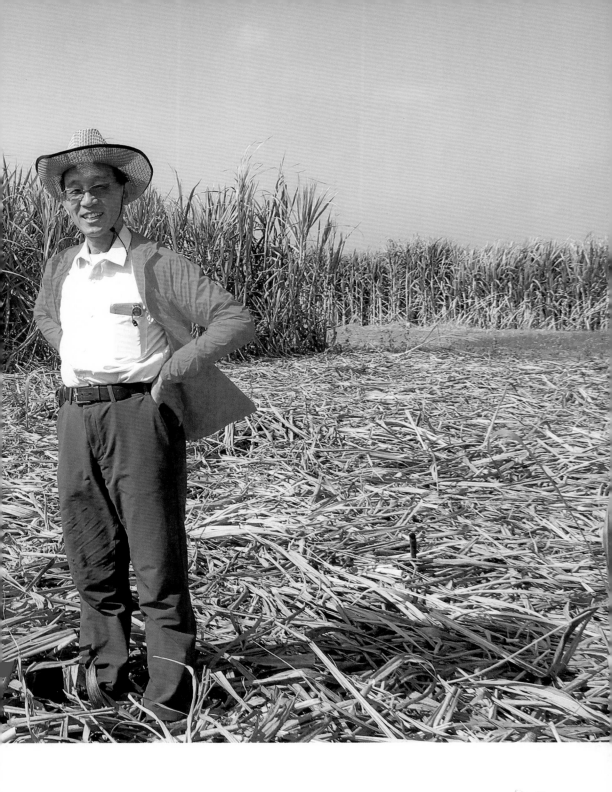

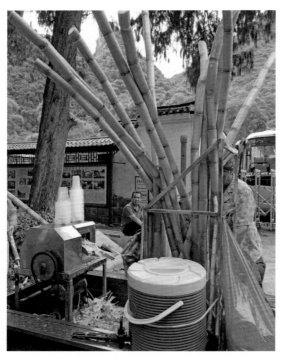

广西街头甘蔗摊

甘蔗还可以说是一种改变世界的植物。历史上，甘蔗曾经是"最赚钱的经济作物"。甘蔗的生产链结合了亚洲的植物、欧洲的资本、非洲的劳动力和美洲的土壤。

甘蔗作为一种国际产品，和茶叶、棉花、烟草、罂粟一样，曾经参与了世界的风云变幻，使世界产生了巨大的变化。

世界流行的主要蒸馏酒之一朗姆酒，就是用甘蔗的浓汁酿造的，并且衍生出很多品类。

蔗糖

蔗糖根据纯度或制法的不同，分为红糖、黄糖、白糖和冰糖。

直接提取而成的是红糖，因为杂质比较多，所以颜色也比较"红"，药性偏温补，传统上推荐产妇吃的糖一般是红糖。姜母茶里面用的黑糖，也属于红糖的一种。

把红糖进一步提纯、脱色，得到的是白糖；脱色不完全的是黄糖。白糖是目前日常生活中用量最大的糖。再把白糖进一步溶化重结晶，得到的就是冰糖。

中医认为冰糖的药性偏凉，能清热润肺，在一些润肺止咳的食疗方里会用到冰糖，功效以润肺止咳为主，如冰糖雪梨、冰糖炖燕窝、冰糖炖银耳。

现在市场上出售的主要是蔗糖，饴糖用得比原来少多了。

小建中汤中饴糖可以用其他糖代替吗？中医临床用药，主要强调的是药性。红糖性温，能温补脾胃，放在小建中汤里，红糖可以作为饴糖的替代品，白糖和冰糖偏凉不太适合用。

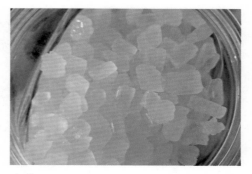

冰糖

《本草纲目》中提到了一个简便的小方，在反胃吐食时，可用甘蔗汁加生姜汁。甘蔗汁偏寒，生姜汁暖胃，二者组合就成了一对很好的药对，很多流行饮品里用到了这个配方。

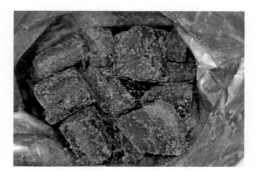

红糖

从药物专业的角度出发，按照分子结构来分，糖又可分为单糖、双糖及多糖三大类。单糖，主要指的是葡萄糖、果糖、半乳糖，是可以直接被人体吸收利用、迅速转化为能量的糖。在医院里输液的时候，吊瓶里面就有葡萄糖。双糖，由两个单糖分子组成的糖，自然界最常见的双糖就是蔗糖、乳糖和麦芽糖。多糖至少要有超过10个单糖组成，属于大分子，很多中药含有多糖类成分，而多糖并没有味道。

糖是人体必需的营养物质，维持着正常的生命活动。如果低血糖的人不及时补充糖，可能会昏倒甚至发生更危险的情况。

糖摄入过多也容易助长体内湿热，容易生痰，或易导致肥胖，口中长时间含着糖也易损伤牙齿。凡事都要讲究一个度，这个度也就是中医药一直强调的剂量。

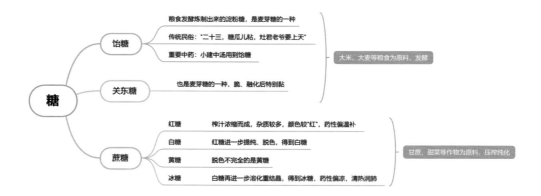

糖
- 饴糖
  - 粮食发酵炼制出来的淀粉糖，是麦芽糖的一种
  - 传统民俗："二十三，糖瓜儿粘，灶君老爷要上天"
  - 重要中药：小建中汤用到饴糖

  大米、大麦等粮食为原料，发酵

- 关东糖
  - 也是麦芽糖的一种，脆、融化后特别黏

- 蔗糖
  - 红糖　榨汁浓缩而成，杂质较多，颜色较"红"，药性偏温补
  - 白糖　红糖进一步提纯、脱色，得到白糖
  - 黄糖　脱色不完全的是黄糖
  - 冰糖　白糖再进一步溶化重结晶，得到冰糖，药性偏凉，清热润肺

  甘蔗、甜菜等作物为原料，压榨纯化

莲藕
——春生荷叶碧连天

君子爱莲

莲藕，收录于《本草纲目》第 33 卷果部。莲藕的不同部位可出多味中药。它的植物名是莲 *Nelumbo nucifera* Gaertn. ，莲子、莲子心、莲房、荷叶还有藕节都是它的不同药用部位。《本草纲目》中记载了来自莲的 9 味中药。莲藕这一条目下，李时珍用了 7000 多字记述各项功效，远远超过描述其他品种的平均字数。

李时珍花了如此多的笔墨在莲藕身上，足以反映莲藕的重要性。另一方面，李时珍的家乡盛产莲藕，他对莲藕特别熟悉。

莲不但是药食两用的佳品，而且是集诗情画意于一身的植物，历史上不少文人骚客都在莲花之前挥毫留下墨宝。北宋周敦颐的《爱莲说》："出淤泥而不染，濯清涟而不妖。"

莲藕对于我这个北京人而言，既印象深刻又陌生。记得电影《洪湖赤卫队》中的歌曲《洪湖水浪打浪》

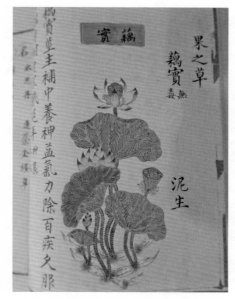

藕实（摘自《本草品汇精要》罗马本）

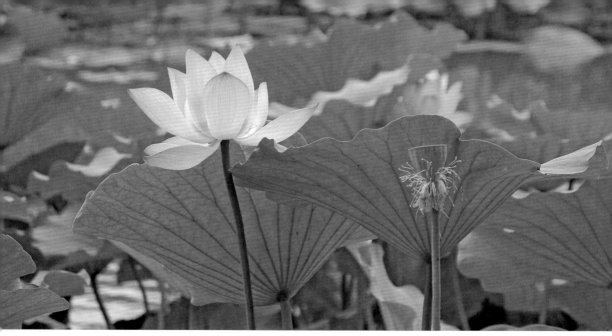

"出淤泥而不染"

唱道："四处野鸭和菱藕。"莲在水面之上有荷花、荷叶、莲蓬，水面之下有藕、藕节。

我在 30 岁之前很少能吃到莲藕。北方小朋友对莲藕的憧憬，就好像南方小朋友期待下雪一样。后来，我去了湖北，到了千湖之省才领略到荷花的娇艳，品尝到莲藕的美味。

睡莲与王莲

走进佛教寺院时，大雄宝殿正中佛祖释迦牟尼像一般是端坐在莲花宝座之上的。

莲花在佛教有特殊的象征意义，且文人赋予莲花"出淤泥而不染"的特性，正好和佛门弟子的愿景不谋而合。

每年夏天，北京的北海公园荷花盛开，人山人海，还曾举办过荷花灯会。正如南宋诗人杨万里诗中有言："接天莲叶无穷碧，映日荷花别样红。"那里形成一种盛典不是因为北京荷花多，恰是因为荷花少，有荷花处就是珍贵景观。

屈原的《离骚》中有"制芰（jì）荷以为衣兮，集芙蓉以为裳"的千古名句，芙蓉即指荷花。

《本草纲目》中记载的荷花的功效，李时珍说其具有镇心益色，驻颜轻身的功效，可以安心神、养颜、轻身。

睡莲、王莲与莲是不同的植物，看叶子即可区分它们。睡莲的叶子平平地睡在水面上。王莲叶子很大，大到直径一米多，一个 20～30 千克的小孩也可以端坐其上。

莲子、莲心、荷叶

莲子也为药食两用佳品，可分鲜莲子、干莲子以及石莲子。一到夏天，在南方的街头就可以见到有人挑着担子，担子里卖的是新鲜的莲蓬。莲蓬的平顶上，一颗颗圆圆的莲子探出头来，可爱极了。掰开莲蓬，剥下新鲜的莲子，味道清甜，但不能多吃，多吃容易伤脾胃，引起腹泻。成熟莲子干燥后入药，有补脾止泻，益肾固精的功效。用于脾虚久泻的著名方剂参苓白术散中就有莲子。莲子还可以与银耳等一起煮，做成银耳莲子羹，养阴，润肺，养胃，是夏秋之际的补养佳品。

一颗成熟的莲子，即使经过几百年后，再把它种下，在适当的条件下，仍可以长出新的幼苗，这在植物界是绝无仅有的。

一直没有被采收、在莲房里熟透了、最后掉到水中的莲子，潜伏在淤

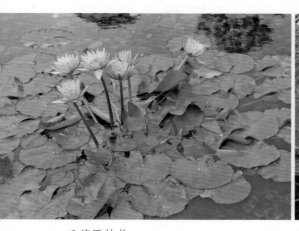

睡莲原植物

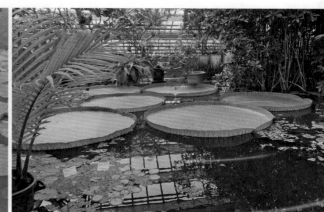

王莲原植物

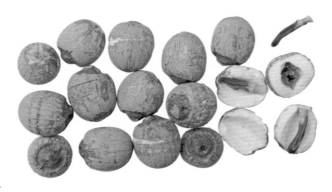

莲子药材

泥中，日久年深，坚硬如石，叫石莲子。石莲子药用时，要把外壳打碎，主要用于治疗遗精、尿频。莲子和石莲子功效类似，不同点在于，嫩的莲子性平，石莲子性温。

莲子好吃，中间的莲子心，味道却是苦的。莲子心是成熟种子中的幼叶及胚根。宋朝诗人辛弃疾的诗中写道："根底藕丝长，花里莲心苦。"李时珍说莲子心能清心去热。莲子心泡茶饮，有清心火、降血压的作用。

莲须是莲的干燥雄蕊，新鲜的时候是嫩黄的花丝。李时珍记载莲须的功效和莲子相似，也可用于治疗遗精、滑精、尿频。

莲蓬为莲的干燥花托，具有止血崩、下血、尿血的作用，能消瘀散血。

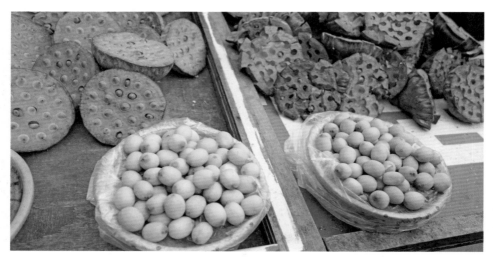

新鲜莲子与莲蓬

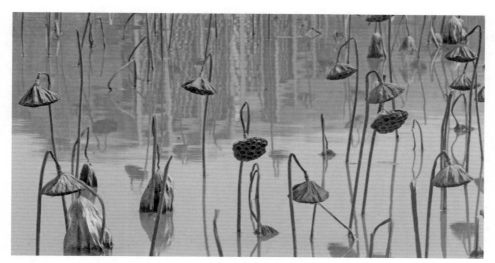

"莫随残叶堕寒塘"

鲁迅先生在 1900 年留学日本时，曾写过一首《莲蓬人》："好向濂溪称净植，莫随残叶堕寒塘。"时值深秋，鲁迅在上野公园，看到池中的荷花、荷叶虽已凋谢，但是茎秆上的莲蓬仍亭亭直立，于是借景抒情、借物言志，表现了他不畏邪恶势力的铮铮铁骨。

北宋词人柳永的笔下，就有"乱洒衰荷，颗颗真珠雨"的佳句。许多人喜欢欣赏雨后莲叶上滚动的水珠，恰似粒粒珍珠。荷叶味苦，性平，具有清暑化湿，凉血止血的功效。夏天时，喝上一碗荷叶粥，能让人暑热全消。中国自古以来就把荷叶奉为减肥的良药。虽然荷叶茶有降脂减肥的作用，但是喝荷叶茶也要有度，脾胃虚寒、身体瘦弱、气血虚的人都不适合。

名方十灰散，可以收涩，化瘀，止血，方中用到了十味药炮制之后的药炭，其中就有荷叶炭。

淤泥中的藕

藕，生在水下，却不是莲花的根，从植物学角度来说，藕是莲肥大的地下根茎。

李时珍说："花叶常偶生，不偶不生，故根曰藕。"因与奇数偶数的

"偶"字同音，所以民俗婚宴一定要吃藕，来祝愿婚姻美满，寓意佳偶天成。

藕为滋补佳品，是做药膳的上好食材。李时珍说藕"四时可食，令人心欢"。

《本草经集注》记载了一段在厨房中发现莲藕药效的故事。南北朝时期，宫廷用羊血做羊血豆腐。有一位厨师在削藕皮的时候，一不小心，把一块藕皮掉到了已经凝固的羊血中。结果羊血化开了，而且不再凝结。

受到这个启示，中医就用藕治疗血瘀证。经临床上反复验证，证明藕确实有消瘀血的功效。

从莲藕的横截面可以看到有很多孔，有7孔、9孔、11孔的，正宗的湖北沔城藕是11孔的，淀粉含量特别丰富，煮熟之后，又香又糯，味道鲜美。

记得我第一次到湖北，当地人特别热情，要请我吃"罗密欧"，我再仔细一问原来是"糯米藕"。湖北人的全藕宴，有生拌的、熟炒的，有凉有热，有酸有甜，炸藕盒、炸藕丸子、莲藕汤，样样俱全。用莲藕做的美食早已传到了北方，常见的有糖醋藕片、酥炸藕盒、莲藕汤等。

除了做菜，莲藕还可以加工制作成各种食品，如莲糕、莲蜜、藕粉等。

李时珍记载道："煮藕时忌用铁器。"现代研究发现，莲藕含有单宁，与铁接触就会生成黑色的单宁酸铁，这就是为什么铁锅炖莲藕，颜色就会变黑的原因。

藕节，为两节藕之间相连接的部分。李时珍提到，藕节可止血，并且记载了一则名人病例。南宋孝宗还在当太子的时候，曾患腹泻，请御医都没能治好。宋高宗心急如焚，病急乱投医，偶然见到了一家小药店，就把店里的郎中请了来。郎中名叫严防御，他先了解了病因，原来太子是因为吃多了螃蟹引起的。螃蟹性寒，吃多了当然会腹泻，诊断为"冷痢"。于是就把新采的藕节捣烂，让太子用热酒送服，没吃几次病就治好了。宋高宗特别高兴，就把捣药的金杵臼赐给他，后来有了杭州的"金杵臼严防御家"。

藕蜜俗名藕带，为莲的又细又瘦的根茎，李时珍记载其功用与藕相同。在五六月嫩时采摘可以作为蔬菜吃，清脆可口，还有做成泡菜的，酸辣藕带。

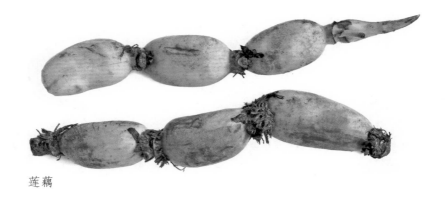

莲藕

湖北蕲春李时珍的故居，面对着雨湖，李时珍晚年别号"濒湖老人"。他有一部书，书名就是《濒湖脉学》。遥想李时珍对着雨湖中那一片盛开的荷花，年复一年，一笔一笔写下了190万字的《本草纲目》。李时珍说："莲产于淤泥而不为泥染；居于水中而不为水没。"莲的这种生长习性，也正是李时珍高贵品格的象征。莲的精神也是奉献精神，从头到脚、从里到外、从鲜到干、即使烧成炭都能入药，把一切都奉献给了人类。

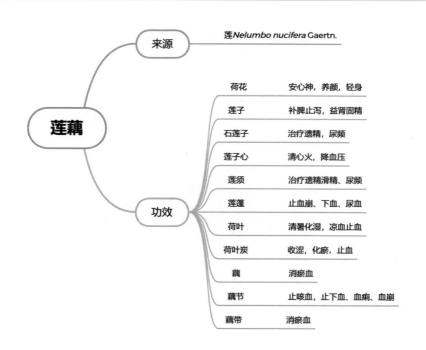

	来源	莲 *Nelumbo nucifera* Gaertn.
莲藕		荷花　安心神，养颜，轻身
		莲子　补脾止泻，益肾固精
		石莲子　治疗遗精，尿频
		莲子心　清心火，降血压
		莲须　治疗遗精滑精，尿频
	功效	莲蓬　止血崩、下血、尿血
		荷叶　清暑化湿，凉血止血
		荷叶炭　收涩，化瘀，止血
		藕　消瘀血
		藕节　止咳血，止下血、血痢、血崩
		藕带　消瘀血

水中三宝
——一门三物水中生

❦ 芡实与鸡头米 ❦

芡与莲是近亲，与睡莲亲缘关系更为相近，它们的共同点是叶子都贴在水面上。芡实是植物芡 *Euryale ferox* Salisb. 的干燥成熟种仁，也叫鸡头米。

我第一次听说鸡头米这个名字还是在 20 世纪 70 年代，那时看京剧样板戏《沙家浜》，其中有这样一场戏：十八名伤病员被困在了芦苇荡，没有粮食，有一句响亮的台词："指导员，这芦根和鸡头米不是也可以吃吗？"这让我知道了还有一种可以食用的植物鸡头米。但鸡头米究竟长什么样，过了 20 多年后我才在广东肇庆第一次亲眼得见。

中药芡实的道地药材产区就在肇庆，又称肇实。广东肇庆，古时名为端州，端砚便出自端州。中学课本里有一首出自唐代诗人李贺的《杨生青花紫石砚歌》："端州石工巧如神，踏天磨刀割紫云。"肇庆不仅砚台有名，七星岩也是著名的风景名胜。

当我来到了肇庆的湖边，多年的鸡头米之疑惑，一下子就解开了。结合李时珍《本草纲目》的记载更能立体地了解这个植物。"茎三月生，叶贴水……五六月生紫花。"这些特征都与睡莲差不多。芡实开花以后会长出一个外层满是棘刺的果实，像一个大鸡头，好似雄鸡在昂首报晓。果实上有一个尖尖的"小嘴巴"，李时珍写到那好像鸟或刺猬的嘴巴。果实成熟的时候，如同石榴开裂一样，露出来里面如珍珠一样的种子，去掉种皮就是白白的芡

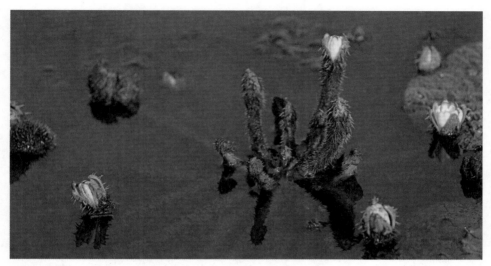

芡原植物

实了。果实浑身长刺也是植物的一种自我防御功能。

　　芡实最早被收录于《神农本草经》，列为上品，既可当菜，又可当粮食。
每年9～10月果实成熟后，采集种子，
除去硬壳，晒干，种仁一端呈白色，另
一端呈棕红色，就可得到药材芡实。

　　芡实又被称为"水中人参"。芡实
含有大量的淀粉，功效是补肾健脾，特
点是"补而不峻，防燥不腻"。

　　苏东坡在《东坡养生集》里记载了
芡实的食用方法，而且方法很特别。要
取刚煮熟的芡实1粒，放入口中，慢慢
地嚼，直到淀粉浆都嚼出来后再徐徐咽
下。李时珍在《本草纲目》中详细引述
了这种吃法。苏东坡每天这样吃芡实，
一天能吃10～30粒，日复一日，年复

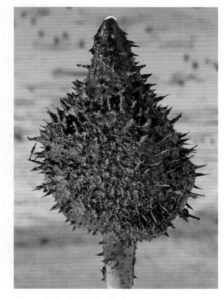

芡，看它像不像鸡头

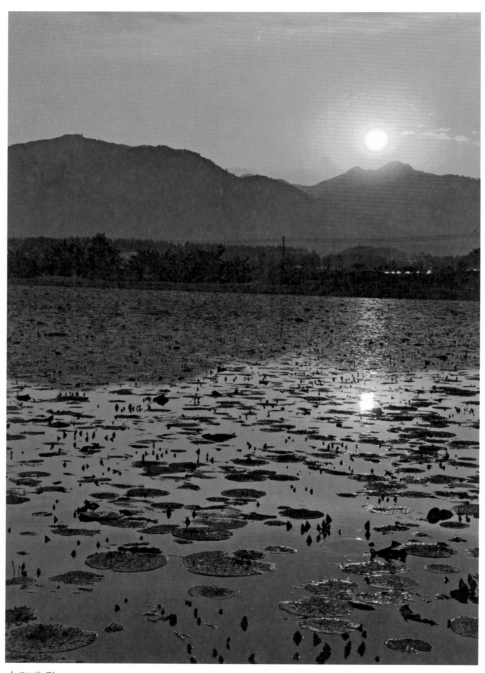

夕阳芡影

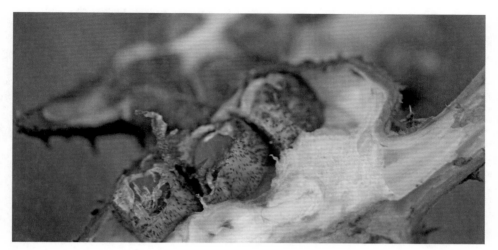

剥开后可见芡实

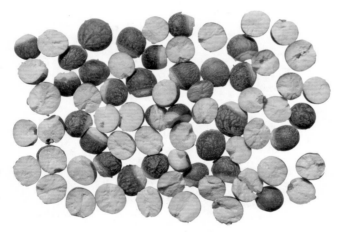

芡实药材

一年，持之以恒，一直到了老年仍然才思敏捷。

～ 采红菱 ～

菱 *Trapa bispinosa* Roxb. 是一种菱科的水生植物，食用部位是果实，即菱角。

"我们俩划着船儿，采红菱呀，采红菱，得呀得，郎有心，得呀得，妹有情，就好像两角菱，从来不分离呀……"江苏民歌《采红菱》，我第一次听到它是在 20 世纪 90 年代，有一年的中央电视台的春节晚会，表演者是一对日本留学生，男的穿着中山装，女的穿着江南蜡染的服装，声情并茂，让我听一遍就刻在心里。

菱在中国已经栽培几千年了，在约 3000 年前的周朝，菱角就是祭祀典礼上的重要食品。宋代《本草图经》中有一张菱角图，不仅画了菱角地上的叶子，也画了水下的菱角。

李时珍在《本草纲目》中记载菱角五六月开小白花，有两角的、多角的，其角硬、直、刺人。菱角的"牛犄角"可以保卫自身，有时候为了加强防御，还可长出三个角、四个角。

菱角嫩时呈青绿色或者红色，老了就变得又黑又硬，掉在江里面，叫作乌菱。我小时候在北京也能吃到菱角，但都是煮熟的、黑色的。宝岛台湾栽培的菱角特别多，我也是到台湾才见到刚从水中采上来的红褐色菱角，而且掰开就能吃，非常清甜爽脆。

李时珍记载菱角种仁的功效："安中补五脏，不饥轻身。嫩时剥食甘美，老则蒸煮食之。"

菱角生食有清暑解热，除烦止渴的作用，也可以用来煮粥。加点红糖搭

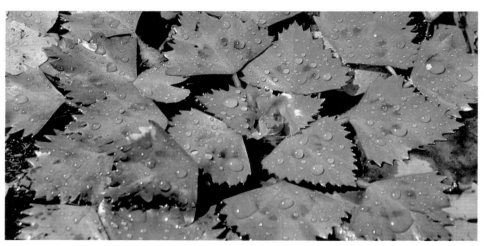

菱原植物

配起来煮大米粥，则能补气健脾益胃。但是，菱角多吃容易引起消化不良，可能会导致腹胀。这时候可以用少量的酒再加几片姜煮开，热呼呼地喝下去，有助于消除腹胀。

菱角的壳可用来染发。可见在古代，已有一些中药用作化妆品、染发剂了。

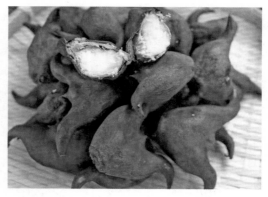

新鲜菱角上市了

荸荠与马蹄

荸荠在《本草纲目》中的名称是乌芋，就像乌黑的芋头。荸荠来源于莎草科植物荸荠 *Eleocharis dulcis* (N. L. Burman) Trinius ex Henschel 的球茎。荸荠最通用的别名是马蹄，此外还有不少小名，水栗、芍、凫茈、地栗等。

马蹄有淤泥保护，可在水下安然入睡，无人惊扰，没有动物和鱼虾可以伤害它。采集时可以毫发无损地采出来，表面节的环纹和嫩芽清晰可见。

马蹄也因其外观略像栗子而得名地栗，意味着它是产在地下的。而菱角也叫水中的栗子，但马蹄在去皮前更像栗子，不仅外形相像，且性味、功用也与栗子相似。

马蹄外皮色紫黑，肉质洁白、细腻、多汁，还有"地下雪梨"的美誉。马蹄性味甘寒，能清热化痰，生津开胃。如遇到风热感冒，或者上火嗓子不舒服时，服用鲜榨马蹄汁，能起到缓解作用；与雪梨一起煮水喝可润肺化痰。

马蹄又可作蔬菜炒着吃，也可作水果并制成罐头。广东小吃马蹄糕的原料就是马蹄的淀粉。现代研究表明，马蹄的纤维构造很特殊，容易吸附杂物，有很好的清理肠道的功能，如同肠道的清道夫。

不过马蹄毕竟是从水下的淤泥里面挖出来的，生吃时要注意卫生，外边紫黑色的皮一定要削干净，最好是煮熟后再吃，避免寄生虫感染。

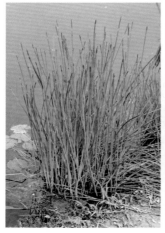
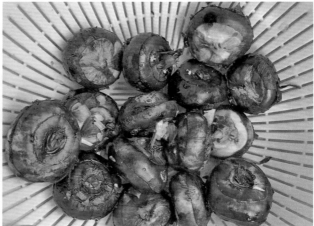

荸荠原植物　　　　　　新采的荸荠

芡实、菱角、荸荠，一个在水上、一个在水中、一个潜伏在水下，是粮食和蔬菜之间的跨界食品，是水中之粮。它们是药食两用、干鲜皆宜的水中之宝。

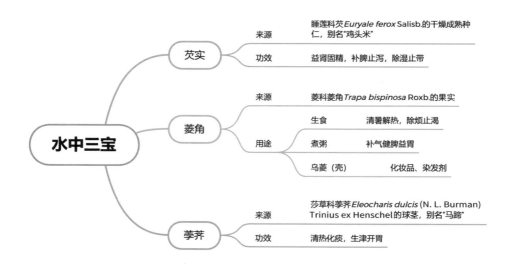

松
——高风亮节铁骨铮

百树之长

松、竹、梅并称岁寒三友。人们常赞美松树的顽强，赞赏松树四季常青，也希望人生如松树一样健康长寿。戏词里唱道："要学那泰山顶上一青松，挺然屹立傲苍穹。"

松树在中国传统文化中占有崇高的地位。古代有公、侯、伯、子、男五等爵位。松字由左木右公两部分组成，唐宋八大家之一的王安石曾经写道：

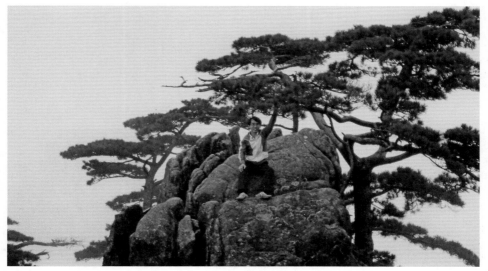

在黄山迎客松下

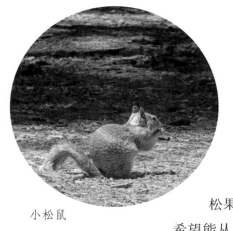

小松鼠

"松为百木之长，犹公也，故字从公。柏犹伯也，故字从白。"松是百树之长，可为"公爵"，柏树可为"伯爵"。

松在地球上是一个广布种，在中国不仅北方大量分布，南方也很常见。

小时候，我喜欢在公园里的松树下捡松果，也叫松塔。我总喜欢把松果一层层掰开，希望能从里面找出一两粒松子。可是每次都不免失望，一粒松子也找不到。

其实松树是裸子植物，没有真正的果皮，种子成熟后裸露在外，会自动剥落，剩下一个空壳。即使没有掉下的种子，也会被松鼠等其他小动物捷足先登。

松树类的植物有一个共同特点，就是叶子像针一样簇生，叶子的表面积小，水分的消耗也会大大减少。松树为常绿植物，并不等于松树不落叶。一般针叶有两年以上的寿命，也会交替着落叶，只是不易被人察觉。

常见的松树中，有红松、雪松、油松……它们是重要的木材、纸浆和松脂的来源，也是一些中药的重要来源。

松子、松花粉、松针

《本草纲目》记载的来自松树身上的中药有松子、松黄、松毛、松根皮、松脂、松香、松节油等。

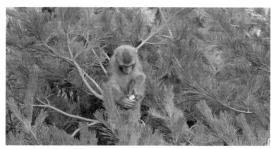

松子没有等到成熟，被猴子抢收了

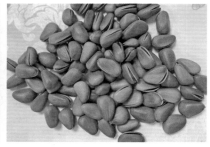

松子

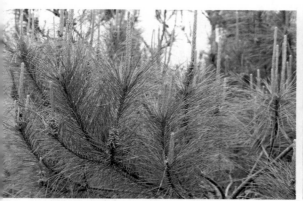

马尾松原植物

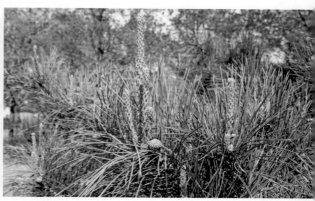

油松原植物

　　松子是一种坚果状的种子，是大家熟悉的干果，砸开后可以直接吃，还有润肠通便的作用。

　　松黄就是松花粉，来自马尾松、油松或同属多种植物的干燥花粉。

　　将松花粉放在显微镜下观察，可以看到花粉粒两侧各带有一个膨大的气囊，就好像张开的降落伞，可以帮助松花粉在空气中散播，可以随风传播到很远的地方。

　　松花粉有燥湿，收敛止血的功效，可以外敷治疗湿疹、皮肤糜烂和外伤出血。它还是食品，可用在日常饮食里，松花糕、松花饼、松花酒都是充满特色风味的传统美食。

　　松针，又叫松毛，是松树上的嫩叶，注意落叶不能当作药材。

　　《本草纲目》中记载，松针可以治风湿疮，生毛发，安五脏，守中不饥，

松花粉药材

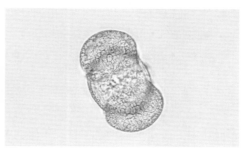

显微镜下可见松花粉的两个气囊

延年。松针有杀菌，消炎，止痒的功效，用松针泡水可治疗头发皮脂过多，也对头皮瘙痒有不错的效果。将松针用于治疗脱发是一个热门的话题。但脱发是由多种原因引起的，患者应在中医的指导下使用药物，一味松针不是万能的。

松脂与松香

南有马尾松、北有油松，它们都被收录于《中国药典》，是可以提取树脂的基原植物。

松脂早在《神农本草经》中已有记载，有久服轻身，不老延年之说。

我曾到广西的金秀山参观采集松脂的过程，步骤与从橡胶树上割橡胶或从漆树上采生漆相似。先在树上浅浅地割出一条旋转向下的管道，树脂会沿着割出来的管道缓慢往下流动，直接滴到收集用的小碗等容器里。刚流出来的松脂为淡黄色流质胶体，与日光和空气接触后，会逐渐固化，变成半透明的黏稠如胶水一样的液体。松脂经过水蒸气蒸馏后，可以一分为二，得到硬脆的松香和食用油似的松节油。

提取松香时，蒸馏出来的挥发油就是松节油。它是一个可直接用的外用药，有活血通络，消肿止痛的功效，同时还是很多药油的重要组分。

松香在造纸工业中广为应用，在临床上可以排脓，拔毒，生肌，止痛，常外用治疗疮疡肿毒、风湿痹痛。

唐代孙思邈的《千金要方》中记载松香可以治癞病，也就是现在所说的麻风病，这种病在当时是一种疑难病。

孙思邈关于治疗癞病共列方22首，用药107味，使用频率最高者便是松香。

在工业和艺术领域也少不了松香和松节油。松节油是工业生产时需要的一个重要原料，可以作为油画原料的稀释剂。松香常用在乐器上，二胡、大提琴、小提琴等乐器的弓弦需要松香的打磨来增加摩擦。没有松香，琴弓在琴弦上拉动的时候就会打滑，不经过擦香的处理就发不出声音。这个世界上如果没有松香，会缺失掉很多美妙的旋律。

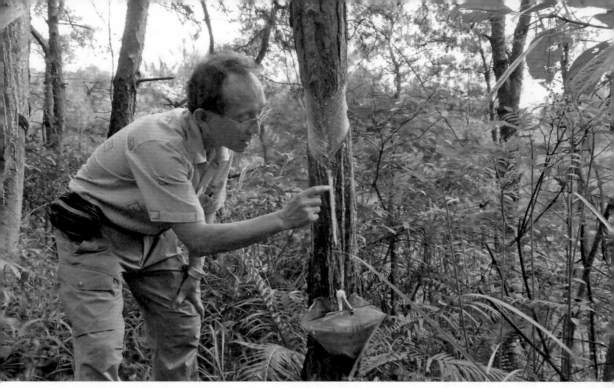

笔者观察人工收集的松脂

松香千年变琥珀

在矿石中有一种引人注目的矿物——琥珀。

以前，古人还不清楚琥珀是什么物质的时候，世界各地流传着琥珀的不同传说。

在中国，早期传说认为老虎死后"失魂落魄"，精魂沉入地下而形成了半透明的黄色石头，称为"虎魄"。

李时珍经过考证后澄清了琥珀的来源，给出了客观结论："千年松脂化为琥珀。"这也指明使松脂变为琥珀的必要条件是时间。

一类半透明或不透明的琥珀是为蜜蜡。蜜蜡在文玩市场的价格一般稍高于琥珀。

系于手执放大镜下的琥珀珠

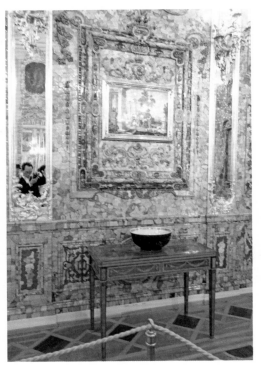

圣彼得堡市郊皇村的叶卡捷琳娜宫琥珀间

全球范围内盛产琥珀的地区主要有波罗的海沿岸国家，还有亚洲的缅甸、美洲的墨西哥和中国抚顺。我国的琥珀产量不高，从古到今都以进口琥珀为主。四千万年前，那些地方曾是茂密的原始森林，有茂密的松海。因为地壳运动，松柏类植物的树脂被深埋海底，在地下度过了千万年之后变成了琥珀。琥珀又在海浪的作用下被冲上了海岸。

俄罗斯圣彼得堡郊外的凯瑟琳宫内有一座琥珀宫，内部墙壁及装饰都是琥珀，曾被誉为"世界第八大奇迹"。第二次世界大战中，琥珀宫被德军占领并被拆装运往德国。可惜拆出来的琥珀流散在四方，再也无法找回。俄罗斯后来又用同等的材料重新修建了琥珀宫。

"琥珀之路"

在欧洲，传说中认为琥珀是太阳的碎片掉到海里凝固形成的。现在西方称琥珀为太阳石 Sun Stone。古罗马时，人们认为琥珀具有祛除邪恶之力。古罗马的贵族非常喜欢这种象征着太阳的宝石，当时琥珀的价格甚至是黄金的5倍。

欧洲古代有一条专门运输琥珀的贸易之路，被称为"琥珀之路"。这条路线约在公元前2000年逐渐形成。琥珀之路对欧洲人的意义不亚于中国人心中的丝绸之路。

由于琥珀之路的开通，欧洲北部的北海和波罗的海连通了欧洲南部的地中海，使得欧洲大陆南北之间得以贯通，并继而经丝绸之路继续通往亚洲。

《后汉书》中记载了大秦国有琥珀。大秦国是我国古代对罗马帝国及其所统治的近东地区的称呼，也可以说是比较宽泛的"西方"的概念。到了隋唐时代，关于琥珀的记载越来越多，外来重要的贡品中就有琥珀。

> 琥珀是一种常用中药，《药性赋》提到："琥珀镇心而安魂魄。"临床上琥珀常与朱砂、远志、石菖蒲等配伍使用，也常与天南星、天竺黄一起用。
>
> 琥珀抱龙丸是一种儿科常用的中成药，为开窍剂，具有清热化痰，镇静安神的功效。
>
> 远古滴落的松脂化成琥珀，后世发掘出来的不只是一块矿石，更是一味药，一方文化。

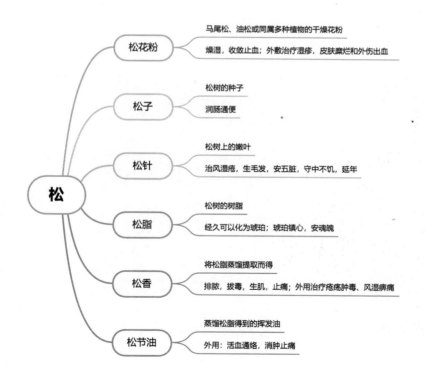

松花粉
马尾松、油松或同属多种植物的干燥花粉
燥湿，收敛止血；外敷治疗湿疹，皮肤糜烂和外伤出血

松子
松树的种子
润肠通便

松针
松树上的嫩叶
治风湿疮，生毛发，安五脏，守中不饥，延年

松脂
松树的树脂
经久可以化为琥珀；琥珀镇心，安魂魄

松香
将松脂蒸馏提取而得
排脓，拔毒，生肌，止痛；外用治疗疮疡肿毒、风湿痹痛

松节油
蒸馏松脂得到的挥发油
外用：活血通络，消肿止痛

松

柏
——森森柏树寿千年

柏林寺寻宝

在中国文化之中，柏树为多寿之木，松柏长青。

北京是古都，有古树相伴，千百年历史沧桑有古树为证。古树的树干上都有带编号的标牌，红色的标牌是树龄 300 年以上的古树，绿色的标牌是树龄 100 年以上的古树。北京有许多树龄在 500 年以上的古柏，数量超过了5000 棵，占了北京一级古树的大多数。北京的西城区和东城区就是原来的古

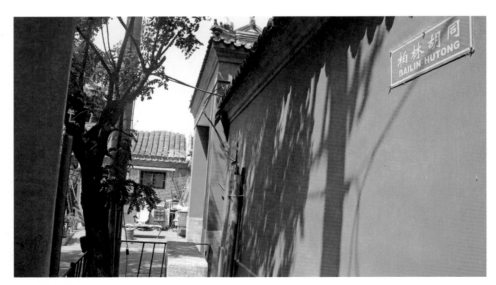

北京柏林胡同

都城里，名胜古迹特别集中。东城区内离中国中医科学院不远有国子监、孔庙、雍和宫，那一带古柏特别多。靠近雍和宫大门的南侧，走不多远有一座古庙，这座寺庙始建于元代，历史要比雍和宫早得多，它就是柏林寺。

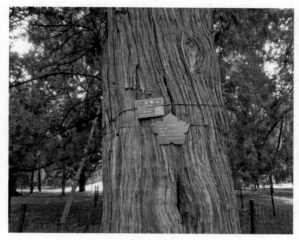

红色的树牌表示此树树龄在 300 年以上

柏林寺从 1949 年开始被临时借用做了北京图书馆的善本书库，保存了很多古代地方志。地方志简称方志，内容主要记载一个地方的地理沿革、风俗、教育、物产、人物等情况。地方志的物产篇大多记录着当地物产包括药材的情况，这类记载的可信度很高。当朝记录的白纸黑字，还有可能会被朝廷官方记录参考使用。

地方志也为我的研究打开了一扇窗。当年我做辛夷研究时，在柏林寺查阅到了辛夷主产区陕西、甘肃、湖北、湖南、河南、安徽、浙江、四川等地的地方志，尤其重点放在明清时期河南的地方志《南阳府志》《南召县志》《桐柏县志》。查阅地方志让我了解了辛夷历史上的资源开发与应用情况，对我开展辛夷的本草考证和后来的野外调查提供了很多线索。追根溯源之心驱使我后来进入鄂豫皖交界的大别山深处，才能发现药用辛夷新种。

40 年过去了，我在柏林寺查地方志的场景，一幕幕犹如昨日。柏林寺的阅览室内，飘散着千年的墨香，偶尔能听到窗外古柏上的蝉鸣声，那里清幽的环境，充满着诗情画意。记得进出图书馆的人，大多衣着非常简朴，从他们的言谈举止看得出，一个个都是饱学之士。就是在这种文化氛围的熏陶下，我在柏林寺图书馆度过了整整两个星期，柏林寺是我研究本草学与地方志的启蒙之地。

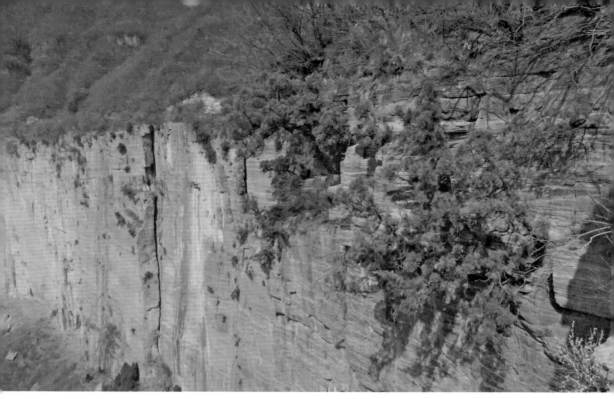

太行绝壁上的"崖柏"

黄帝陵柏

全世界的柏科植物有 130 多种，虽然物种的数量不是很多，分布却很广。除了地球最南端的南极洲之外，各大洲大陆都看得到柏科植物的踪影。

有一种滇藏方枝柏 *Juniperus indica* Bertoloni，生长在海拔 5200 米的西藏地区，为目前已知海拔最高的木本植物。

但要说国内规模最大、最壮观的柏树林，还得说是天下第一陵黄帝陵的古柏林。1951 年，国家公布的第一批文物保护单位，黄帝陵位列第一号。黄帝也正是中医药经典《黄帝内经》的主人公轩辕黄帝。黄帝陵位于陕西桥山。桥陵一直是历代帝王祭祀黄帝的场所。

2010 年，我曾前往拜谒过黄帝陵。那里的柏树历史久、数量多、气势浩大。现在的黄帝陵有古柏超过 10 万株，树龄百年以上的有 8 万株，千年以上的古柏超过 3 万株。

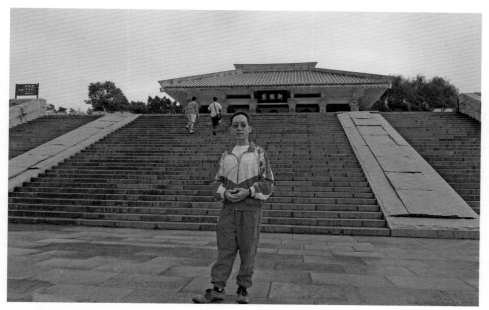

笔者在陕西黄帝陵

在黄帝陵众多古柏之中，最著名的是轩辕庙山门内的"黄帝手植柏"。那棵柏树，树高20米以上，树围要七八个人手拉手才能抱得过来，相传是轩辕黄帝亲手所种。黄帝陵的古柏林以侧柏为主，还有扁柏、圆柏、刺柏。既有文物价值，也有药用价值。

抗战期间，国共合作，双方的领导人曾联手在此地祭祀过中华民族共同的祖先，中华民族血脉相连，这是中华民族的根。

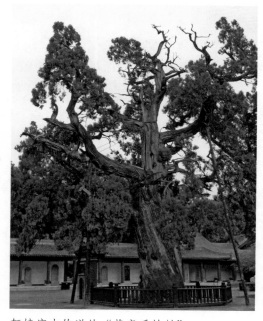

轩辕庙内传说的"黄帝手植柏"

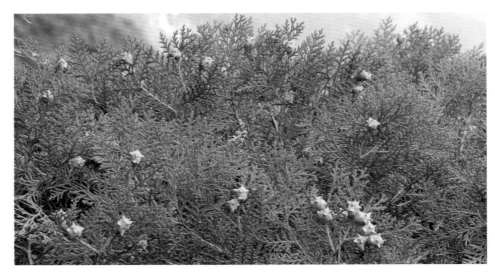

侧柏原植物

柏子仁安神

常用的安神药有二仁，一个是酸枣仁，另一个是柏子仁。

中医古文字学家沈澍农教授告诉我，种仁之"仁"的写法大致可分为三个时期。唐以前皆写作"人"，唐代开始出现写作"仁"的例子，下讫于宋，"人""仁"混用。南宋以后至今，则基本都写作"仁"，有多种文献可以证明。"仁"与"人"关系匪浅。

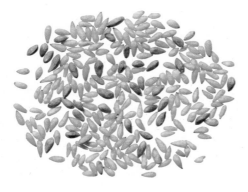

柏子仁药材

柏子仁与酸枣仁合用效果更佳，天王补心丹用到了这两味药。想要治疗心血不足、思虑过多引起的失眠，柏子养心丸也适用。柏子仁的功效主要有两大特点，养和通。养是养心安神，通是润肠通便，特别适合治疗老年人或产妇的血虚肠燥便秘。

侧柏叶止血

李时珍在《本草纲目》中记载："柏有数种，入药惟取叶扁而侧生者，故曰侧柏。"

侧柏的小枝都是排在一侧的平面上，看上去是扁平的一片，因此得名。仔细观察小枝的表面，叶子鳞片状，表面有厚厚的角质层，光泽油亮，如松树针叶一样是为防止植物内水分的散失而形成的特殊构造，即使在恶劣的严寒环境下侧柏也能生存。

侧柏叶的功效主要集中在两个方面，止血与护发，乃历代医家都用的治血良药，尤其擅治痔疮出血。《本草纲目》里记载了一个有患者、医生姓名的真实案例。病患名叫王涣之，他的病症是大肠下血，找到陈宜父大夫看病。陈大夫给他开了一个方子，将侧柏叶烧炭后研末，用米汤送服，吃了两次就好了。现在中医临床常用来治疗肠风下血的槐花散，组方以槐花和侧柏叶两味药为主。

侧柏叶防治脱发方面的功效也可见于《本草纲目》中的记载。将侧柏叶阴干、磨粉，用麻油和在一起涂抹，可以促进头发生长。此方法现在也有应用，在外用侧柏叶的同时，还可以配合中成药二至丸内服，效果可能更好。二至丸由两味中药组成，女贞子和墨旱莲，女贞子于冬至日采，墨旱莲于夏至日采，因其采摘的时间特殊，得名二至丸。

《慈禧光绪医方选议》中明确记载了一个慈禧太后的护发秘方：取中药核桃、榧子、侧柏叶捣烂，浸泡在雪水中，蘸水梳头。

中医强调辨证论治，临床治脱发要分不同的证型，不要迷信一味药，迷信一个秘方，而忽略了最基本的养生原则。在日常生活中，充足的睡眠和均衡的饮食才是身体健康的根本。

柏树在西方也有药用与食用的经验和传承。柏树可以用作提取精油，在西方的芳香疗法中比较常用的是植物精油。

欧洲刺柏作为调味料应用也十分广泛。西方常见一种杜松子，它不是松树子。杜松子的原植物是刺柏属植物，它的球果不但可以做调味料、草药，而且还是世界流行的一种烈酒金酒（Gin）的主要调味成分之一，金酒也叫杜松子酒。

在日本工作时，我在千叶县的柏市住了好几年。到了那里我才知道，原来日语的汉字柏，不是松柏的意思，而是一种壳斗科的橡树类的植物。日本的汉字源于中国，不过在传承的过程中发展出了许多不同之处，有很多汉字在日语里的意思是不同的。

柏树还和中华传统美食密不可分。我有很多四川朋友告诉我，要想吃到最正宗的四川香肠、腊肉，必须要用柏树枝来熏。柏树树枝及叶片中富含挥发油，燃烧起来会冒出浓烟，有一种独特的香味。把腊肉、香肠放在柏树枝叶上熏，香味就会渗透到里面，令人回味无穷。

千年古都，古柏相伴，柏树身上承载着历史和文化。它不仅是优良的建筑木材，也是治病的良药。

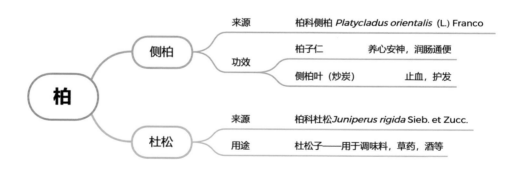

杉

——名闻天下效非凡

❧ 树直终成栋 ❧

《本草纲目》中松、柏、杉是连续记录的三个条目。植物界中，松、柏、杉外形相似，乍一看不易区分。不过有三个特征可帮助分辨。

第一看叶形，松树是针状叶，柏树是鳞片叶，杉树是扁平状的小叶。

第二闻气味，松树有浓郁的松香气，柏树有浓郁的柏树油的香气，而杉树一般没有明显的气味。

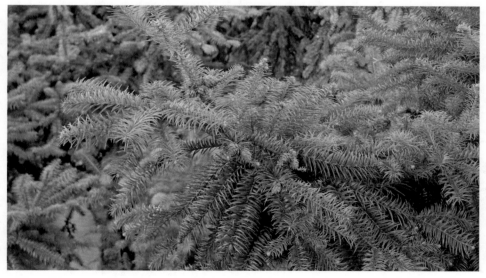

杉木原植物

第三看树形，松树和柏树造型比较丰富，松树有展开臂膀的迎客松，柏树有树冠蜿蜒起伏的九龙柏；杉树的树形比较简单，一般是直立而高大，圣诞树就是典型的杉树的形状。

杉树不仅长得高，成长得快，树干也粗，乃栋梁之材，不少古建筑都是用杉木建造的。以前路旁的电线杆多数用的也是杉木。

长沙马王堆一号墓出土的棺椁板材用的也是杉木，经过了两千多年，木头还没有腐烂。杉木含有树脂，特别耐水泡，大处可以造船，小处可以做水桶。

本草之杉

杉木 *Cunninghamia lanceolata* (Lamb.) Hook. 从树皮到树叶都是中药。

《本草纲目》中提到可用杉树叶子与川芎、细辛煮酒治疗牙痛。有一则唐代的医案，记录了一个患者患了脚气病，在服下杉木汤后药到病除了。

古人讲的"脚气"和现代的脚气不是一种病。现代医学的脚气是足癣，俗称"香港脚"，是由真菌感染引起的一种常见皮肤病。而中医古籍里记载的脚气有湿脚气和干脚气等证。有的从脚到膝盖呈现浮肿，为湿脚气。有的脚与小腿枯瘦疼痛，而无浮肿症状，为干脚气。还有的由于损伤了心脾功能造成胸闷气滞，为脚气入心。

这则医案中的患者就是脚气入心。半夜里患者感觉到胸部、胃脘部胀满，摸到胁下有大肿块，人难受得失去意识且有肌肉抽搐。大夫开出了杉木汤，服用后此患者气也通了，肿块也消散了。

以此为例，在研读《本草纲目》时需谨慎理解古今病名的差异，不能以今天的习惯用法解释古代的名词。

目前正在做全篇《本草纲目》英文翻译的德国学者文树德教授，在做该项工作前，首先与中国中医科学院的张志斌教授合作，完成了一本《本草纲目病名词典》。这样为《本草纲目》的翻译工作打下了基础。

日本杉树与花粉症

日本春季时每天电视里播天气预报时，最后总会跟上花粉情报，刚到日本生活的我还不理解这条信息的重要性。

曾有些报道说，日本春天的樱花导致了花粉症，其实冤枉了美丽的樱花。日本花粉症的主要诱因是杉树花粉。春天风一吹，大量花粉在空气中弥漫，就如同遇到了沙尘一样。每年从 2 月中旬到四五月进入梅雨季节前，日本人普遍开始戴口罩了，特别是天气预报提示有花粉到来的日子。

"二战"结束后，日本为了在战火的废墟上迅速恢复环境，启动了一个造林计划。当时日本政府选择了杉树，因为杉树比其他树种成长得快。他们马上开始大量种植多种杉树，杉树栽种的面积超过了日本国土的 12%。赴日旅游的话，只要往山上去，杉树随处可见。转眼之间，几十年过去了，一代杉树成长起来，树龄到了 30 岁的时候，进入了花粉大传播的年龄。

在这个时候，一场"灾难"，不知不觉地来了，那就是花粉症。花粉症也可以说是日本人的国民病。这些年来，日本的花粉症患者越来越多，据统计，每 4 个日本人当中就有一个人受花粉症困扰。

无论是谁，一旦染上花粉症，当花粉接触到鼻黏膜和眼睛时，都会引起过敏反应，眼睛痒、鼻子堵、鼻涕眼泪一起下，苦不堪言。我的一位好朋友，在日本学习工作都顺利，事业有成，但就是因为染上了花粉症，不得不离开日本。

戴口罩对于花粉症只是一种被动的防范。西医一般以对症治疗为主，主要使用鼻腔喷雾剂及口服抗过敏药片，但是停药后，又容易复发。

目前中医对花粉症的治疗，主要侧重于体质调理，尽量减少过敏的发作。同样处于花粉流行季节，也有很多人并不会过敏。扶正气是防止花粉过敏的关键。正气在内，邪不可干。

人类在治疗花粉症的同时也应当反思，人与自然是一个整体，人类一定要爱护自然、顺应自然。盲目地发展种植一种优势植物，打破了生态平衡，要付出惨痛的代价。

笔直参天红杉树

杉树长得很高，最高的要数美国加州的北美红杉 *Sequoia sempervirens* (Lamb.) Endl.。北美红杉在植物分类学上其实是一种柏科的植物。

1972 年，美国总统尼克松访华，中美关系进入了一个新的历史时期。我国送给美国的国礼有一对可爱的大熊猫，美国回赠的国礼中有一棵北美红杉树。根据周恩来总理的指示，红杉树被栽种到了杭州植物园。

歌曲《红杉树》唱道："在那美丽的西湖边，有一棵红杉树，越过重洋，来自彼岸，滋润着友谊的雨露。"

现在那棵红杉树苗已经长成 20 米高的参天大树了，而且以它作为母亲繁育出了几万棵幼苗，分派到了全国十几个地区的植物园。

美国西海岸的加利福尼亚州气候温和，土壤肥沃，为红杉树的生长提供了良好的环境。但是由于人类掠夺式的采伐，原本覆盖北美太平洋沿海的红杉树，现在在几个保护区内才能看到。

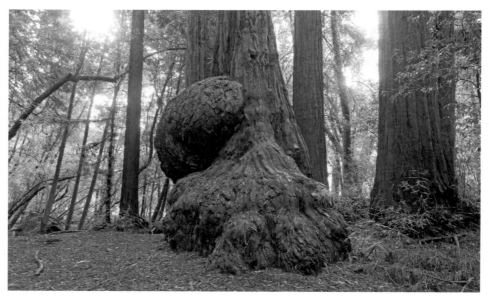

粗壮的红杉树（摄于美国加州）

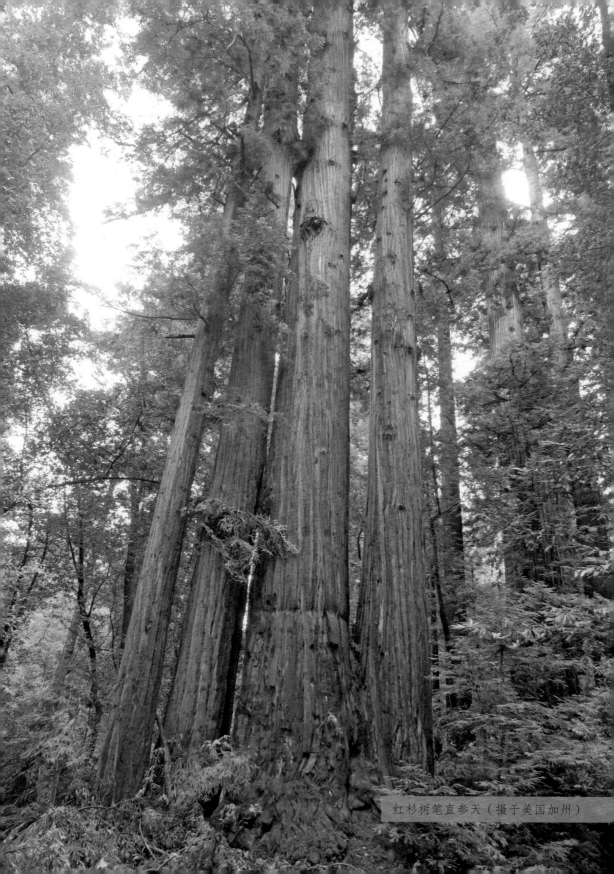

红杉树笔直参天（摄于美国加州）

我能对红杉树做详细考察，必须要感谢向导，我的一位老朋友——美国草药典委员会的主席罗伊（Roy Upton）先生，他多次作为向导带我走入红杉树林深处。

最大的一片红杉树林在旧金山金门大桥以北十几英里的地方，目前是自然保护区。进入自然保护区到处可见到蕨类植物和地衣植物，这些植物又被称作空气的指示剂，因为被污染的地方不会有它们生长，说明那里的环境保持了原生态无污染。

抬起头仰望那些巨大的红杉树，怎么仰脖也望不到顶。根据保护区的精确记录，有的树高能超过 100 米，差不多有 40 层楼高，直径超过 5 米，几个人抱都抱不过来。现存的红杉树中，树龄大多为 500～800 年，寿命更长的能超过 1000 年。

红豆杉与紫杉醇

杉树让世人瞩目，不仅因为它的外形，还因为在杉树家族里发现了一种有奇效的抗癌药。

1971 年美国科学家首次从太平洋紫杉 *Taxus brevifolia* Nutt. 的树皮中提取出了紫杉醇。科学家发现紫杉醇具有良好的抗癌效果，并获得了美国食品药品监督局 FDA 的批准上市。由于紫杉醇能治疗多种癌症，包括卵巢癌、乳腺癌、肺癌和胰腺癌等，一举成为临床一线化疗药。

紫杉醇的发现，好像一个兴奋剂，引发了从植物中寻找新药的热潮。

在美国国家卫生研究院 National Institutes of Health 内有一块醒目的紫杉醇纪念牌，上面的图案就是紫杉醇

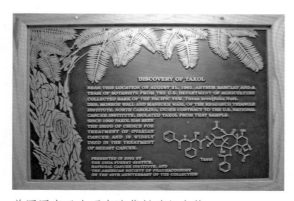

美国国家卫生研究院紫杉醇纪念牌

的化学结构式。

我在一次学术会议上见到了紫杉醇的发现者，印度裔的瓦尼（Mansukh Wani）教授。瓦尼教授在 2020 年去世，享年 95 岁。

一般的杉树生长得非常快，但这种太平洋紫杉生长却特别缓慢，树皮中的紫杉醇含量其实也并不高。

以一个卵巢癌病例来计算，如果治疗的全过程需要 2 克紫杉醇的话，那么需要砍伐 3 棵 50～60 年树龄的大树，成本很高，费时、费力又费钱。如果从全球应用的角度来算，每年需要砍伐 36 万棵紫杉树。

是救人重要还是环保重要？人类面临着两难的抉择。地球上的紫杉树也已经濒临灭绝了。好在紫杉树所属的红豆杉科其他植物也含有紫杉醇。

我国科学家在寻找国产资源方面取得了不小的进展。在我国分布的喜马拉雅红豆杉、南方红豆杉、东北红豆杉中都发现有紫杉醇，但它们的含量也很低。近年来，科学家们正在努力，通过化学半合成或纯化学合成的方法来解决资源替代问题。

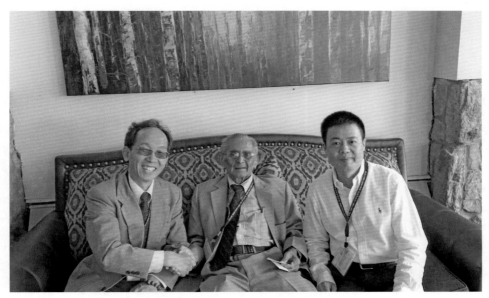

笔者与张宏杰一同拜见紫杉醇发现者瓦尼

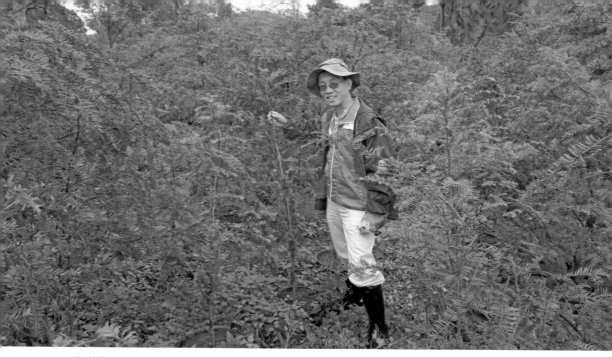

笔者在红豆杉培育基地

与被子植物相比，古老的裸子植物虽无美丽的花朵，却有挺拔的躯干。人类对他们的认识还很不足，随着研究深入也将有新的发现。

地球上为数不多的裸子植物正在向人类敲起警钟。只有在资源保护的前提下，才能合理地开发与利用。爱护大自然就是爱护人类自身。

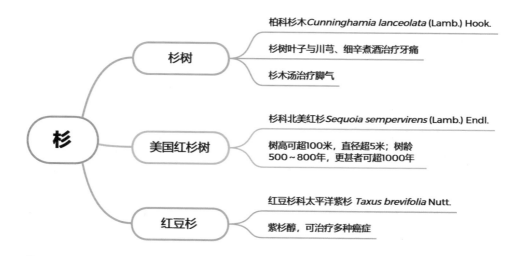

杉树
　　柏科杉木*Cunninghamia lanceolata* (Lamb.) Hook.
　　杉树叶子与川芎、细辛煮酒治疗牙痛
　　杉木汤治疗脚气

杉

美国红杉树
　　杉科北美红杉*Sequoia sempervirens* (Lamb.) Endl.
　　树高可超100米，直径超5米；树龄500~800年，更甚者可超1000年

红豆杉
　　红豆杉科太平洋紫杉 *Taxus brevifolia* Nutt.
　　紫杉醇，可治疗多种癌症

肉桂
——十万大山此称王

肉桂、桂花与月桂

1999 年，我刚来到香港浸会大学不久，就遇到了一场关于肉桂的小误会。有一天，研究所的秘书打电话告诉我，第二天的学术会议上，会举行一个别开生面的开幕式，准备摆上一棵肉桂树，问我肉桂的功效如何。我简单介绍了功效，却也有疑惑，香港不产肉桂，哪里找来的肉桂树啊。对方说，您放心，我们已经订好了。

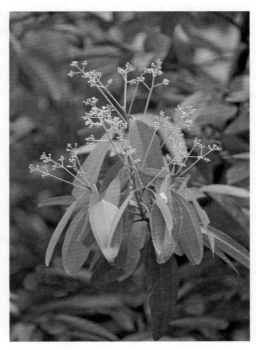

肉桂原植物

第二天早上的大会开幕式上，主持人用小推车推出来一棵用红布盖着的小树。伴随着会场的音乐，红布掀开那一刻，在场的观众给予一片热烈的掌声与欢呼声，可我的脸腾地一下就红了。那棵小树并不是药用的樟科的肉桂 *Cinnamomum cassia* Presl.，而是八月飘香的木犀科的木犀

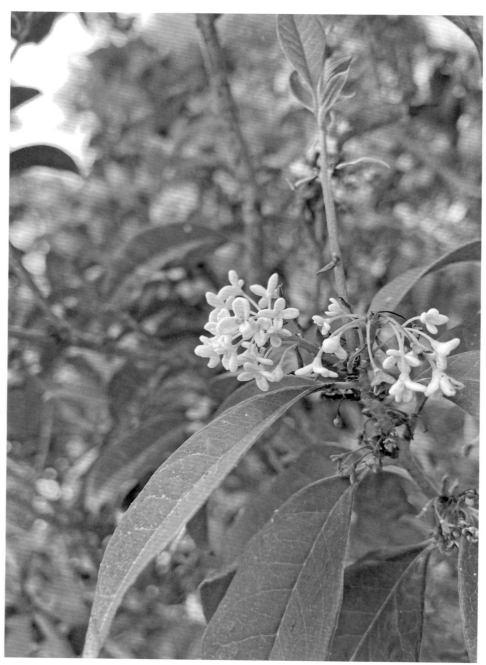

木犀科植物木犀（桂花）

Osmanthus fragrans (Thunb.) Loureiro 俗称桂花。

　　肉桂和桂花因相似的名称常被混淆，可它们压根儿不是一个科的植物，风马牛不相及。桂花再细分，还有金桂和银桂，可做香料、食品，但是它的树皮不入药。

　　桂字是木字边加上一个圭字。圭是古代一种玉制利器，诸侯朝见、祭祀等场合所用，是身份的象征。

　　古埃及制作木乃伊的过程中需要用肉桂粉与众多香料一起做防腐处理。古希腊人在给诸神的贡品中必有肉桂。

　　桂冠，源自古希腊，最初是指用月桂的枝条编成的一个花环，在竞技比赛中得了冠军的人会被授予桂冠。太阳神阿波罗的形象是头戴桂冠的。后来桂冠也成了冠军头衔的代名词。月桂树也是来自樟科的植物，这种常绿小乔木为地中海式气候地区的优势植物，它的叶子就是烹调时常用的香叶。

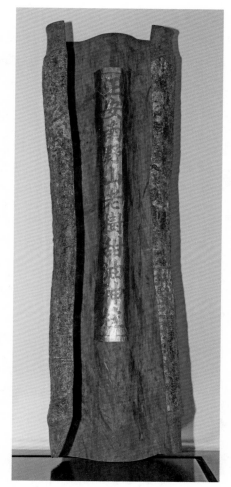

肉桂药材

桂皮与桂枝

　　正宗的樟科植物肉桂，药用部位是树皮。

　　肉桂最早收录于《神农本草经》，被列为上品。当时用的是牡桂与菌桂的名字，分成两个条目。李时珍在《本草纲目》中记载桂即牡桂之厚而辛烈者，牡桂即桂之薄而味淡者。牡桂与菌桂的共同特点是性味辛温，可补中益气，都可久服轻身不老。它们的名字取得也很形象，"牡"有蓬勃向上、健壮之意；"菌"与药材性状有关。肉桂植物的叶子是离基三出脉，主脉和两侧的叶脉都十分明显。肉桂生长在南亚热带，当地气候湿润，树干表面常常会附着菌藻类植物。

张仲景把肉桂用活了，《伤寒论》中的桂枝汤，有人称之为"天下第一方"。桂枝汤的君药为桂枝。桂枝汤可调和营卫，解肌祛风，千百年来，救人无数。桂枝在使用时需去皮，去皮是指剔除药材外层的、粗糙不能入药的粗皮，即现代植物解剖学所说的木栓层，而不是内层的药用之皮。

日本的真柳诚教授对此有过专门的考证，认为张仲景桂枝汤的君药就是肉桂，由于版本传抄、刻印过程中将桂"皮"误写成了"支"字，后又演变成了"枝"字。

宋代校正医书局整理时，根据他们的理解，把解表发汗方中的桂类药名统称为桂枝，而把温里壮阳方中的桂称为肉桂。这种情况下一药分了二名，后世医家也接受了这样的分用法，并形成了共同的认知。

肉桂的品种与药用部位也发生过变迁。东汉张仲景时代，其药名只有桂、桂心和桂皮。宋代以后桂枝的药名开始出现在更多医生的处方当中，并且逐渐证明了桂枝有其自身的疗效。

桂枝和肉桂都来自同一种植物，它们药用部位不同，功效也有所不同。相同点是能散寒止痛，温通经脉。区别在于，桂枝比较嫩，就像年轻人一样，朝气蓬勃，活泼好动，偏于散表寒；肉桂生长年限更长，内功深厚，实力强劲，偏重于温里祛寒。

八桂之桂

肉桂产于桂地，广西的简称为桂。我曾经多次去到广西考察，也专门请教了《桂本草》的作者，广西中医药大学的邓家刚教授，他给出了清晰的说明。

早在秦朝以前，广西原属于百越之地，秦始皇一统江山后，开始在全国推行郡县制，设立 36 郡。为了加强对偏远地区的管理，秦始皇在广西一带设了三个郡，分别是桂林郡、南海郡和象郡。秦朝的桂林郡，并不是如今的桂林市，而是广西贵港的桂平。桂平才是广西肉桂的主产区，也是肉桂的传统道地药材产区，不仅古时候肉桂成林，现在也是满山遍野的肉桂林。一般称广西桂平、平南和广东罗定出产的肉桂为"西江桂"，称广西防城、东兴出产的肉桂为"防城桂"或"东兴桂"。

中药十九畏中有："官桂畏石脂。"《本草纲目》记载："官桂者，乃上等供官之桂也。"官桂指上贡朝廷的上等肉桂。

目前市场上肉桂的销售量很大，价格也很高，但质量参差不齐。除了我国和越南，近年来老挝也开始栽培肉桂。

采集肉桂一般在春分之后，这时植物组织中的形成层最为活跃，只要用柴刀在树干上割上一刀，便可轻易地将完整的树皮剥离。

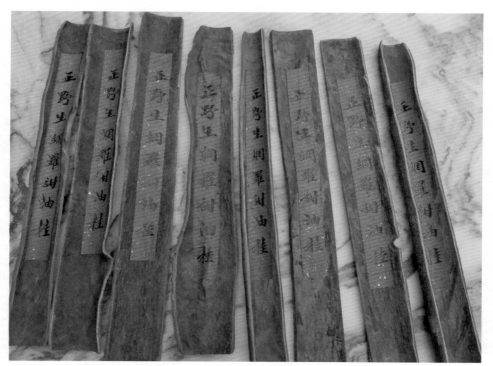

名贵药材店售卖的肉桂商品

从树干近地面部位剥下来的树皮，可以压成平板状，商品中叫作"板桂"。肉桂自然干燥后卷曲成筒状的商品规格叫作"筒桂"。将肉桂树皮剥下，放在专门的模具里压制成两边向中间卷起、中间凹凸形状的商品规格叫作"企边桂"。企边桂中以越南清化的肉桂最好，不但口尝感觉柔和，而且咀嚼后没有残渣留在口中。

肉桂去掉了表面的木栓层后，留下的皮部为桂心。桂心是去除木栓层后的内层树皮，用指甲一划，可见一道油痕。一般的肉桂几十元1千克，优质的桂心1千克可以卖到千元以上。

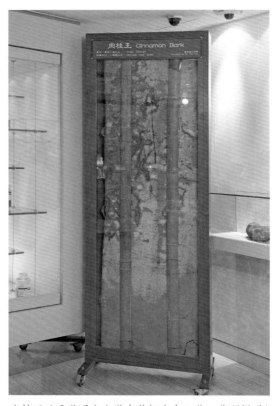

肉桂王（香港浸会大学中药标本中心藏　曹晖捐赠）

我们的课题组曾经对10个不同产区肉桂的有效成分进行比较分析。结果表明，影响肉桂质量的关键因素就是产地。

我的师弟曹晖教授曾经在广西的十万大山发现过一棵很高大的肉桂树。他请当地人把树皮剥下来，带回来送给了我。这块肉桂约有1米多宽，2米高，厚度超过1.5厘米。现在这块巨大的"肉桂王"肉桂树皮陈列在香港浸会大学的中药标本中心。

肉桂功效

肉桂的功效是引火归元，补火助阳，散寒止痛。民间把肉桂比作植物药中的鹿茸。

临床上病情比较轻时，肉桂也可以用来温脾肾，治疗虚寒冷痛。常见的治疗脾胃虚寒的方子有理中丸。在此方的基础上加入肉桂和附子，则为桂附理中丸，温中力量更强。

肉桂常与附子、干姜同用，病情严重时，可回阳救逆，达到力挽狂澜的效果。

食用肉桂

肉桂除药用以外，也是厨房里常用的香料和调料，是国家公布的第一批药食同源的品种之一。

厨房里的佐料五香粉、十三香中就有肉桂，但一般用的是小块的肉桂，桂碎。每年厂家都会从桂平采购大量的桂碎。

香料里的桂皮和药用的肉桂其实并非来自同一种植物。桂皮一般比较薄，来源于肉桂属的多种植物，如阴香或天竺桂的树皮。

肉桂作为调料可以代替桂皮。我在日本的时候，有一次和朋友们聚餐，约定每人出一道菜。我准备炖一锅红烧肉。当时我手边没有桂皮，于是把特意保存的一些肉桂放了进去，结果烧出来的肉特别香，菜刚往餐桌上一放，就迅速被抢光了。那之后，红烧肉成了我的拿手菜。我的秘诀之一就是用肉桂。

肉桂粉也广泛用于西方的饮食当中，瑞典每年的10月4日为肉桂面包节。各类食品中有肉桂卷、肉桂咖啡等，为各国餐厅热门食品。

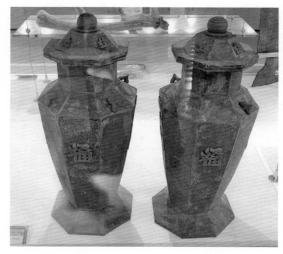

肉桂花瓶（香港浸会大学中药标本中心藏）

同时肉桂精油也有十分广泛的应用。

肉桂还可以制作很多工艺品，如茶具。一位越南的老华侨送给了我一对80厘米高的肉桂花瓶，瓶身上刻着福贵双全的字样，现在也收藏在香港浸会大学中药标本中心，每日不断释放着清香。

回顾历史，肉桂也是东西方交流的香药之一。斯里兰卡曾被命名锡兰，那里的锡兰肉桂很出名。西方国家在南亚进行殖民扩张的主要目的之一，就是为了掠夺价比黄金的锡兰肉桂。这味香药曾与世界历史经济联系在一起，今天也影响着平常百姓的生活饮食。

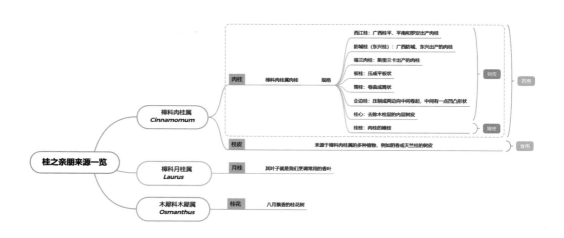

辛夷
—— 毫端方欲吐春霞

　　我从事中药工作多年，对一种中药感情最深，那就是辛夷。辛夷是我研究的第一个中药。它不仅是一种药材，也是一种知名花卉。

　　药材辛夷来源于木兰科木兰属多种植物的花蕾。辛夷先开花后长叶，洁白的花朵非常典雅，还清香四溢。

　　北京颐和园内的玉兰堂是北京的著名赏花地，那里有一株白玉兰和一株嫁接的二乔玉兰。二乔，取名自三国时期东吴的两位美女大乔和小乔。

　　辛夷花的迷人，唐代大诗人白居易在《题灵隐寺红辛夷花》诗中写到："芳情乡思知多少，恼得山僧悔出家。"

❧ 结缘辛夷 ❧

　　从第一项研究辛夷的本草考证至今，我和辛夷结缘有 40 年了。中国约有 30 种木兰属植物，市场上流通的可做辛夷药材的有五六种，伪品也为数不少。

　　《本草纲目》引用了古代本草的记载。辛夷有两大类，一种生在江南，一种生在北方。1933 年和 1979 年，日本的学者先后两次出版过《头注国译本草纲目》，编注中开始对其中的植物标注拉丁学名。从植物分类学角度来看，这是一种有益的尝试，但因为客观条件的限制，有些品种给出了草率的结论。辛夷被冠以 *Magnolia liliflora* Desr. 的拉丁名，但这是一种不作药材

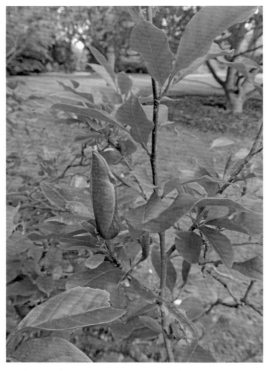

园艺品种紫玉兰，却曾被冠以辛夷之名收入药典

的、只供观赏的紫色园艺品种，其特点是花叶同放。

此结论出现得较早，流传也广。《中国药典》从 1963 年版开始沿用这一结论。在上述同一著作中，日本学者还列举了两种日本产的木兰科木兰属植物，这两种在地域上仅分布于日本列岛，中国根本没有分布，显然这个结论是错误的。

摆在我面前的难题是，考证历史上使用的辛夷究竟是哪一种？除了古书记载的辛夷外，现在还有没有新的资源？辛夷的药材主产地在哪里？

李时珍考察中药，从田野到书斋，身体力行。今天的人要想深入理解李时珍的学术思想与书中的内容，最好的做法也是走出书斋回到市场，走进深山。

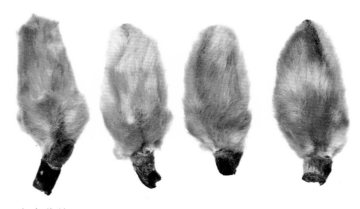

辛夷药材

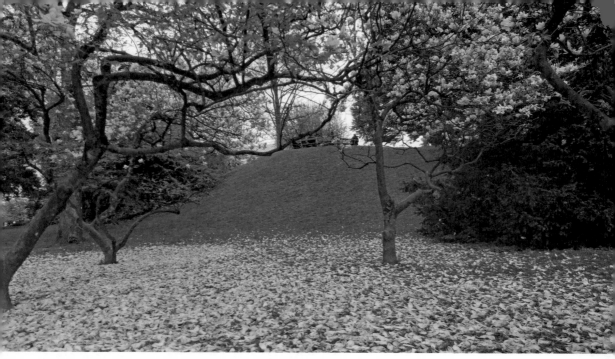

奥地利维也纳美泉宫外，玉兰花瓣落满园

罗田玉兰

记得 1983 年的 1 月底春节前，我刚刚上完研究生第一年的基础课，带着对古代本草中药用辛夷品种来源的疑问，准备开始辛夷野外考察的征程。

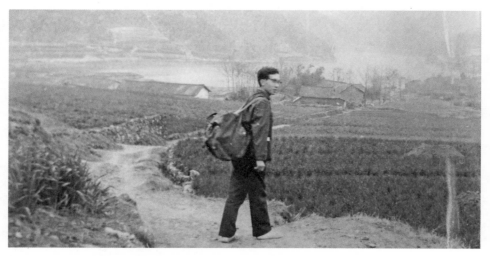

笔者 20 世纪 80 年代初进山考察辛夷资源，一人、一背包，一去 89 天

辛夷——毫端方欲吐春霞　353

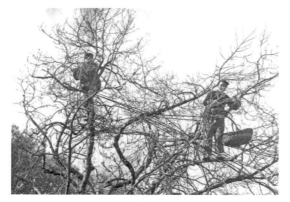

20 世纪 80 年代药农采摘辛夷

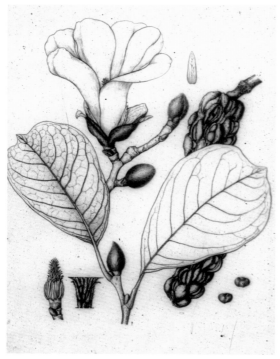

罗田玉兰墨线图（冯增华绘）

家里人劝我不如过了春节再出发。我想《本草纲目》里记载辛夷的别名就叫迎春花，春节正是它开放的季节，机不可失。于是我在腊月里便启程进了山。

那是我第一次进行野外考察，一个人背着个帆布包，带着一个标本夹、几张介绍信，先后在大江南北整整跑了 89 天，花了 90 元住宿费。为了赶路程，我 1/3 时间睡在火车上，找张报纸铺在火车座椅下就睡了。早上起来就上山，一般就住在生产队的大队部或老乡家，与老乡朝夕相处，我还学会了河南话。

第一站，我到了河南南阳的南召县，走进了伏牛山。在河南的伏牛山区，高高的大树上，枝头满满的辛夷花蕾。药农们将拇指粗的绳索缠绕于十几米高的树冠上加固，然后攀缘而上，没有其他保护措施，让在树下看着的人悬着一颗心。

当地农民告诉我，每年到收获辛夷时都会有人跌伤，造成残疾。一棵大树可以收获几百斤新鲜的辛夷，当年一斤收购价格是9元人民币。南召县曾是国家级的贫困县，采收下来一篮篮的辛夷花蕾，浸透着药农辛勤的汗水，也是当地农户一年生活的指望。离开南召时，我也曾建议他们多栽辛夷树，既可绿化山区，也可改善经济收入。

辛夷主要分布在河南、湖北和安徽，为澄清历史上辛夷品种的混乱和开发辛夷的资源，我到过这几个全国主要的辛夷产区。采药的确很艰苦，有时一天要背着重重的标本夹跑几十里山路，但留下了很多难忘的回忆。

有一次翻越秦岭，我住在半山腰的一座庙里，花了一元钱从老乡那里买了只烧野兔，白天没吃完，放在了一边。半夜正睡觉的时候，忽然听到耳边沙沙作响，我心一惊，噌地一下坐了起来，打开身边的手电筒一看，一只大老鼠正在啃兔子肉。我心想，幸亏留了这半只兔子，要不然我的耳朵可能就保不住了。

很幸运的是，我进山寻药走过的地方大部分与李时珍常年采药的地方重合——鄂、豫、皖交界的大别山区。我先后去了那里三次，发现了药用辛夷的一个新种。我以发现地湖北省罗田县命名了那种植物为罗田玉兰，拉丁学名定为 *Magnolia pilocarpa* Z. Z. Zhao et Z. W. Xie，命名人是我和我的老师谢宗万，此新种已被收入《中国植物志》，为扩大辛夷药用植物资源提供了参考。

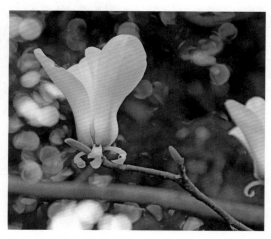

被引种在合肥植物园内的罗田玉兰

南召辛夷王

1972年，湖南长沙马王堆一号汉墓被发现，轰动了世界，出土的文物

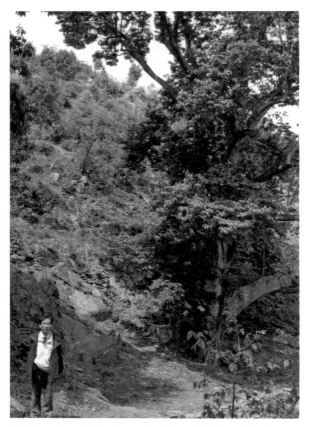

阔别 20 年，笔者重返河南南召，探访"辛夷王"

特别丰富，包括保存完好的女尸，还有彩绘帛画、漆器、农产品、药物，等等。马王堆的出土文物中有 9 种中药，为迄今发现的年代最久远的药材实物，也是中国现存最早的药材标本之一，其中发现有辛夷。

2000 年前的药材标本依旧可以看出鉴别特征，部分药材标本目前保存在中国中医科学院中药所，这些标本由当年研究马王堆出土文献《五十二病方》的马继兴老师带回。

辛夷别称木笔、毛桃，老北京传统手工艺毛猴的主要材料就是辛夷药材，充分利用了辛夷外表密着的像猴毛一样的长绒毛。辛夷表面共有三层苞片，好似保暖过冬的棉衣一样，包裹着里面幼嫩的花瓣。将辛夷泡在水里慢慢剥去外层的苞片，可看到不同种的辛夷有不同的花瓣数，可以区分不同的细小萼片。

我在硕士研究期间，考证了多部本草文献，经过市场调查，并参考了马王堆出土的珍贵药材标本及现代实验，得出了结论。药用辛夷主要有三大分布区域及三种来源，黄河流域的望春花 *M. biondii* Pamp. 一种，长江流域的白玉兰 *M. denudata* Desr. 一种，秦岭大巴山的武当玉兰 *M. sprengeri* Pamp. 一种。这一研究结果也被《中国药典》采纳。

伏牛山的环境特别适合优质辛夷的生长。我在做辛夷含量测定时发现，伏牛山产的辛夷挥发油含量高达5%，含有60多个组分。不但可以药用，还可以作为香水的原料，可开发出独特的化妆品香精、食品香精和天然防腐剂。2002年4月，阔别20年后，我再次回到了河南南召县，当年的辛夷幼苗，现已长大成材。今天，南召县辛夷的产量已占全国总产量的70%以上，是名副其实的"辛夷之乡"。南召人爱辛夷，辛夷也成了南召的"摇钱树"。

鼻家圣药

辛夷又称"鼻家圣药"，临床上大多数治疗鼻炎的中医处方都离不开辛夷。药理研究表明，辛夷具有抗炎、抗过敏的作用。

我自己也曾是鼻炎患者。记得上高中的时候，因憋闷难熬，到北京一家医院预约了鼻息肉的切除手术。医生的一句："手术后还有可能重犯"，使我临阵脱逃，免遭皮肉之苦。幸运的是，我认识了辛夷，并使用自创的"辛夷蒸汽鼻熏法"，每次熏蒸约10分钟，一天熏几次，使我的症状有了明显的好转。加之后来长期坚持体育锻炼，我的鼻炎已近30年不再犯了。

> 读《本草纲目》，让我结识了辛夷。研究辛夷，让我步入了中医药王国，我更乐于将这些年的研究成果和心得经验与大家分享。

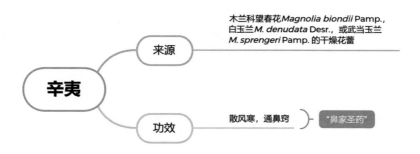

辛夷

来源　木兰科望春花 *Magnolia biondii* Pamp.，白玉兰 *M. denudata* Desr.，或武当玉兰 *M. sprengeri* Pamp. 的干燥花蕾

功效　散风寒，通鼻窍　"鼻家圣药"